Jochen Jordan
Cornelia Krause-Girth

Frankfurter Beiträge zur psychosozialen Medizin

Band I VAS

CIP-Titelaufnahme der Deutschen Bibliothek

Frankfurter Beiträge zur psychosozialen Medizin /
Jochen Jordan u. Cornelia Krause-Girth (Hrsg.) - Frankfurt (Main):
VAS - Verl. Akad. Schr.
NE: Jordan, Jochen [Hrsg.]
Bd. 1 (1989)
 ISBN 3-88864-012-1

© 1989 VAS - Verlag für Akademische Schriften

Alle Rechte vorbehalten.

Umschlaggestaltung: Daniela Hofmann-Jordan
 Benjamin Last
Grafikausschnitt: René Vogelsinger
Vertrieb: VAS, D-6000 Frankfurt/Main 90, Kurfürstenstr. 18
Satz: AG Text & Publikation im VAS
Druck: F.M. DRUCK, D-6367 Karben

Printed in Germany * ISBN 3-88864-012-1

INHALT

Vier Jahre "Frankfurter Gespräche
zur psychosozialen Medizin"
Vorwort 7
Das bisherige Programm der Frankfurter Gespräche 10

Krause-Girth, C. & Jordan, J.
Die Psychosomatik im selbstgewählten Abseits 14

Overbeck, G.
Die Funktion der Krankheit für die Gesundheit 47

Priester, K.:
"Gute Besserung": « Gesundheits-Reformgesetz »
und Strukturreform im Gesundheitswesen 60

Krause-Girth, C.
Frauen, Medizin und Gesundheit 86

Thomann, K.D.
Das "Krüppelproblem"
Von der Ausgrenzung zur Integration Körperbehinderter
Ein Beitrag zur Sozialgeschichte der Orthopädie 105

Sigusch, V.
Die Frankfurter Abteilung für Sexualwissenschaft 118

Krause-Girth, C.
Die Psychosoziale Ambulanz des Universitätsklinikums 131

Brude, E.
Aktuelle Probleme humangenetischer Beratung 138

Brenner, R.
Zur Rolle der Pflegekräfte im Krankenhaus 147

Das Gesundheitszentrum Böttgerstraße 158

Psychosomatik im Alltag der allgemeinärztlichen Praxis
Jochen Jordan im Gespräch mit
Erni Balluff, Ekkehard Basten und Claus Metz 159

Metz, C.
Verinnerlichte Strukturen in Gruppenpraxis
und Gesundheitszentrum 178

Lüpke, v. H.
Das auffällige Kind im sozialen Kontext
Arbeitsansätze eines interdisziplinären Teams 185

Die AutorINNen 211

VIER JAHRE FRANKFURTER GESPRÄCHE ZUR PSYCHOSOZIALEN MEDIZIN

Vorwort

Die Frankfurter Gespräche zur psychosozialen Medizin haben wir 1985 ins Leben gerufen mit dem Wunsch, hier eine fachübergreifende Verständigung und fruchtbare gesundheitspolitische Diskussion über Probleme unserer Berufsausübung zu ermöglichen. Fortschrittliche KollegINNen aus Praxis, Klinik und Forschung (MedizinerINNEN, PsychologINNen und SozialwissenschaftlerINNEN, Krankenschwestern und -pfleger) haben daran teilgenommen.
Mit den ungelösten Fragen und enttäuschten Erwartungen der eigenen Arbeit in Psychosomatik, Psychiatrie und medizinischer Psychologie haben wir angefangen (siehe Kapitel 1). Wir wollten die als persönliche Unzufriedenheit erlebten negativen Aspekte unserer professionellen Sozialisation in Zusammenhang bringen mit der Theorie und Praxis unserer Fächer und zu einer systematischen Betrachtung des medizinisch-therapeutischen Versorgungssystems gelangen, aus der sich gesundheitspolitischer Zweck und persönlicher Sinn der eigenen Arbeit bestimmen läßt. Wir gingen davon aus, daß sich das Problem der Umsetzung eigener Vorstellungen und Fähigkeiten im beruflichen Alltag je nach Arbeitsfeld unterschiedlich darstellen würde, daß jedoch jede Form der Arbeit in unserem Gesundheitssystem eine Anpassung der individuell für wichtig erkannten gesundheitspolitischen Ziele an die gesellschaftlich und institutionell vorgegebenen Arbeitsformen bedeutet. Wir waren uns der Gefahr bewußt, daß sich die ursprünglichen Ziele im Widerspruch zwischen Theorie und Praxis bei diesem Anpassungsprozeß verändern. Eine Möglichkeit, dem entgegenzuwirken, sahen wir in der kontinuierlichen gesundheitspolitischen Analyse und gemeinsamen Diskussion der eigenen gesellschaftlichen Arbeitssituation. Die individuell unterschiedlich erlebten strukturellen Grenzen der Arbeit im Gesundheitswesen, ihre systematische und persönliche Bedeutung wurden in den Gesprächen thematisch und damit auch die Probleme der Umsetzung theoretischer Ziele in die Praxis. Bundesweit wird diese Diskussion in verschiedenen Zeitschriften (Kritische Medizin im Argument; Forum Kritische Psychologie; Demokratisches Gesundheitswesen; Dr. med. mabuse) geführt und vorangetrieben, wir wollten vor Ort einen Rahmen hierfür schaffen.

Konkret ging es um die Frage, wie und wo unter den gegenwärtigen Bedingungen für Gesundheit (im Sinne der WHO) gearbeitet wird und wie unsere eigene Tätigkeit jeweils einzuschätzen und zu verbessern ist. Ein Ziel war auch, eine realistische Vorstellung von einer psychosozialen, psychosomatischen, ganzheitlichen oder menschlichen Medizin zu bekommen. Diesem Ziel haben uns die bisherigen Gesprächsabende nähergebracht.

Wenn wir im vorliegenden Band einige bisher nicht publizierte Beiträge der Öffentlichkeit zugänglich machen, so geschieht dies, weil einerseits bei den TeilnehmerINNEn das Interesse entstand, die vorgetragenen Texte nachlesen zu können und andererseits unsere Erfahrungen so positiv sind, daß wir KollegINNen in anderen Städten anregen wollen, ähnliche Diskussionsforen zu gründen. Sehr häufig haben wir bisher die Erfahrung machen können, daß in verschiedenen Institutionen KollegINNen in ähnlichen Arbeitszusammenhängen stehen und inhaltlich vergleichbare Dinge erarbeiten, ohne sich bisher kennengelernt und ihre Erfahrungen ausgetauscht zu haben.

Der Charakter der nachfolgend abgedruckten Beiträge ist sehr unterschiedlich:
Einige Arbeiten stellen Zusammenfassungen langjähriger Forschungen dar und markieren differenzierte und z.T. dezidierte Endpunkte dieser Arbeit (Overbeck, Thomann, v. Lüpke); andere sind als Versuch der Reflexion eigener, meist langjähriger praktischer Erfahrungen zu werten, die auf diesem Wege einer breiteren Öffentlichkeit zugänglich gemacht und zur Diskussion gestellt werden sollen (Brude, Brenner, Balluff/Basten/Metz, Metz); wieder andere Beiträge versuchen, ein komplexes Teilgebiet des derzeitigen Gesundheitssystems zu analysieren und provokative, zuweilen vorläufige und z.T. widersprüchliche Thesen zu formulieren (Krause-Girth/Jordan, Priester, Krause-Girth). Schließlich enthält der vorliegende Band die Darstellung der historischen Entwicklung und der aktuellen Tätigkeit zweier psychosozialer Abteilungen der Universitätsklinik Frankfurt (Sigusch, Krause-Girth).

Der auf dem Buchumschlag vermerkte kleine Eintrag (Band 1) weist darauf hin, daß es einen zweiten Band geben wird. Entsprechend dem Charakter der 'Frankfurter Gespräche zur Psychosozialen Medizin' werden in den kommenden Jahren dort weitere Beiträge zur Diskussion gestellt, die - sofern sie nicht anderswo publiziert sind - von uns herausgegeben werden sollen.

Um einen Eindruck über die bisher von uns diskutierten Themen zu ermöglichen, wird nachfolgend das Programm der letzten vier Jahre wiedergegeben. Bei den bereits andernorts publizierten Arbeiten ist jeweils für Interessierte die Quelle genannt.

Das bisherige Programm der Frankfurter Gespräche

Mai 1985: *Medizin als Anpassung* - Zur gesellschaftlichen Organisierung psychosozialen Elends in der Medizin und zur Funktion von Psychosomatik und medizinischer Psychologie.
ReferentIN: **Jochen Jordan,** Funktionsbereich Psychosomatik
Cornelia Krause, Medizinische Psychologie
veröffentlicht in diesem Band

Juni 1985: *Ganzheitsmedizin im Deutschland der zwanziger und dreißiger Jahre* - "Die Krise der Medizin" in den zwanziger Jahren (Grothe, Schweninger u.a.) und die "Neue deutsche Heilkunde" der dreißiger Jahre.
Referent: **Helmut Siefert,** Geschichte der Medizin

Juli 1985: *Entwicklungsbedingungen der Angebotsformen gesundheitsbezogener Dienstleistungen.* - Entwicklungsbedingungen nichtärztlicher Gesundheitsberufe, gesundheitspolitische Entscheidungen und Arbeitsteilung in der Medizin.
Referent: **Walter Baumann,** Medizin. Soziologie

Oktober 1985: *Chancen und Grenzen von Selbsthilfegruppen.* Die derzeitige Entwicklung, positive und problematische Aspekte von Gesprächsgemeinschaften und die Rolle der Experten.
Referent: **Michael Lukas Moeller,** Medizinische Psychologie
veröffentlicht in: D. Kleiber u. B. Rommelspacher (Hrsg.): Die Zukunft des Helfens, Weinheim und München 1986, S. 264 - 282

November 1985: *Selbsthilfe zwischen Subsidiarität und Klassensolidarität.*
Referent: **Hans Ulrich Deppe,** Medizin. Soziologie
veröffentlicht in: Österreichische Zeitschrift für Soziologie, Oktober 1985

Januar 1986: *Berufliche Arbeit - sozialer Tod.* Reflexionen über die eigene Arbeit auf der Grundlage des Buches von Mario Erdheim "Die gesellschaftliche Produktion von Unbewußtheit"
ReferentIN: **Elisabeth Troje** und **Joachim Rothhaupt**
Psychotherapeutische Beratungsstelle für Studierende

Februar 1986: *Das "Krüppelproblem": Von der Ausgrenzung zur Integration Körperbehinderter.*
Zur Sozialgeschichte der Orthopädie.
Referent: **Klaus Dieter Thomann**, niedergelassener Orthopäde
veröffentlicht in diesem Band

April 1986: *Strukturelle Bedingungen für die ambulante medizinische Versorgung.*
Referentin/en: **Erni Balluff, Ekkehard Basten, Claus Metz**
Gesundheitszentrum Böttgerstraße
veröffentlicht in diesem Band

Mai 1986: *Zur Struktur und politischen Funktion der Debatte über Aids.*
Referent: **Martin Dannecker**, Abteilung für Sexualwissenschaft
veröffentlicht in: Dannecker, M.: Das Drama der Sexualität, Frankfurt am Main 1987

Juni 1986: *Arbeitsmedizin, Arbeitermedizin, kurative Medizin.*
Referent: **Mathias Schmidt**, Orthopädische Universitätsklinik
veröffentlicht in: Schmidt, M., Müller, R., Volz, F.R., Funke, U.; Weiser, R. (Hrsg): Arbeit und Gesundheitsgefährdung. Materialien zur Entstehung und Bewältigung arbeitsbedingter Erkrankungen.
SWI-Studienhefte 2, Frankfurt am Main 1982

Juli 1986: *Zur politischen und gesundheitlichen Bedeutung von Grenzwertsetzungen.*
Referent: **Benno Splieth**, Psychosomatik Marburg und
Zur Arbeitsweise und politischen Funktion der Strahlenschutzkommission.
Referent: **Reinhard Bussmann**, niedergelassener Kinderarzt

November 1986: *Erfahrungen bei der Integration psychosozialer Aspekte in die Gynäkologie.*
Referent: **Hans Georg Siedentopf**, Universitäts-Frauenklinik

Dezember 1986: *Die Funktion der Krankheit für die Gesundheit.*
Referent: **Gerd Overbeck**, Funktionsbereich Psychosomatik
veröffentlicht in diesem Band

Februar 1987: *Familienorientierte humangenetische Beratung und ihre politischen Implikationen.*
   Referentin: **Elke Brude**, Institut für Humangenetik
   veröffentlicht in diesem Band

Mai 1987: *Zur Situation sozialpsychiatrischer Versorgung im Allgemeinkrankenhaus und in der Gemeinde.*
   ReferentIN: **Manfred Bauer**, Psychiatrie am Stadtkrankenhaus Offenbach
   Maria Rave-Schwank, Psychiatrisches Landeskrankenhaus Riedstadt
   veröffentlicht in: Psychiatrische Abteilungen an Allgemeinkrankenhäusern. Herausgegeben von M. Bauer und M. Rave-Schwank, Köln 1984
   und
   Bauer, M. und Berger, H.: Kommunale Psychiatrie auf dem Prüfstand, Stuttgart 1988

Juni 1987: *Überlegungen zur Struktur und Funktion der pflegenden Berufe im Krankenhaus.*
   Referentin: **Renate Brenner**, Lehrkrankenschwester
   veröffentlicht in diesem Band

Juli 1987: *Medizin und Technologie.*
   ReferentIN: **Jochen Jordan** und **Cornelia Krause-Girth**
   veröffentlicht in: Argument, Sonderband 141, Berlin 1986

Oktober 1987: *Interdisziplinäres Arbeiten in der kinderärztlichen Praxis.*
   ReferentINNen: **Das Team der Kinderarztpraxis Körner/von Lüpke**, Gesundheitszentrum Böttgerstraße Frankfurt
   veröffentlicht in diesem Band

November 1987: *Vom Medizinmißbrauch der Frauen zur Frauengesundheitsarbeit.*
   Referentin: **Cornelia Krause-Girth**, Med. Psychologie
   veröffentlicht in diesem Band

Dezember 1987: *Die Liebe ist das Kind der Freiheit.*
   Referent: **Michael Lukas Moeller**, Med. Psychologie
   veröffentlicht als Buch mit dem gleichnamigen Titel bei Rowohlt, Hamburg, 1987

Januar 1988: *Was ist kritische Sexualwissenschaft?*
  Referent: **Volkmar Sigusch**, Abt. f. Sexualwissenschaft
  veröffentlicht im Editorial der Zeitschrift für
  Sexualforschung 1,1988

Februar 1988: *Ärztliche Ethik im Wandel?* Einfluß der Katastrophenmedizin auf den ärztlichen Alltag.
  Referent: **Rolf Biedenkapp**, Psychiater im Bamberger Hof, Frankfurt
  veröffentlicht in: Katastrophenmedizin oder: Die Lehre vom ethisch-bitteren Handeln.
  Neckarsulm/München 1987

April 1988: *Blüm's Gesundheits"reform".*
  Referent: **Klaus Priester**, Medizin. Soziologie
  veröffentlicht in diesem Band

Mai 1988: *Aids in der Klinik.*
  Moderation: **Hans Georg Siedentopf**, Univ.Frauenklinik
  Expertengespräch

Juni 1988: *Medizin und Faschismus:* Wirkungen und Nachwirkungen des Nürnberger Ärzteprozesses.
  Referent: **Hans Mausbach**, Fachhochschule Ffm

An dieser Stelle wollen wir noch all denen danken, die am Zustandekommen des Bandes beteiligt sind. Den AutorINNen danken wir für ihre Arbeit und die Geduld mit uns, wenn wir Termin- oder Veränderungswünsche äußerten; der Firma Janssen haben wir dafür zu danken, daß sie uns durch die Abnahme von Exemplaren im Werte von 2000,-DM das finanzielle Risiko gemindert hat und schließlich danken wir dem Verlag für die umfangreiche Hilfe in allen Phasen der Entstehung.

Frankfurt am Main im August 1988

Cornelia Krause-Girth   Jochen Jordan

PSYCHOSOMATIK IM SELBSTGEWÄHLTEN ABSEITS

Cornelia Krause-Girth und Jochen Jordan

Gliederung

1. Psychosoziale Probleme und psychosomatisch Kranke in der ambulanten Versorgung.
1.1 Ärztliche Reaktionen auf psychosoziales Elend: Psychopharmakaverordnungen und therapeutische Gespräche.
1.2 Niedergelassene PsychotherapeutINNen und psychosoziale Beratungsstellen.
2. Der stationäre Versorgungsbereich des Gesundheitssystems.
2.1 Die Krise der traditionellen stationären Krankenbehandlung.
2.2 Medizinpsychologische und psychosomatische Behandlungsangebote in Spezialkliniken.
2.3 Psychosomatisch-psychotherapeutische Spezialkliniken.
3. Diskussion

Einleitung

Ausgangspunkt unserer Überlegungen ist das "Gesundheits-" und Medizinsystem, welches die darin Arbeitenden und Behandelten an gesellschaftliche Normen und Ziele anpaßt, die den eigenen Interessen oft nicht entsprechen. Dabei vertreten wir die These, daß die naturwissenschaftliche Medizin ihre - noch näher zu kennzeichnende - Anpassungsfunktion dadurch so "erfolgreich" erfüllen kann, daß sie die psychosozialen Fächer weder integriert, noch zur Grundlage ihres Handelns macht, sondern sie als Spezialdisziplinen ausgliedert, deren Kompetenz nur in seltenen Fällen in Anspruch genommen wird. Wir wollen u.a. zu klären versuchen, welchen Anteil die "psychosozial Tätigen" selbst an diesem Prozeß haben.

Der "real existierende Dualismus" zwischen den Betrachtungsweisen "Körper ohne Seelen" (v. Uexküll 1984) und "Seelen ohne Körper" mit hochspezialisierten Organkliniken einerseits und psychotherapeutischen Institutionen andererseits, mit streng naturwissenschaftlich nomothetischer Laborforschung dort und Einzelfallanalyse und sozialwissenschaftlicher Feldforschung hier, welcher durch die Einführung von Psychosomatik, Psychologie, Soziologie und Sozialmedizin in die Medizin überwunden werden sollte, besteht nach wie vor. Obwohl sich das Wissen um psychosoziale Krankheitsursachen ständig vermehrt und der Unmut über inhumane technisierte Krankenbehandlung auch in der Bevölkerung wächst, zeigen sich nur geringe Veränderungen der naturwissenschaftlichen Medizin und eher immer neue Versuche und Techniken, um dieses Wissen zu verdrängen (vgl. Overbeck 1984). Der vielen Krankheiten zugrundeliegende Konflikt zwischen Anpassung an und Widerstand gegen die bestehenden Lebensverhältnisse wird in der Medizin in der Regel nach der Anpassungsseite gelöst. Das geschieht dadurch, daß sich die naturwissenschaftliche Medizin für allein kompetent erklärt zur Behandlung und Heilung und überwiegend so organisiert ist, daß Bedeutung und Erkenntnisgehalt der Erkrankung weder den ÄrztINNen, noch den PatientINNen bewußt werden. Die Kompetenz der PatientINNen, als ExpertINNen ihrer Lebensverhältnisse, Biografie, Leidensgeschichte und ihres *Krankseins*, wird nur gefragt, insofern sie in Zusammenhang mit dem bestehenden Behandlungsmodell anamnestisch notwendig ist. Sie dient nicht zu dessen Überprüfung, Korrektur oder Erweiterung. Ein reflexiver Austausch zwischen ÄrztIN-Nen und PatientINNen, Medizin und Erkrankten als *Subjekten*, findet selten statt.

In gleicher Weise, wie die somatische Medizin im Einzelfall die Erkenntnis psychosozialer und gesellschaftlicher Krankheitsursachen verhindert, tut sie dies auch als System. Die Medizin als Ganzes funktioniert als Instrument sozialer Kontrolle, konserviert die bestehende Gesellschaftsstruktur und ihre Machtverhältnisse und reproduziert sie. Ihr Verhältnis zum kranken Menschen ist infantilisierend und passivierend (Horn 1985). Die PatientINNen sind Behandlungsobjekte, ihre Subjektivität ist nicht gefragt.

Einen wesentlichen Aspekt der Unbewußthaltung psychosozialer Anteile im Krankheitsgeschehen lassen wir weitgehend unberücksichtigt, da er im folgenden Beitrag dieses Bandes (vgl. Overbeck) im Mittelpunkt steht: Das Interesse der PatientINNen an der Unbewußthaltung ihrer inneren Konflikte, an der Somatisierung und am technisch-naturwissenschaftlichen Umgang mit Krankheit. Ohne dieses Interesse wäre das insgesamt relativ konfliktfreie Funktionieren unseres Versorgungssystems und die verbreitete Zufriedenheit von Betroffenen nicht verstehbar.

Im folgenden werden wir zunächst das ambulante und stationäre Versorgungssystem analysieren und die Bedeutung von Psychosomatik und

Psychotherapie herauszuarbeiten versuchen. In der abschliessenden Diskussion fragen wir nach dem Beitrag der psychosozialen Fächer zu ihrer eigenen Isolation.

1. **Psychosoziale Probleme und psychosomatisch Kranke in der ambulanten Versorgung.**

PatientINNen mit psychischen Problemen sind bei niedergelassenen ÄrztINNen nahezu aller Fachdisziplinen in Behandlung, am häufigsten bei praktischen und ÄrztINNen der Allgemeinmedizin (ca. 40 %). Gegenüber diesen PatientINNen, die nicht an einen Spezialisten weiterverwiesen werden, haben die niedergelassenen ÄrztINNen selbst therapeutische Aufgaben zu erfüllen. Das gilt insbesondere für folgende vier Patientengruppen (nach v. Grünberg, 1985):

1. PatientINNen mit psychosomatischen Funktionsstörungen, ohne Einsicht in die psychogenetische Bedingtheit ihrer Symptome und ohne Psychotherapiemotivation
2. Chronisch-neurotische PatientINNen, bei denen eine Psychotherapie kaum Aussicht auf Erfolg hat, die aber durch wiederholte kurze ärztliche Gespräche stabilisiert werden können (vgl. Overbeck in diesem Band)
3. PatientINNen in akuten Lebenskrisen und
4. PatientINNen mit organischen Krankheiten, die bei der psychischen Bewältigung Unterstützung benötigen.

Angesichts der viel zu kurzen und nicht integrierten psychosomatischen und psychosozialen Ausbildung im Studium und der noch wenig verbreiteten psychotherapeutischen Zusatzausbildung und Balint-Weiterbildung niedergelassener ÄrztINNeN, angesichts der ärztlichen Gebührenordnung, die persönliche Leistungen wie Gespräche, Anamnesen und Beratungen nach wie vor im Vergleich zu technischen Leistungen relativ schlecht vergütet, angesichts des Amortisationsdruckes in Privatpraxen durch teure Maschinen und zahlreiche Praxisangestellte und angesichts immer noch überfüllter Wartezimmer bleibt für die adäquate Behandlung gerade dieser PatientINNengruppen in der niedergelassenen Praxis in der Regel kaum Raum. Die ambulante Gesundheitsversorgung wird hauptsächlich durch die privatwirtschaftlich organisierten niedergelassenen ÄrztINNeN getragen und steht damit der wissenschaftlichen Forschung nur in Ausnahmefällen offen. Dadurch fehlen differenzierte und zugleich repräsentative Angaben über die Häufigkeit psychosomatischer und psychosozialer Probleme und deren Therapie. Sicher ist, daß nur ein kleiner Teil (ein Viertel bis ein Drittel, vgl. Heim 1986, S. 322) der Menschen mit psychischen und körperlichen Problemen und Beschwerden einen Arzt oder eine Ärztin besucht, und zwar nicht nur der Teil mit den schwersten Erkrankungen. Auf jede/n Patientin/Patienten, die/der mit bestimmten Beschwerden einen Arzt oder eine Ärztin aufsucht, finden sich in einer Bevölkerungsgruppe jeweils ein oder mehrere Personen mit gleichen Beschwerden, die damit nicht zu ÄrztINNen gehen (Tucket 1978 nach Heim 1986, S. 323). Die Entscheidung, Hilfe bei ÄrztINNen zu suchen, hängt von verschiedenen Faktoren ab: der Einschätzung der Schwere der Krankheit und ihrer Folgen (entsprechend dem jeweiligen kulturell geprägten Krankheitsmodell), dem erwarteten Nutzen ärztlicher Hilfe, der sozialen Distanz, dem Leidensdruck und der Art des nicht-ärztlichen Hilfsangebotes im eigenen sozialen Umfeld. Das bedeutet: hauptsächlich persönliche und soziale Bedingungen entscheiden darüber, ob und welche Art von Hilfe jemand beansprucht. Stimmt das Versorgungsangebot mit den eigenen Erwartungen und Behandlungsvorstellungen überein, wird es häufiger in Anspruch genommen. Auf diese Art und Weise sorgen alle gesundheitlichen Institutionen und niedergelassenen ÄrztINNeN für eine spezifische PatientINNen-Selektion. Andererseits führt ein hoher Leidensdruck, die Notwendigkeit der Krankschreibung und das Fehlen eines geeigneten Behandlungsangebotes auch dazu, daß PatientINNen ärztliche Hilfe in Anspruch nehmen, obwohl sie den Eindruck haben, daß ihnen nicht richtig oder nicht genug geholfen wird.

1.1 Ärztliche Reaktionen auf psychosoziales Elend: Psychopharmakaverordnungen und therapeutische Gespräche

Die Umformung psychosozialen Elends in individuelle Krankheiten beginnt nicht in der primärärztlichen Versorgung - hier werden jedoch die Weichen für die weitere Entwicklung der PatientINNenkarriere gestellt. Der/Dem Kranken, die/der die Differenzen zwischen seinen individuellen Interessen und den gesellschaftlichen Anforderungen nicht anders als symptomatisch verarbeiten kann, wird durch die PatientINNenrolle die Verantwortung für sein Leiden und dessen Behandlung abgenommen und Entlastung verschafft (z.B. durch Krankschreibung). Die Organfixierung der Medizin ist eine Voraussetzung dafür, daß das Individuum mit der Krankheit eine Form findet, seine Konflikte verbergend zu verarbeiten. Mit der Somatisierung passen sich die PatientINNen dem gängigen Krankheitsbegriff an. Wird einem sich krank fühlenden Individuum eine somatische Diagnose verweigert, hat das in der Regel eine bestürzte Reaktion zur Folge. Bei "lediglich" funktionellen oder psychovegetativen Störungen hat der/die Patient/IN oft den Eindruck, daß ihm/ihr das Leiden nicht geglaubt wird. Oft wird dann die enttäuschte Erwartung mit der Verordnung eines Medikamentes abgemildert. Die Pharmaindustrie bietet für alle möglichen Symptome wie Nervosität, Spannung, Mißbefindlichkeiten, depressive Verstimmungen usw. eine Fülle von als harmlos deklarierten Medikamenten an, mit denen eine Behandlung erst mal versucht werden kann. Die Medikamente "helfen" nur dadurch, daß sie die Betroffenen unempfindlicher machen und ihre Wahrnehmung für die Erkenntnis der eigenen Leidensbedingungen einschränken. Nach Untersuchungen der Pharmaindustrie wurden 1983 für rund 56 Millionen Versicherte in der gesetzlichen Krankenversicherung 57 Millionen Psychopharmakaverordnungen abgerechnet, das heißt pro Versichertem durchschnittlich eine Verordnung. 80 % davon betrafen Beruhigungs- und Schlafmittel (Krause 1984). Konsumiert werden diese Medikamente überwiegend von Frauen. Sie sind die Hauptleidtragenden unzweckmäßiger Verordnungen (Ernst und Füller 1988). Bei zusätzlicher Betrachtung der Altersverteilung fällt ein steiler Anstieg ab 40 Jahren auf. 1985 entfiel fast die Hälfte aller Beruhigungsmittelverordnungen auf PatientINNen über 64 Jahre, im Durchschnitt erhielt jede Patientin über 64 Jahre 2,5, jeder Patient in diesem Alter 1,6 Beruhigungsmittel verordnet (Meiner 1987). Es drängt sich die Frage auf, ob diese Verordnungen an alte Menschen diagnostisch begründet und therapeutisch sinnnvoll sind oder ob hier nicht die schlechten Lebensbedingungen älterer Menschen mit Psychopharmaka übertüncht werden sollen. Einige Fakten sprechen für letzteres:

1. sind die Nebenwirkungen und paradoxen Reaktionen gerade auf Beruhigungsmittel bei alten Menschen sehr viel häufiger und gefährlich, z. B. führt das verringerte Reaktionsvermögen zu mehr Stürzen und Unfällen.
2. werden diese Mittel gerade alten Leuten häufig über längere Zeit verordnet, obwohl sie nur kurzzeitig therapeutisch sinnvoll sind (Krause 1984).
3. werden durch Beruhigungsmittelverordnungen Unselbständigkeit und Pflegebedürftigkeit älterer Menschen eher beschleunigt, obwohl gerade dies ihrem psychischen Wohlbefinden besonders abträglich ist.

4. erfolgt gerade bei alten Menschen die Verordnung oft bei Indikationen, für die ein therapeutischer Nutzen nicht ausreichend wissenschaftlich belegt ist.

Dies alles spricht dafür, daß durch Medikalisierung Lebensprobleme insbesondere älterer Menschen (wie Armut, Einsamkeit, Ausgrenzung, Arbeitslosigkeit) aus dem individuellen und gesellschaftlichen Bewußtsein ausgeblendet werden sollen und (vor allem) Frauen durch Psychopharmaka vor der Erkenntnis und Bekämpfung ihrer massiven gesellschaftlichen Benachteiligung " bewahrt" werden. Es spricht jedoch vieles dafür, die massenhafte Verordnung insbesondere von Beruhigungsmitteln auch als Ausdruck der Hilflosigkeit niedergelassener ÄrztINNeN gegenüber ihren PatientINNen und deren Behandlungsbedürfnis zu interpretieren. So wird selbst im Deutschen Ärzteblatt (Meiner 1987) für den mittlerweile auch in der Bundesrepublik Deutschland feststellbaren Rückgang an Beruhigungsmittelverordnungen (1985 10 Millionen Verordnungen weniger als 1982) die verbesserte Qualität ärztlicher Ausbildung und ein intensiveres Arzt-Patient-Verhältnis verantwortlich gemacht, zumal nicht davon auszugehen sei, daß die Zahl der Patienten mit psychosomatischen Problemen gesunken ist. In der Rang-reihe der Häufigkeiten aller Diagnosen niedergelassener ÄrztINNeN finden sich psychische Probleme recht weit oben: An siebter Stelle stehen Schlafstörungen, an achter Stelle "Organneurosen" bzw. "psychosomatische Erkrankungen ohne nähere Angaben". Letztere wurden 1983 ca. 12 Millionen mal diagnostiziert und jeweils mit durchschnittlich 1,1 Verordnung behandelt - bei einem Viertel der PatientINNen zum ersten Mal. Das entspricht einer behandelten Inzidenz von etwa 5 % der Bundesbürger. Dabei ist zu berücksichtigen, daß mit dieser Diagnose keineswegs alle psychosomatischen Erkrankungen erfaßt sind, sondern lediglich die primär nichtorganisch klassifizierten Syndrome. Behandelt wurden sie in 90 % mit Psychopharmaka, vor allen Dingen Tranquilizern, obwohl es keine kontrollierten klinischen Studien gibt, die die Wirksamkeit dieser Medikamente bei derart unspezifischen Erkrankungen beweisen können.

Im Unterschied zu anderen Ländern (z. B. Skandinavien und USA) darf die Pharmaindustrie in ihren Werbebroschüren bei uns nach wie vor behaupten, daß Tranquilizer bei psychovegetativen Störungen indiziert seien. Die steigende Anzahl medikamentenabhängiger Menschen - gegenwärtig ca. 1 % der Bevölkerung, davon zwei Drittel Frauen - ist eine gefährliche Folge. Der im internationalen Vergleich überaus hohe Psychopharmaka- und Beruhigungsmittelkonsum in der Bundesrepublik

hat zu vielfacher Kritik am Verordnungsverhalten der Ärzte und der fehlenden psychosozialen Orientierung der Medizin Anlaß gegeben. Auch innerhalb der Ärzteschaft mehren sich die kritischen Stimmen an Verschreibungs- und Apparatemedizin. Mittlerweile gibt es bundesweit Gruppen fortschrittlicher Ärzte, die als Listen demokratischer Ärztinnen und Ärzte oder Fraktion Gesundheit (in Berlin) bei Kammerwahlen für ihre gesundheitspolitischen Vorstellungen von einer sozialen Medizin und gemeinschaftlicher Gesundheitssicherung durchschnittlich 20 % der Stimmen gewinnnen konnten. In Berlin stellen sie sogar den Kammerpräsidenten. In ihrer eigenen Praxis versuchen diese ÄrztINNeN in der Regel eine andere Form von Medizin zu realisieren (s. z.B. die Beiträge aus dem Gesundheitszentrum Böttgerstraße). Seither hat sich auch die Diskussion innerhalb der Ärzteschaft und auf Ärztetagen verändert. In der Diskussion um Strukturreformen geht es jetzt unter anderem auch um die Beseitigung sozialer Ungerechtigkeit, krankmachender Arbeits- und Umweltbedingungen und um "Gespräche statt Tabletten". Gleichzeitig gibt es Hinweise für eine Steigerung der Häufigkeit psychotherapeutischer Leistungen in der Primärversorgung. So zeigt eine Untersuchung von Daten der kassenärztlichen Bundesvereinigung im Zeitraum von 1978 bis 1983 eine prozentuale Steigerungsrate der Leistungshäufigkeit von Psychotherapien von knapp 70 % insgesamt (Faber 1984). Durchschnittlich betrugen die Aufwendungen von Psychodiagnostik und Psychotherapie der ambulanten kassenärztlichen Versorgung in dem 5-Jahres-Beobachtungszeitraum jedoch nur 0,56 % aller ärztlichen Leistungen! Diese Zahl steht in einem krassen Mißverhältnis zum Ausmaß der in der Primärversorgung diagnostizierten und "behandelten" psychosozialen Probleme. So betrugen 1982 die Aufwendungen für Psychotherapien 70 Millionen DM im Verhältnis zu rund 1 Milliarde DM, die die Kassen allein für Beruhigungsmittel ausgaben oder anders ausgedrückt: "2-bis 3mal soviel Geld, wie die Bundesregierung für ihr Modellprogramm zur psychosozialen Versorgung aufgewendet hat, bezahlen die gesetzlichen Krankenkassen für "Lexotanil", dem häufigst verschriebenen Beruhigungsmittel für die Versicherten" (Huber 1987, S. 142). Solche Zahlen verdeutlichen den Schwerpunkt der Behandlungsformen.
Von den im Oktober 1983 in der kassenärztlichen Versorgung tätigen 69.000 ÄrztINNeN waren 2.000, das sind knapp 3 %, ärztliche PsychotherapeutINNen. Daneben gab es 1.000 nicht-ärztliche PsychotherapeutINNen. An der Abrechnung psychotherapeutischer Leistungen waren quasi alle Arztgruppen beteiligt, allerdings in sehr unterschiedlicher Häufigkeit.

1.2 Niedergelassene PsychotherapeutINNen und psychosoziale Beratungsstellen

Über die von nicht-ärztlicher Seite erbrachten psychotherapeutischen Leistungen und Behandlungen, die nicht über die gesetzlichen Krankenkassen abgerechnet wurden, liegen uns keine repräsentativen Angaben vor. Franke (1981) hat den gesamten Bericht der Enquête über die Lage der Psychiatrie und psychotherapeutisch-psychosomatische Versorgung der Bevölkerung durchgesehen und auf 426 Seiten ganze 6 Sätze zur Psychosomatik gefunden, die es nicht zu zitieren lohnt. Durch immer neue Schulen und Therapiezentren hat sich die Situation auf dem sogenannten "Psycho-Markt" seither eher noch kompliziert. Das Fehlen bundeseinheitlicher Regelungen zur Ausübung von Psychotherapie führt zu einer völligen Privatisierung der Ausbildung von Psychotherapeuten und damit zu einem zum Teil unverantwortlichen Wildwuchs und häufig zum an Scharlatanerie grenzenden Mißbrauch des Leidens von PatientINNen. Wie im gesamten Gesundheitswesen werden auch in diesem Bereich keine öffentlichen Kontrollen über Qualität und Effektivität zum Schutze der PatientINNen vorgenommen. So ist es für die in diesen Bereichen Tätigen notwendig, sich vor Ort selbst ein Bild von der Qualität der Arbeit psychosozialer Einrichtungen zu verschaffen. Das ist selbst mit den vergleichsweise guten Forschungsmitteln universitärer Ambulanzen sehr schwierig. Eine Reihe kommunaler und kirchlicher Einrichtungen, so stellen wir in persönlichen Kooperationsgesprächen oft fest, arbeiten mit gut ausgebildeten Therapeuten und liefern einen großen Teil qualifizierter therapeutischer Leistungen. Ihre Arbeit läßt sich noch am ehesten einschätzen, da sie sie zumindest in begrenztem Umfang dokumentieren und evaluieren und an Kooperation interessiert sind. Da diese therapeutischen Leistungen weder die Versicherten noch die Kassen etwas kosten, läßt sich ihr Ausmaß kaum quantifizieren. Unseres Erachtens erscheint die Qualität dieses Versorgungsangebotes im Vergleich zu dem niedergelassener Therapeuten oft unterschätzt und zu wenig bekannt zu sein. Die Qualität der Arbeit niedergelassener Therapeuten einzuschätzen, ist ohne systematische Forschung überhaupt nicht möglich. Ein zentraler Mangel psychotherapeutischer Versorgung ist das Fehlen eines Versorgungsauftrages von Psychotherapeuten, wie es ihn - trotz aller Mängel - für die ärztliche Versorgung gibt. Psychotherapeuten können sich ihre PatientINNen aussuchen und sich niederlassen, wo sie wollen. Dadurch entstehen große regionale Unterschiede mit gut versorgten Städten wie etwa Frankfurt und Berlin, und völlig unterversorgten Regionen, in denen im Umkreis von hundert Kilometern kein niedergelassener Psychotherapeut tätig ist. Die geographische Verteilung der Psychotherapeuten, die zur Ausübung tiefenpsychologisch fundierter Psychotherapie und Psychoanalyse befugt sind (d. h. zur Psychotherapie der Richtlinien), welche von den RVO- und Ersatzkassen in der Regel bezahlt wird, zeigt das folgende Schaubild (Abb.1, Seite 24).

Geographische Verteilung der Psychotherapeuten (DGPPT-Mitglieder) in der Bundesrepublik Deutschland 1985

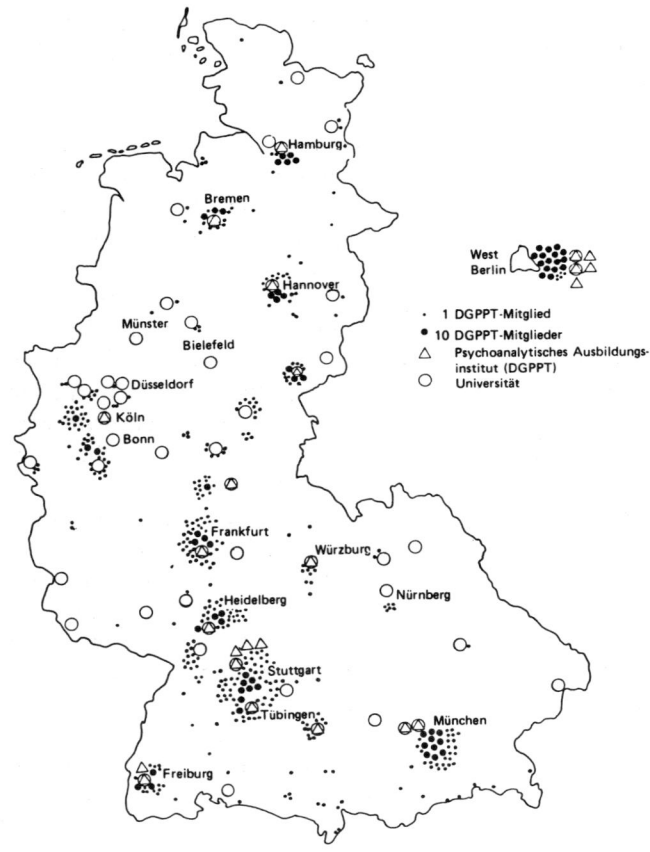

Abb.1 aus: Psychotherapie, -somatik, Med. Psychologie 163, Heft 5, Mai 1987 (37)

Es zeigt eine höchst ungleiche geographische Verteilung der Psychotherapeuten (Mitglieder der DGPPT = Deutsche Gesellschaft für Psychoanalyse und Psychotherapie) für die Bundesrepublik 1985 und ein deutliches Stadt-Land-Gefälle. Während in Berlin auf 11.200 Einwohner ein Therapeut kommt, ist es im Saarland ein Therapeut auf 1.052.800 Einwohner. Etwas besser, jedoch keineswegs gleichmäßig, ist die geographische Verteilung der ÄrztInNeN mit Zusatzausbildung "Psychotherapie" - den Mitgliedern der AÄGP (= Allgemeinen ärztlichen Gesellschaft für Psychotherapie). Hier schwankt die Häufigkeit zwischen 66.500 und 96.700 Einwohnern auf eine/n ÄrztIN mit Psychotherapie-Zusatztitel (siehe Angermeyer und Rohde 1987). Die genauere Analyse zeigt Zusammenhänge zwischen der Verteilung und sozio-ökonomischen Parametern derart: je höher der Wohlstand vor Ort, desto mehr Psychotherapeuten sind dort niedergelassen. In Stadtteilen und Regionen mit hohem Arbeiter- und Ausländeranteil oder vielen Arbeitslosen sind signifikant weniger Psychotherapeuten tätig als in solchen mit hohem Einkommensniveau und vielen Ein-Personen-Haushalten. Auch wenn weitere psychotherapeutische Versorgungsinstanzen einbezogen werden, zeigt sich ein relativer Mangel an psychotherapeutischen Angeboten in ländlichen und strukturschwachen Regionen (Wittchen & Fichter 1980). Der fehlende Versorgungsauftrag führt dazu, daß Therapeuten niemandem gegenüber rechenschaftspflichtig sind. Sie können jeden PatientINNen abweisen ohne Begründung und jahrelange Wartelisten einführen, diese manipulieren, und sich auf diese Weise auf die Behandlung von sogenannten Yavis-Persönlichkeiten (Schofield 1964) beschränken, das heißt, auf junge, attraktive, wenig gestörte, relativ intelligente PatientINNen, während schwer und chronisch Erkrankte weniger Chancen auf einen Behandlungsplatz haben. Diese den Psychotherapeuten oft vorgeworfene soziale Selektion ändert sich mit expandierendem Psycho-Markt.

Inzwischen haben fast alle therapeutischen Ausbildungsinstitute lange Wartezeiten und insbesondere unter jungen Ärzten zeigen sich zunehmend mehr an einer Zusatzausbildung für Psychotherapie interessiert. Dies mag auch eine Folge des größeren Konkurrenzdrucks unter Niedergelassenen sein. In der jüngst durchgeführten Berliner Psychotherapie-Studie (Rudolf u.a. 1988) zeigte sich beim Vergleich verschiedener psychotherapeutischer Einrichtungen, daß selbst die niedergelassenen Psychoanalytiker keineswegs nur wohlhabende Yavis-Personen behandeln, sondern zur Hälfte PatientINNen, die als sozial desintegriert bezeichnet werden können. Dieses Ergebnis mag Berlin-spezifisch und u.

a. eine Folge der hohen Psychotherapeutendichte dort sein. Ob und wo auch andernorts PatientINNen mit schweren psychosozialen Problemen die Möglichkeit einer qualifizierten psychotherapeutischen Behandlung erhalten, läßt sich für den ambulanten Bereich schwer beantworten. Insbesondere bei psychosomatisch Kranken ist auch die Finanzierungsfrage oft ein Hindernis. Diese PatientINNen gelten als besonders problematisch: Es wird ihnen mechanistisches Denken und Alexithymie nachgesagt und sie können durch ihre Organkrankheiten während einer Psychotherapie zwischenzeitlich in Krisen mit stationärer Behandlungsnotwendigkeit geraten, wodurch für den niedergelassenen Psychotherapeuten ein Verdienstausfall entsteht. Es verwundert daher nicht, daß auch im psychoanalytischen Schrifttum bemerkenswert wenige Publikationen zur ambulanten Psychotherapie gerade dieser PatientINNen zu finden sind und daß Thomä die psychosomatische Medizin sogar als Niederung der Psychoanalyse bezeichnete. Hinzu kommt, daß ein großer Teil psychosomatisch Kranker aus niedrigen sozialen Schichten kommt und damit nicht nur die räumliche, sondern auch die soziale Distanz zu den eher der Elite zuzurechnenden Therapeuten groß ist. So kommt es häufiger vor, daß engagierte psychosomatisch orientierte ÄrztINNeN nicht wissen, an wen sie die PatientINNen weiterverweisen sollen, die sie mit viel Feingefühl und Geduld zu einer psychosomatischen Sichtweise der eigenen Krankheit führen und von der Notwendigkeit einer Therapie überzeugen konnten. Einziger Ausweg ist dann die stationäre Behandlung.

Nun sollte man nicht bei der Beschreibung von Zahlen stehenbleiben und lediglich eine Behebung des Mangels fordern, ohne über die Ursachen dieser Erscheinungen nachzudenken. Was hier im sogenannten Sprechzimmer des Arztes geschieht, in dem (um es mit Hübschmann zu sagen) das Sprechen den geringsten Teil der ohnehin knappen Behandlungszeit einnimmt, ist ein gesellschaftlich wichtiger Vorgang der Umwandlung psychosozialen Elends in individuelles körperliches Leiden. Obwohl psychosoziale Probleme ähnlich systematisch und massenhaft auftreten wie bestimmte Berufskrankheiten, werden sie gerade in den niedergelassenen Praxen zu rein individuellen Ereignissen. Die Medikalisierung, besonders durch Psychopharmaka, verhindert die Suche nach anderen Lösungen. Chronisch Kranke oder Medikamentenabhängige kämpfen und wehren sich nicht, solange sie individuell bleiben. Wie selten sie es schaffen, sich als politisch erkennende gesellschaftliche Subjekte zusammenzuschließen und ihr individuelles Leid auch als allgemeines zu begreifen, zeigt sich sogar in der Selbsthilfebewegung. Die mittlerweile seit 50 Jahren in vielen Ländern arbeitenden Anonymen Alkoholiker, bei denen auch viele Medikamentenabhängige Hilfe suchen, sehen als ein wesentliches Fundament zur Bewältigung ihrer Sucht das sich für "selbst verantwortlich" zu erklären. Mit ihrem individualisierenden Therapieansatz haben sie zwar unbestritten bessere "Therapieerfolge" bei Alkoholismus erreichen können als alle medizinisch-therapeutischen Institutionen, sie haben jedoch selten die gesellschaftlichen und sozialen Ursachen des Alkoholismus öffentlich benannt, geschweige denn präventive Maßnahmen zu deren Beseitigung durchsetzen können. Auf diese Weise bilden sie eine willkommene Ergänzung des im Suchtbereich vollkommen ineffizienten Medizinsystems, so wie Selbsthilfegruppen auch in vielen anderen Bereichen Lücken füllen und Mängel ausgleichen, ohne die Medizin deshalb zu kritisieren.

Es wäre daher falsch, nur die aktive Rolle der ÄrztINNen im Prozeß der Anpassung und Sozialisation zu PatientINNen hervorzuheben, ohne zu erwähnen, daß die meisten Betroffenen selbst psychosoziale Denkweisen strikt ablehnen, das organmedizinisch fixierte Handeln von ÄrztINNen fordern und darüber hinausgehende Angebote eher abwehren oder sogar entrüstet darauf reagieren. Die Tendenz zur Somatisierung psychischen und sozialen Elends beginnt demnach keineswegs in der Arztpraxis, sondern zeigt die Verankerung des naturwissenschaftlichen Krankheitsmodells im individuellen und gesellschaftlichen Bewußtsein.

2. Der stationäre Versorgungsbereich des Gesundheitssystems

2.1 Die Krise der traditionellen stationären Krankenbehandlung

Seit vielen Jahren wird die stationäre Krankenversorgung der BRD zurecht und heftig kritisiert, weil in ihr die naturwissenschaftlich-technische Seite überbetont ist. Die Verabsolutierung entsprechender Denkmodelle, die dadurch bedingte rasche und einseitige, daher nur z.T. segensreiche Entwicklung und Ausbreitung hochentwickelter Technologie in Diagnostik und Therapie haben zu einer wachsenden Entfremdung der Arbeit der Beschäftigten geführt und damit ihre unmittelbar-zwischenmenschlichen und kommunikativen Beziehungen reduziert. Vor allem wurde dadurch die Distanz zum eigentlichen Subjekt der Tätigkeit, zum kranken Menschen vergrößert. Arbeitsintensität und Arbeitshetze sind gestiegen, Arbeitsteilung und Spezialisierung haben zugenommen. Der gesundheitsgefährdende Schichtdienst konnte ebensowenig reduziert werden wie die Anzahl der Überstunden und Sonderschichten in vielen Kliniken (unzureichende Stellenbesetzung und oft hoher Krankenstand). Die überkommenen und oft irrationalen hierarchischen Strukturen mit den im Krankenhaus meist verbundenen Qualifikations- und Karriereinteressen der ÄrztINNeN haben ebenfalls einen nicht geringen Anteil an der negativen Entwicklung. Die in wissenschaftlichen Untersuchungen immer wieder belegten Konsequenzen sind: PatientINNen fühlen sich nicht ausreichend ernstgenommen, informiert und aufgeklärt, sie haben zu wenig Anteil an den sie betreffenden Entscheidungsprozessen, mißtrauen der Offenheit ihrer ÄrztINNeN, fühlen sich mit ihrer Angst und Unsicherheit alleingelassen und fürchten - nicht ganz zu Unrecht - einen menschenunwürdigen Tod in einer Abstellkammer oder auf Intensivstationen. Sie kommen bei der Visite nicht zu Wort, haben Angst vor den vielen "Doktoren" und verstehen deren Sprache nicht. Andererseits wissen ÄrztINNeN und Pflegepersonal über ihre PatientINNen oft nichts weiter, als den Namen des erkrankten Organs und die Zimmernummer (Siegrist 1978, Engelhardt et al. 1973, Lüth 1974, Raspe 1977, Deppe 1973, Troschke 1974, Volkholz et al. 1974, u.v.m.). All dies führt nicht "nur" zur Unzufriedenheit vieler PatientINNen (was man evtl. noch tolerieren könnte), sondern zu schlechteren Krankheitsverläufen, zu 'mangelnder Compliance' (wie heute 'schön' gesagt wird, womit die schlechten ÄrztIN-PatientIN Beziehungen einseitig auf das PatientINNen-Verhalten geschoben werden), höherem Schmerz- und Beruhigungsmittelverbrauch (z.B. auf Intensivstation), sondern auch zu dramatischen seelischen Nöten der Betroffenen, zu Chronifizierungen der Krankheiten durch iatrogene Fixierungen und hin und wieder sogar zum Tod wegen grober Mißachtung der psychosozialen Realität.

Obwohl diese Phänomene seit langem bekannt sind und in zahlreichen in- und ausländischen wissenschaftlichen Studien von MedizinsoziologINNen und -psychologINNen, von Psychosomatikern und SozialmedizinerINNEn untersucht wurden, obwohl konkrete Veränderungsvorschläge und Reformkonzepte vorliegen und in vielen, auch überregional bekanntgewordenen Modellversuchen (v. Uexküll 1981; Stössel 1984; Köhle et al. 1980) die Tragfähigkeit ganzheitlicher Behandlungsverfahren unter Beweis gestellt wurde, ändert sich in der Praxis sehr wenig. Zwar müssen die Mächtigen des bundesdeutschen Gesundheitssystems die Bedeutung psychosozialer Aspekte heute stärker berücksichtigen, indem sie solche Themen medienwirksam in den Vordergrund von Kon-

gressen zu schieben versuchen und bekannte Referenten einladen, aber es bleiben - wenn überhaupt - Lippenbekenntnisse, die im Alltag nichts verändern. Es ist heute, anders als vor 15 oder 20 Jahren, nicht mehr das mangelnde Problembewußtsein der im Gesundheitssystem Tätigen zu beklagen, vielmehr treten die ökonomischen, machtpolitischen und strukturellen Mängel besonders deutlich und bestimmend in den Vordergrund (vgl. Deppe 1987). Die zweifellos notwendigen Ver-änderungen der unmittelbaren ÄrztIN - PatientIN Beziehungen können nur dann zum Tragen kommen, wenn ganz grundlegende Veränderun-gen der Struktur im Krankenhaus in Richtung auf mehr 'Humanität' erfolgen.
Sieht man einmal von Universitätskliniken ab, so wird die psychosomatische Seite von Erkrankungen in fast allen Krankenhäusern weitgehend außer Acht gelassen (was nicht heißt, daß sie nicht wahrgenommen würde). Selbst in Frankfurt nutzen die vielen Krankenhäuser (auch die sog. Lehrkrankenhäuser der Universität) das Angebot des kostenlosen Konsiliardienstes der Psychosomatischen Abteilung kaum (vgl. Sapper & Schimke 1987). In den meisten nichtuniversitären Kliniken der BRD steht ein solcher Konsiliardienst überhaupt nicht zur Verfügung oder er wird von Psychiatern benachbarter Abteilungen durchgeführt. Die Folge der aufgezeigten mangelnden Integration der Psychosomatik in die allgemeine stationäre Versorgung ist, daß nach wie vor viele schwer psychosomatisch Erkrankte (wie z.B. Colitis-, Crohn-, Asthma-, Neurodermitis- oder Rheumakranke) wochenlang auf internistischen Stationen liegen, ohne daß die Zeit für Gespräche über eventuelle psychosomatische Hintergründe der Erkrankung genutzt würde.
Derzeit werden im Durchschnitt lediglich 0,5 % bis 4 % aller PatientIN-Nen internistischer Allgemeinstationen dem psychosomatischen Konsiliarius vorgestellt, wenn ein solcher zur Verfügung steht (vgl. Deter 1986; Joraschky & Köhle 1986; Schüffel 1973; Wirsching 1984). Unter günstigsten Bedingungen, nämlich bei Vorhandensein eines integrierten Liaisondienstes, liegen die Zahlen bei 8,8% bis 17,9% (Joraschky & Köhle 1986). Man weiß durch die wenigen vorliegenden Studien, daß bei 22 % bis 66 % der stationären, nicht psychiatrischen PatientINNen psychosoziale Faktoren am Krankheitsverlauf beteiligt sind (vgl. Köhle et al. 1980; Engelhardt et al. 1973; Joraschky & Köhle 1986; Künsebeck et al. 1984). Die Differenz zwischen Prävalenz und Überweisungshäufigkeit charakterisiert die derzeitige Situation im Krankenhaus eindrucksvoll.
Nun muß an dieser Stelle natürlich relativierend eingewandt werden, daß die geäußerte Kritik an der stationären Versorgung lediglich den

Endpunkt einer längst vorher, nämlich in der ambulanten Versorgung begonnenen Entwicklung trifft. Zwar könnte im Krankenhaus manches nachgeholt werden, was in dieser Hinsicht vorher versäumt wurde (weil die PatientINNen hier länger verweilen, sind ihre Beziehungsmechanismen, ihr spezifischer oft unbewußter Umgang mit Krankheit und Gesundheit besser zu beobachten und daher besser zu bearbeiten), aber eine Aufhebung der Abspaltung psychosomatischer Anteile könnte auch hier am ehesten gelingen, wenn sie weit vorher, nämlich in der ambulanten Versorgung bereits begonnen würde.

Andererseits muß man bedenken, daß viele psychosomatische Krankheiten psychosoziale Kompromißbildungen von hohem produktiven oder protektivem Wert sind, daß viele PatientINNen gerade während intensiver Krankheitschübe (die sie ja ins Krankenhaus bringen) wohl kaum in der Lage sind, über psychosoziale Zusammenhänge in Ruhe nachzudenken und daß schließlich viele Menschen ihre Krankheit brauchen und die psychosoziale Seite nicht oder wenigstens aktuell nicht angesprochen werden darf, wenn man nicht schwere Dekompensationen oder massive und chronische Abwehrprozesse riskieren will.

Der psychosomatische Konsiliardienst zeigt häufig wie ahnungslos und hilflos und auch wie wenig einfühlsam viele ÄrztINNeN heute noch sind: zuweilen erkennen sie psychosoziale Anteile, sprechen aber so kränkend mit den Betroffenen, daß danach für Wochen kein ruhiges Gespräch mehr möglich ist und der psychosomatische Konsiliarius nur noch abgelehnt werden kann. Zuweilen erkennen ÄrztINNeN zwar die psychosozialen Anteile einer Erkrankung aber können nicht wahrnehmen, wie wichtig deren Unbewußthaltung und der Krankheitsgewinn für die Aufrechterhaltung des narzißtischen Gleichgewichts ist. In solchen Situationen erlebt man oft, daß mit missionarischem Eifer und pädagogisch an die PatientINNen herangegangen wird. Viele ÄrztINNeN sind dann überrascht und zuweilen auch aggressiv, wenn sich die so Angesprochenen zurückziehen.

Ganz sicher ist das Krankenhaus nicht immer der geeignete Ort, psychosomatische Aspekte der Krankheit zu besprechen. Meist gäbe es in der ärztlichen Praxis bessere Gelegenheiten, die aber selten genutzt werden. Dort könnte der richtige Zeitpunkt abgewartet, es könnten immer wieder vorsichtige Gesprächsangebote gemacht werden und es bestünde keinerlei Notwendigkeit für Zeitdruck (vgl. das Interview von J. Jordan in diesem Band). Zugleich wären die Möglichkeiten auch besser, weil ein größeres Vertrauensverhältnis bestehen würde. Leider jedoch beobachtet man heute häufig den umgekehrten Verlauf: niedergelassene ÄrztINNeN werden mit der zunehmenden Klagsamkeit ihrer

PatientINNen, mit den sich zuspitzenden Krankheitsschüben oder den wechselnden Symptompräsentationen nicht fertig, reagieren unbewußt mit Ablehnung und überweisen zur weiteren diagnostischen Abklärung in die Klinik. Die dann im Krankenhaus entstehende Situation ist für alle Beteiligten denkbar ungeeignet für ruhige produktive Gespräche, weil die der Einweisung zugrundeliegende Abschiebung eine Entwertung bedeutet, die meist allen Beteiligten nicht bewußt ist. Die durch verschiedene voneinander unabhängige Interaktionszusammenhänge komplexe Lage erforderte eigentlich besonders psychosozial qualifizierte und erfahrene KrankenhausärztINNeN, die die Fähigkeit und die Zeit haben, in jedem konkreten Fall ein durchdachtes und einfühlsames Gesprächsangebot zu machen. Gerade die Fähigkeit zu entscheiden, ob im konkreten Fall der sichtbare oder zumindest vermutete psychosomatische Zusammenhang anzusprechen ist oder ob man Ruhe und Schutz gewähren sollte weil die Krankheit protektive Funktionen erfüllt, gerade diese Fähigkeit setzt große Erfahrung, viel psychosomatisches Wissen, den Rückhalt durch eine Balintgruppe oder ein beratendes Gespräch mit dem psychosomatischen Konsiliarius voraus. KrankenhausärztINNeN haben meist weder die Zeit, noch die Motivation oder Ermutigung durch ihre Vorgesetzten zu solcherart Qualifikationserwerb, da dort ganz andere Fähigkeiten mit hohem sozialen Prestige verbunden sind.

2.2 Medizinpsychologische und psychosomatische Behandlungsangebote in Spezialkliniken

Seit einigen Jahren gibt es bedeutende Veränderungen in verschiedenen spezialisierten Kliniken. In Sucht-, Schmerz-, Rehabilitations-, Herz-Kreislaufkliniken, in Rheuma-, Asthma- und Kinderkliniken sowie einigen anderen Spezialeinrichtungen beginnt sich die Erkenntnis durchzusetzen, daß ohne Berücksichtigung psychosozialer Aspekte von Krankheitsentstehung und -verlauf, ohne die Einbeziehung des 'Soziotops' der PatientINNen, und v.a. ohne die verantwortliche kompetente Mitarbeit der Betroffenen nichts zu erreichen ist, wenn es sich um lebenslängliche chronische Erkrankungen handelt (siehe Priester in diesem Band). Viele Kliniken haben daraus mit Engagement und finanziellem Aufwand die Konsequenz gezogen und PsychologINNen, SozialarbeiterINNen, BeschäftigungstherapeutINNen oder PädagogINNen eingestellt oder psychosoziale Abteilungen eingerichtet. Viele andere haben freilich lediglich widerständig und daher halbherzig dem Druck von Bundes- und Landesversicherungsanstalten, sowie Krankenversicherungen und zuweilen von PatientINNen nachgegeben, haben PsychologINNen in einem Dachzimmer einquartiert, ohne wirkliche Kooperation zu ermöglichen, oder haben ihre Personalauswahl so spezifisch (schlecht) getroffen, daß damit nur die vorher vorhandenen Vorurteile hinsichtlich der Sinnlosigkeit der Kooperation mit PsychologINNen bestätigt werden konnten (eine heute außerordentlich verbreitete Widerstandsform gegen eine wirkliche Integration psychosomatischen Denkens, die die Ambivalenz eindrucksvoll verdeutlicht und im konkreten Fall nie diskutierbar ist). Viele, vermutlich die meisten Kliniken haben freilich keinerlei Anstrengungen in diese Richtung unternommen.

Im Bereich von Spezialkliniken für chronisch Kranke hat sich - trotz vieler vorhandener Mängel - in den letzten beiden Jahrzehnten sehr viel zum Positiven hin verändert. Zwar sind die dort zugrundegelegten theoretischen Konzepte und klinischen Behandlungstechniken derzeit unüberschaubar, zwar gibt es keine Ausbildungs- und Qualifikationsrichtlinien und noch wenig wissenschaftliche Evaluationsstudien und sicher noch unendlich viele Verbesserungsmöglichkeiten. Doch an Psychologischen Instituten sind in den letzten Jahren Abteilungen für Rehabilitationspsychologie, Medizinische Psychologie oder klinische Psychologie (mit wirklich klinischer Ausrichtung) entstanden, die für die Zukunft entsprechend qualifizierte Hochschulabsolventen zur Verfügung stellen können.

2.3 Psychosomatisch-psychotherapeutische Spezialkliniken

Mit der Gründung der ersten beiden stationären psychotherapeutisch-psychosomatischen Behandlungseinrichtungen durch Simmel in Berlin und Groddeck in Baden-Baden begann in Deutschland die heute in Europa einzigartige Verbreitung solcher Spezialkliniken. Beide Modelle endeten ohne Zutun von außen. Der Faschismus führte dann zu einem mehrjährigen Entwicklungsstillstand. Bald nach 1945 gab es die ersten Neugründungen in Berlin (1947), Tiefenbrunn bei Göttingen (1948) und Hamburg (1950) (vgl. Schepank 1987, der die Entwicklung eindrucksvoll dargestellt hat).

Heute wird zweifellos ein qualitativ und quantitativ bedeutender Teil psychosomatischer Krankenbehandlung in speziellen Fachkliniken mit überwiegend guter, zuweilen ausgezeichneter personeller und materieller Ausstattung geleistet. Die Zahl psychosomatisch/psychothera-peutischer Kliniken, deren Gesamtbettenzahl sowie die Zahl der dort Beschäftigten und die der jährlich Behandelten ist derzeit nicht genau zu ermitteln, weil es in der BRD keine zentrale Erfassung solcher Kliniken gibt und weil der Begriff 'Psychosomatische Klinik' nicht gesetzlich definiert ist und sich daher jede Kurklinik diese Bezeichnung selbst verleihen darf. Wir schätzen den Bestand an Psychosomatischen Kliniken derzeit auf 60 bis 100, gehen von Kliniksgrößen zwischen 50 und 250 Betten aus und kommen so auf die Zahl von 3000 bis 5000 psychosomatischen/psychotherapeutischen Betten. Dies würde bei einer durchschnittlichen Verweildauer von 6 bis 12 Wochen etwa 18000 bis 40000 PatientINNen pro Jahr bedeuten. Die Enquete-Kommission der Bundesregierung zur Lage der Psychiatrie (1975) schätzte die Anzahl der Klinken auf 50 und die der Betten auf 2253 (vgl. auch Hahn 1979). Die als vom Deutschen Kollegium für Psychosomatische Medizin autorisiert geltende Übersicht von Neun et al. (1987) ist leider in ihren internen Aufnahmekriterien kaum rational nachvollziehbar. In ihr sind viele anerkannt gute Psychosomatische Kliniken nicht aufgeführt, auch fehlen die sogenannten 'Neurosenkliniken' völlig. Die Autoren geben die derzeitige Anzahl entsprechender Betten seltsam präzise mit 3519 an.

Schepank (1987) definiert stationäre Psychotherapie wie folgt:
"Die im Einvernehmen (zwischen Patient, Therapieinstitution und Bezugsgruppe, womit insbesondere der Kostenträger sowie das familiäre und ggf. berufliche Umfeld angesprochen sind) geplante Anwendung verschiedenartiger Interventionstechniken in einem hierfür in besonderer Weise organisierten Krankenhaussetting zwecks intensiver (!) Behandlung einer überwiegend psychogenen Erkrankung mit dem Ziel von Besserung oder Heilung" (Seite 364).

Die meisten dieser Kliniken sind am psychoanalytischen Arbeitsmodell orientiert, bieten von der Einzel- und Gruppentherapie, über die Körper-, Gestaltungs- und Musiktherapie zahlreiche besonders geeignete Verfahren an. Seit einigen Jahren entstehen zunehmend rein verhaltenstherapeutisch arbeitende psychosomatische Kliniken (derzeit gibt es fünf: Windach, Bad Dürkheim, Hochsauerlandklinik, Münchwies und Berus), die in Zukunft eine rasche weitere Ausbreitung erwarten lassen, nachdem es einen entsprechenden bundesdeutschen Dachverband (Deutsche Gesellschaft für Verhaltensmedizin) mit enormem wissenschaftlichem Rückraum gibt.
In vergleichsweise kurzer Zeit (20 Jahre) ist in der BRD eine außerordentlich polarisierte Situation entstanden über deren Entstehungsvoraussetzungen und Entwicklungsdynamik systematisch nachgedacht werden sollte. Einerseits blieb die 'Organmedizin' weitgehend unbeein-

flußt von psychosomatischem Denken, andererseits erlebten die psychosozialen Fächer (wissenschaftlich und auch in der klinischen Versorgung) eine rasche und erfolgreiche Entwicklung. Es gibt in der BRD heute mehr hochspezialisierte Fachkliniken als in West- und Osteuropa zusammengerechnet (vgl. Schepank 1987). In ihnen ist der Beschäftigungsschlüssel meist sehr gut, der Aus- und Weiterbildungsstand des ärztlichen und pflegenden Personals ist hoch, auch die finanziellen und baulichen Voraussetzungen sind meist optimal. Entsprechend der jahrzehntelangen und unter weitgehend optimalen Bedingungen stattfindenden Behandlungserfahrung haben bundesdeutsche Psychosomatiker eine Fülle wissenschaftlicher Studien zur Indikation, Behandlungstechnik, Teamstruktur berufsbegleitender Weiterbildung im Rahmen stationärer psychotherapeutisch-psychosomatischer Behandlung (vgl. v.Uexküll 1981, Stefanos 1973, Beese 1978, Hau 1972, Heigl und Neun 1981, Mentzel 1981) vorgelegt, ganz im Unterschied zu den wenigen systematischen Untersuchungen ambulanter Behandlung. Die Existenz und die große Zahl psychosomatischer Kliniken zeigt nicht nur, daß der Bedarf sehr groß ist, sondern auch, daß man mit psychosomatischer Behandlung mittlerweile gute Geschäfte machen kann. Viele Kliniken, vermutlich die meisten, sind in privater, meist völlig fachfremder Hand: Kleinunternehmer wie z.B. Metzger oder Architekten investieren ebenso wie komplizierte GmbH u. CoKGs. Dies hat positive wie negative Folgen: in manchen Kliniken wurden arbeitshemmende, kontraproduktive Maßnahmen von den Eigentümern durchgesetzt (Stechuhr für Mitarbeiter, doppelte Führung sämtlicher Terminkalender zur lückenlosen Kontrolle des Arbeitsablaufes), in anderen Kliniken haben die medizinischen Leiter völlig freie Hand, solange die ökonomische Seite des Betriebs stimmt.
Neben all dem gibt es gesundheitspolitisch bedenkliche Aspekte dieser Kliniken. Einerseits stellt die Wohnortferne ein großes Problem dar. Dadurch können selten feste Kooperationen mit niedergelassenen ÄrztINNeN und PsychotherapeutINNen hergestellt werden, durch die die jahrelangen Chronifizierungsprozesse evtl. zu verhindern wären und die für die notwendige ambulante internistisch-psychotherapeutische Nachbehandlung erforderlich wäre.
Durch die räumliche Distanz entsteht ein weitaus gravierenderes Problem der Behandlung, das von Psychosomatikern und Psychotherapeuten bisher zu wenig ernst genommen wird, das oft sogar verleugnend als Vorteil hingestellt wird: Die damit einhergehende Trennung der Ehepaare und Familien kann zwar für die PatientINNen zwischenzeitlich (für die Zeit der stationären Behandlung zum Beispiel) Entlastung brin-

gen, gleichzeitig können aber massive und für alle Beteiligten bedrohliche Veränderungen des unbewußten interpersonellen und familiären Beziehungsarrangements auftreten. Es hat sich gezeigt, daß nur ein kleiner Prozentsatz der PartnerINNEN von in psychotherapeutischer Behandlung befindlichen PatientINNen davon für die eigene Entwicklung profitieren können, daß aber häufig dramatische Dekompensationen des sozialen Gefüges auftreten (Suicidalität, Trennung und Scheidung, Suchtentwicklung, psychosomatische Krankheiten der PartnerINNEN). Diese eigentlich seit langem bekannte Tatsache hat in der ambulanten Psychotherapie zur Entwicklung der Ehepaar- und Familientherapie geführt, hat aber in der stationären Psychotherapie bisher kaum Niederschlag gefunden. Nur die wenigsten psychosomatischen Kliniken bieten systematische Beratungs- und Behandlungsangebote für die Angehörigen an, was natürlich auch durch jeden Kilometer zwischen Behandlungseinrichtung und Wohnort erschwert ist.

Weitere gravierende Mängel der stationären psychosomatischen Krankenbehandlung in der BRD können hier nur stichwortartig genannt werden: in den wenigsten Kliniken wird die Arbeitswelt der Betroffenen konzeptuell und systematisch in die Behandlung einbezogen; es gibt keine spezialisierten Abteilungen für ausländische MitbürgerINNEN, die in der jeweiligen Landessprache psychotherapeutische Hilfe anbieten könnten; es gibt ebenso kaum Kliniken, die spezielle Angebote für ältere nichtpsychiatrisch kranke Menschen entwickelt haben. Prinzipiell bleibt zu diskutieren, ob die bisherige Entwicklung mit der Etablierung rein psychosomatisch-psychotherapeutischer Kliniken nicht bereits jetzt zu einer Aussonderung psychosomatisch Kranker aus dem Gesundheitssystem und zum Teil aus der Gesellschaft geführt hat. Diese Aussonderung ist zwar bei weitem nicht so rigoros und stigmatisiert wie die durch die Psychiatrie, aber es stellt sich genau wie dort die Frage, ob solche Behandlungen nicht sinnvoller in psychosomatischen Abteilungen an Allgemeinkrankenhäusern im Wohngebiet der Betroffenen durchgeführt würden. Dadurch wäre ein intensiver Austausch, evtl. eine allmähliche Durchmischung zwischen 'Organmedizin' und Psychosomatik (z.B. durch gemeinsame Fortbildung, wechselseitige Konsiliardienste und Visiten, Rotation des Personals u.ä.) möglich, die PatientINNen wären nicht ausgesondert und etikettiert, die Nähe zur vor- und nachgelagerten medizinischen und psychosozialen Versorgung wäre eher gewährleistet und die Einbeziehung der familiären, sozialen und beruflichen Lebenswelt könnte organischer vonstatten gehen.

3. Diskussion

Die Bedeutung der psychosozialen Fächer in der Medizin ist außerordentlich widersprüchlich, unsere Analyse und Einschätzung bleibt daher vorläufig. Einerseits haben wir in manchen Gebieten der BRD eine noch vor 20 Jahren unvorstellbar dichte Versorgung der Bevölkerung mit gut ausgebildeten PsychotherapeutINNen, mit psychosozialen Beratungsstellen für viele Bevölkerungsgruppen, Krankheitsbilder oder Lebenslagen, andererseits gibt es Gebiete der BRD in denen im Umkreis von 100 oder 150 km keine einzige derartige Einrichtung zu finden ist.
Im stationären Bereich gibt es so viele Betten wie sonst nirgends in einem Land, es gibt eine differenzierte wissenschaftlich fundierte Behandlungstradition psychosomatischer und psychoneurotischer PatientINNen, es gibt zunehmend auch in Spezialkliniken psychosoziale Abteilungen und es gibt z.T. poststationäre ambulante Nachbehandlungsangebote für bestimmte Kranke (z.B. Koronarsportgruppen). Andererseits ist der Alltag der stationären Krankenversorgung in allen übrigen Kliniken weitgehend unberührt von psychosomatischem Denken und Handeln.
Auch im wissenschaftlichen Bereich findet man diese enorme Polarisierung: einerseits ist die ausschließlich naturwissenschaftlich bestimmte Forschung nach wie vor am besten gestellt und weitgehend unberührt durch psychosomatisches Denken, andererseits entstehen neue vielversprechende, interdisziplinäre und überwiegend auch ernstgenommene Forschungsrichtungen wie 'Psychoneuroimmunologie', 'Psychonephrologie', 'Psychoonkologie', 'Psychokardiologie', 'Psychorheumatologie' und weitere andere; es entstehen innerhalb und außerhalb etablierter wissenschaftlicher Fachverbände Arbeitsgruppen oder bundesweite Arbeitsgemeinschaften wie 'Psychosomatische Augenheilkunde', 'Psychosomatische Dermatologie', 'Psychologie in der Zahn-, Mund- und Kieferheilkunde', 'Gesellschaft für psychosomatische Rheumatologie', 'Psychosomatische Gynäkologie' uvm.
v.Uexküll & Wesiak (1988) sehen sich dazu veranlaßt, bereits von einer um sich greifenden "Infektion" zahlreicher medizinischer Fächer durch psychosomatisches Denken zu sprechen. Man muß ihnen wohl recht geben wenn man bedenkt, daß heute mehr ÄrztINNeN an psycho-therapeutischen Fort- und Weiterbildungen, an Balintgruppen und Teamsupervisionen teilnehmen als jemals vorher. Auch nicht-ärztliche Berufsgruppen wie Pflegekräfte und KrankengymnastINNen integrieren zunehmend das Wissen der psychosozialen Fächer in ihre Aus- und Weiterbildungen. Fachtagungen und Kongresse von Klinischen Psycholo-

gen, des Deutschen Kollegiums für Psychosomatische Medizin, der Gesellschaft für Medizinische Psychologie, Symposien einzelner Psychosozialer Abteilungen (wie z.B. in Heidelberg 'Brücken von der Psychosomatik zur Allgemeinmedizin') oder spezieller 'Fanclubs' wie Groddeckgesellschaft, Lindauer Therapietage, Gesundheitstage, Selbsthilfetage, Alternativveranstaltungen anläßlich der Ärztetage etc. haben großen Zulauf nicht nur durch Angehörige medizinischer und pflegerischer Berufe sondern auch durch Betroffene.

Auch ist zu bedenken, daß gesellschaftliche Organisationen (Gewerkschaften wie ÖTV, Parteien wie 'Die Grünen', SPD, DKP, aber auch Betroffenenorganisationen wie die Grauen Panther u.a.) heute zum System der Gesundheitsversorgung Stellung nehmen und daß dabei psychosoziale Ansätze erwähnt werden. All diese nur stichwortartig aufgeführten Entwicklungslinien zeigen enorme, vor 20 Jahren unvorstellbare Fortschritte. Es muß hier daran erinnert werden, daß erst vor ca. 20 Jahren (genau 1967) mit der Etablierung der Psychotherapierichtlinien die Neurose als Krankheit im Sinne der Reichsversicherungsordnung gesetzlich anerkannt wurde.

Während der 68-er Studentenbewegung wurde und zuweilen wird auch heute noch der Begriff Psychosomatische Medizin mit einer gesellschaftskritischen, fortschrittlichen oder linken Bedeutung assoziiert, er wird nicht selten synonym verwendet mit 'alternativer Medizin', sprechender Medizin', 'humaner Medizin' oder 'ganzheitlicher Medizin' uvm.. Viele heute in der Psychosomatik Tätige haben vor nunmehr 20 Jahren Mitscherlichs Buch 'Krankheit als Konflikt' als einen persönlichen Wendepunkt ihrer Denkweise erlebt. Viele haben Mitscherlichs Publikationen mit so viel Interesse verfolgt, weil er durch die Berichterstattung über den Nürnberger Ärzteprozeß als besonders glaubwürdig erschien, in einer Zeit als die Medizin wenige Persönlichkeiten zu bieten hatte, die sich als Identifikations- oder 'Vater'figur eigneten. Die Entwicklung der Psychosomatik in der BRD ist mit vielen weiteren bekannten Namen verbunden. Die beteiligten Kräfte sind keinesfalls ähnlich oder miteinander verbunden. Persönlichkeiten wie Groddeck, Freud, v.Weizsäcker, Jores, Bergmann, Uexküll, Huebschmann, Kütemeyer und Mitscherlich (um nur einige wenige, wenngleich wichtige zu nennen) haben neben dem allgemeinen Ziel einer mehr ganzheitlichen, das menschliche Subjekt stärker einbeziehenden, nicht ausschließlich naturwissenschaftlichen Medizin wenig Gemeinsamkeiten. Sie unterscheiden sich in ihren politischen Auffassungen und Zielsetzungen außerordentlich (das Spektrum dürfte von konservativ bis kommunistisch reichen), sie berufen sich auf völlig unterschiedliche philosophische Denktraditionen und haben daher verschiedene Menschenbilder, haben z.T. konträre Auffassungen über den Weg zum vermeintlich gemeinsamen Ziel und differieren sogar hinsichtlich ihres jeweils gewünschten Einflußbereichs innerhalb der Medizin (Integration der Psychosomatik in alle medizinischen Disziplinen bis zur Auflösung der Psychosomatik als Spezialfach oder Entwicklung einer hochspezialisierten psychoanalytischen Psychosomatik parallel zur übrigen Medizin).

Natürlich wurde die Entwicklung der Psychosomatik und ihre Etablierung innerhalb der Medizin nicht allein durch Einzelpersonen geprägt. Verschiedene soziale Bewegungen waren von Anfang an daran beteiligt. Schon vor dem Faschismus gab es politische Strömungen, die sich mit Fragen eines ganzheitlichen Gesundheits- bzw. Krankheitsbegriffs auseinandersetzten. Nach dem Faschismus dauerte es bis zur Reformära der 60iger und 70iger Jahre und der Studentenbewegung, bis eine relevante politische Bewegung sich mit dem Menschenbild der herrschenden Medizin beschäftigte. In verschiedenen, v.a. sozialwissenschaftlichen Fächern wurden leidenschaftliche Debatten über die herrschenden Wissenschaftsparadigmen geführt (z.B. Positivismusstreit in der deutschen Soziologie), wurden die Forschungsmethoden und die weltanschaulichen Grundlagen der bearbeiteten Fragestellungen auf der Basis marxistischer Analysen gründlich durchleuchtet. Schließlich sprangen vereinzelt auch Funken in die Studentenschaften der medizinischen Fachbereiche, die in Basisgruppen, bundesweiten Fachschaftstagungen im Rahmen der VDS und innerhalb der Studentenverbände die gesellschaftskritischen Ansätze in die herrschende Medizin trugen. Es ist wohl nicht übertrieben, wenn man die Etablierung der psychosozialen Fächer (Medizinische Psychologie, Medizinische Soziologie und Psychosomatik) in die Medizin auch als Resultat der Studentenbewegung interpretiert genauso wie die Entstehung neuer Wissenschaftsschulen (wie die Kritische Psychologie und die Behindertenpädagogik). Heutige Studenten wissen über diese historischen Wurzeln nichts und 'konsumieren' diese Fächer ebenso unkritisch wie alle anderen Gebiete ihres Studiums, wobei anzumerken ist, daß in der BRD der größte Teil der diese Fächer Lehrenden von diesen Traditionen mittlerweile oder schon immer ebensoweit entfernt ist wie die Mehrheit der Studierenden.

Seit Ende der Studentenbewegung beeinflußten dann andere, z.T. sehr wirksame politische und soziale Bewegungen die Fortentwicklung der psychosozialen Fächer und Bereiche der traditionellen Krankenversorgung.

Die Ökologiebewegung und in deren Gefolge die Partei der 'Grünen' machten erneut deutlich, daß Fragen von Gesundheit und Krankheit einen hohen Stellenwert in der Bevölkerung haben und daß politische Aktivierung und damit auch Veränderung in vielen Bereichen möglich sind.
Bewegungen von Betroffenen waren einflußreich, weil sie in der Lage waren, den ökonomischen Nerv des Gesundheitssystems zu treffen: Die Frauenbewegung brachte neue Diskussionen und Veränderungen beispielsweise innerhalb der Gynäkologie (v.a. in der Geburtshilfe), Selbsthilfeorganisationen wie 'Kind im Krankenhaus' oder Behinderten- und Krüppelinitiativen, Betroffene der Institution Psychiatrie bewirkten eine Sensibilisierung bei vielen im Gesundheitssystem Tätigen und immerhin eine gewisse Verunsicherung bei Klinikchefs, Standesvertretern etc..
Nicht zuletzt haben natürlich auch kritische und auf der Seite der PatientINNen stehende Organisationen von Beschäftigten wie DGSP (Deutsche Gesellschaft für Soziale Psychiatrie), VDÄÄ (Verein demokratischer Ärztinnen und Ärzte), DGVT (Deutsche Gesellschaft für Verhaltenstherapie) uvm. ebenfalls dazu beigetragen, daß sich vieles in unserem Gesundheitssystem verändert hat. Allerdings mußten sie in diesem Prozeß auch lernen, daß ihr Engagement *für* andere Menschen solange an deren Interessen vorbeigeht, wie diese dabei übergangen bzw. außerhalb der Bewegung bleiben.
Natürlich wird es niemanden überraschen, daß von Anfang an die politische Reaktion alle Hebel und Einflußmöglichkeiten nutzte und ebenfalls sehr erfolgreich agierte. Besonders die reaktionären biologischen Psychiater fühlten sich nicht nur verständlicherweise sondern auch zurecht von den engagierten Studenten, Assistenten und fortschrittlichen Hochschullehrern bedroht und bremsten so gut sie konnten, versuchten aber auch dort, wo der Druck zu stark wurde, durch kontrollierte subtile Einflußnahme ihre Interessen durchzusetzen. Zuweilen konnten sie den Charakter ihrer Interessenvertretung nicht verschleiern und es wurde dann schlagartig (im wörtlichen Sinne von Schlagstöcken der Polizei) deutlich, daß sie im Notfall ihre Interessen auch mithilfe des sog. staatlichen Gewaltapparates durchsetzen ließen. Frankfurt hat in dieser Hinsicht eindrucksvolle Erfahrungen ermöglicht, die heute viel zu oft vergessen werden und die man jedem gutgläubigen Reformer ins Gedächtnis rufen sollte. Die erst jüngst wieder in Gang gekommene, bzw. von den Psychiatern angezettelte Diskussion um den Zusatztitel 'Psychotherapie' (man wollte eine Gebietsbezeichnung 'Psychotherapie' einführen, die dieses Gebiet allein den Psychiatern zugesprochen und damit den Zusatztitel quasi abgeschafft hätte) zeigt, wieviel Wachsam-

keit nach wie vor angebracht ist und wie sehr die konservativen Kräfte nach wie vor auf allen Ebenen agieren.

Beachtenswert ist, daß es auch innerhalb der psychosozialen Fächer von Anfang an heftige Auseinandersetzungen, Rivalität um Gebiete und Pfründe gab, daß es Tiefschläge, Leberhaken und höfliches gemeinsames Zähneblecken dort gab, wo es galt, äußere 'Feinde' zu beeindrucken. In der HPPS ('Hochschullehrerkonferenz Psychotherapie/Psychosomatik, Medizinische Psychologie und Medizinische Soziologie', die Organisation aller psychosozialen Fächer unmittelbar nach ihrer Verankerung in der Approbationsordnung) gab es Auseinandersetzungen, Intrigen und v.a. so viele grundsätzliche Differenzen, daß man sich bald auflöste und jedes Fach eine eigene Bundesorganisation gründete. Um den Charakter dieser Auseinandersetzungen bereits ganz am Anfang der Etablierung der Fächer zu beschreiben sei hier eine Anekdote eingeflochten: Einen Tag vor einer gemeinsamen Sitzung in Heidelberg hatte ausgerechnet der einladende Hochschullehrer (Bräutigam) in der FAZ eine zweiseitige 'Stellungnahme' (ein Pamphlet) gegen die Öffnung der Medizin für Psychologen veröffentlicht und damit gegen eine ganze Gruppe der anwesenden Mitglieder polemisiert. Die geringe Übereinstimmung der Vertreter der verschiedenen psychosozialen Fächer hat von Anfang an zu einer entscheidenden Schwächung ihrer nach außen hin ohnehin schwachen Position geführt.

Ein weiterer sozusagen hausgemachter Beitrag zur relativen politischen Isolierung einiger psychosozialer Fächer (Ausnahmen sind hier evtl. die Sexualwissenschaftler und auch die Medizinsoziologen) besteht in ihrer politischen Abstinenz, die eine konservative standespolitisch borniert Interessenvertretungspolitik zur Folge hat und selten gesamtgesellschaftliche Prozesse und die Interessen der PatientINNen innerhalb des Gesundheitssystems berücksichtigt . Beispielsweise hat die bundesdeutsche psychosomatische Fachgesellschaft DKPM (Deutsches Kollegium für Psychosomatische Medizin) bisher zu aktuellen politischen Fragen auch dann niemals Position bezogen, wenn es um eminent gesundheitsrelevante psychosomatische Fragen, wie z.B. die potentielle präventive Bedeutung von Arbeitszeitverkürzungen, Manteltarifverträgen, Bildschirmarbeit oder Nacht- und Schichtarbeit ging. Bei einer solchen Politik darf es dann nicht verwundern, daß große, gesellschaftlich wichtige Organisationen wie die Gewerkschaften oder die AOK wenig Anlaß sehen mit dem DKPM zusammenzuarbeiten. Die bundesdeutschen Psychosomatiker haben aus der gleichen borniert fachwissenschaftlichen Betrachtung heraus ganze Wissenschaftsgebiete völlig ausgegrenzt und

Nachbardisziplinen zugeschoben: Obgleich alle Psychosomatiker Arbeitsbedingungen als Ursache für psychosomatische Störungen ansehen, haben sie doch aufgrund ihres spezifischen Forschungs- und Therapieansatzes dieses Feld den Arbeitsmedizinern, Medizinsoziologen und Sozialmedizinern zugeschoben. Damit sind wesentliche aktuelle Fragestellungen wie z.B. die gesundheitlichen Auswirkungen von Bildschirmarbeit, die potentiell gesundheitsfördernde Rolle von Arbeitszeitverkürzung oder die psychischen Auswirkungen von Arbeitslosigkeit, die Folgen von vermehrter Sonntagsarbeit ausgeklammert und anderen Wissenschaftsgebieten überlassen.

Von kritischer Seite wird oft, z.T. zurecht die mehrheitlich psychoanalytische Orientierung für die unpolitische oder gar reaktionäre Haltung vieler Psychosomatiker verantwortlich gemacht. Man sollte aber sehen, daß die bei uns vorherrschende Form der Psychoanalyse (als Therapiemethode und Theorie) keineswegs die einzig mögliche ist. Vielmehr beklagen gerade fortschrittliche Psychoanalytiker, daß die Psychoanalyse ihre "Integration" in das medizinische Versorgungssystem und ihre Tolerierung durch den staatlichen Gesundheitsapparat mit dem Verzicht auf ihre gesellschaftskritische Fähigkeit bezahlt habe. Ihre Anerkennung als medizinische Behandlungsmethode setzte auch die Anerkennung der Neurose als Krankheit voraus, womit das psychoanalytische Arbeitsbündnis den Charakter des Arzt-Patient-Verhältnisses erhielt. Die Bereitschaft zur freiwilligen Selbstbeschränkung (Psychoanalyse ausschließlich als Therapiemethode) und Fokussierung der Theorie "auf Ich- und Selbst-Psychologie und Probleme der familialen Sozialisation" (Dahmer 1983, S. 30) gab es in der Psychoanalyse in Deutschland zwar schon seit den 30er Jahren. Die Geschichte der Psychoanalyse während des Faschismus zeigt dies eindrucksvoll. Daß dieses Verständnis von Psychoanalyse inzwischen zur Regel geworden ist und nonkonfor-mistische Analytiker, die sich zu sozialen und politischen Konflikten äußern, die Ausnahme sind, das ist u.a. eine Folge der außerordentlich rigiden einseitigen Ausbildung mit ihrer "medicozentristischen Selbstverharmlosung" (Lohmann 1983, S. 8). Mit der Beschränkung der Ausbildung auf Ärzte und Psychologen, der persönlichen Bewerberauswahl, der starren Hierarchie, der Ausübung von Macht und Kontrolle, der Erzeugung von Angst und Unaufrichtigkeit und der einseitigen Vermittlung von Therapietheorie und Behandlungstechniken werden Psychoanalytiker heute vor allem angepaßte apolitische Therapeuten, nicht jedoch "risikobereite Wahrheitssucher", "kritische Intellektuelle" oder "wahrheitsdurstige gesellschaftliche Exzentriker", wie es ihrem Wesen entspräche (vgl. 'Das

Unbehagen in der Psychoana-lyse' hrsg. von Lohmann 1983). Diese « wesentlichen » Bestimmungsmerkmale psychoanalytischer Tätigkeit verdeutlicht das folgende Zitat.
"Da alle jene Kräfte, die zur Einengung und Verzerrung individuellen Seelenlebens geführt haben, Ausdruck und Wirkung gesellschaftlicher Unterdrückung und Ursache des allgemeinen Unbehagens in der Kultur sind, üben Psychoanalytiker einen Beruf aus, der sie ständig in die Lage unerbittlicher Kritiker ihrer Gesellschaft bringt." (Parin u. Parin-Matthèy 1983, S. 21).
Gesellschaftskritische Psychoanalytiker wie Mitscherlich, Erdheim, Parin, Richter u.a. sind heute die Ausnahme. Das von ihnen geäußerte Unbehagen hat kaum Einfluß auf die institutionalisierte Psychoanalyse. Auch das von Mitscherlich gegründete Sigmund-Freud-Institut ist kaum noch als Stätte psychoanalytischer Aufklärung und Gesellschaftskritik zu bezeichnen, sondern hat sich nach seinem Ausscheiden mehr und mehr auf die ärztlich-therapeutische Ausbildung und den Nachweis ihrer therapeutischen Effektivität und Nützlichkeit konzentriert. Die Entwicklung der Psychoanalyse als Wissenschaft zur Erforschung des kulturellen, politischen und sozialen Lebens blieb dabei auf der Strecke (Brede 1983). In dem Maße, in dem sich die Psychoanalyse von politischen Fragen und anderen Wissenschaften entfernte, verlor sich auch das Interesse vieler Intellektueller und anderer Wissenschaftler an der Psychoanalyse (Dahmer 1983, S. 32). Mittlerweile sind die Psychoanalytiker "eine Gruppe von Outsidern, ohne wirkliche Macht... nicht nur abhängig von der staatlichen Gesetzgebung, etwa dem Recht zur Krankenbehandlung,... auch extrem verwundbar durch Verlust an Prestige und öffent-licher Anerkennung." (Parin und Parin-Matthèy 1983, S. 22).
Demnach ist also nicht die Psychoanalyse als Theorie, sondern die Gesellschaft der Analytiker mit ihren Institutionen selbst dafür verantwortlich zu machen, daß die medizinische Versorgung trotz ihrer Tätigkeit darin weitgehend unverändert naturwissenschaftlich orientiert geblieben und keineswegs von psychoanalytischem Denken und Handeln durchdrungen ist .Durch die spezifische und einseitige Ausbildung ist die einzige Fähigkeit die, in einer niedergelassenen Praxis PatientINNen nach dem klassischen Setting zu behandeln. Der medizinische Alltag in der Allgemeinpraxis oder im Krankenhaus ist für derart Ausgebildete eine das Setting störende Umgebung. Es ist daher nicht verwunderlich, wenn psychiatrische oder psychosomatische Kliniken, psychosoziale Beratungsstellen und sogar universitäre Psychotherapieabteilungen letztlich Durchlauferhitzer auf dem Weg zur Niederlassung sind. PsychoanalytikerINNEN arbeiten dennoch gerne als Supervisoren, Teamberater

oder Balintgruppenleiter, sie bilden vielfach andere Berufsgruppen (Theologen, Pädagogen, Psychologen, ÄrztINNeN im Rahmen psychotherapeutischer Weiterbildung etc.) aus, ohne selbst als PsychoanalytikerINNEN in den jeweiligen Praxisfeldern zu arbeiten. Sehr bedenklich ist aus dieser Sicht auch die Tatsache, daß die Weiterbildung zum Zusatztitel Psychotherapie bundesweit von Psychoanalytikern dominiert ist. Sie sind in den Vereinsvorständen, sie nehmen Prüfungen ab, sind in den Weiterbildungsausschüssen, sie machen die Aufnahmeinterviews, die Theorieveranstaltungen und Therapiesupervisionen, obgleich sie dies nicht gelernt und meist auch keine Praxiserfahrung darin haben, wie man niederfrequente und kurze (80 Stunden) Psychotherapien mit einem spezifischen, dafür geeigneten und daran besonders interessierten Klientel macht. Wie sollen ÄrztINNeN, die später als AllgemeinärztINNeN, GynäkologINNen, HautärztINNeN etc mit psychotherapeutischem Ansatz arbeiten wollen, dies ausgerechnet von Psychoanalytikern lernen, die dies weder gewollt noch versucht haben?
Die Vormachtstellung der Psychoanalyse gegenüber allen anderen Psychotherapierichtungen ist demnach kaum inhaltlich begründet, sondern eher Folge der konservativen Standespolitik ihrer Vertreter und deren konsequenter unkritischer Anpassung an das Medizinsystem.
Die vielen hier nur angedeuteten Entwicklungslinien der Psychosomatik sollten zeigen, daß das Fach bzw. die dort verantwortlich Tätigen nicht nur Opfer von Ausgrenzung aus der Medizin sind. Vielmehr haben sie erhebliches zu ihrer (gerade von ihnen selbst beklagten) Situation als Außenseiter beigetragen.
Wie stark die Medizin als Instrument sozialer Kontrolle auch auf die dort Tätigen wirkt, zeigen die Erfahrungen niedergelassener ArztINNeN (in diesem Band).
Andere Beispiele dafür, daß die Etablierung innerhalb des Systems gesundheitlicher Versorgung oft mit dem Verlust an gesellschaftskritischem und -veränderndem Potential erkauft werden muß, finden sich unter anderem in der Gemeindepsychologie (s. Keupp 1987), auf die wir etwas näher eingehen wollen. Die individualisierende, mit Krankheitsbegriffen operierende psychoanalytische Sichtweise psychosozialer Probleme ist der Gemeindepsychologie fremd. Sie versteht psychosoziale Probleme als individuelle Lösungsversuche im Zusammenhang mit Widersprüchen und Belastungen der alltäglichen Lebenswelt. Den beteiligten klinischen Psychologen geht es darum, die Begrenzung psychotherapeutischer Paradigmen auf das Individuum und die Vernachlässigung gesellschaftlicher Verursachungsbedingungen zu überwinden. Die Gemeindepsychologie ist ein Ergebnis der Teilnahme von Psychologen

an den sozialen Reformbewegungen der 60er und 70er Jahre und ihrem Bedürfnis, selbst verändernd tätig zu werden.

"Grundlegend für eine gemeindepsychologische Perspektive ist ein... Bewußtsein, das sich auf die Notwendigkeit eines tiefgreifenden gesellschaftlichen Wandels in den hochindustrialisierten spätkapitalistischen Gesellschaften bezieht, damit individuelles Leid reduziert und positive subjektive Entfaltungspotentiale unterstützt werden können" (Keupp 1987, S. 1983).

Ihre Identität entwickelt sich im Zusammenhang mit den sozialen Bewegungen, mit denen sie verbunden ist oder aus denen sie sich rekrutiert. Das ist heute vor allem die Frauen-, Ökologie-, Friedens- und Selbsthilfebewegung. Die Gemeindepsychologen verstehen sich wie die Gemeinde- und Sozialpsychiater als Teil einer kritischen Bewegung, die viele Professionen einschließt und grundlegende Umstrukturierungen zum Ziel hat. In Stichworten lassen sich diese Ziele wie folgt beschreiben: Chancengleichheit im Gesundheitswesen, Auflösung ausgrenzender Institutionen, gemeindenahe Versorgung, Dezentralisierung, Netzwerkförderung, Priorität ambulanter vor stationärer Behandlung, präventive Sozial- und Umweltpolitik, Deprofessionalisierung, Selbsthilfeförderung, Konsumentenkontrolle. Ein Teil dieser Ideen sind in staatlichen Modernisierungsprogrammen aufgegangen, z. B. dem Modellprogramm zur psychiatrischen Versorgung, Programmen zur Integration Behinderter oder zur Förderung von Selbsthilfe. Ein anderer Teil der Bewegung hat seinen kritischen Standpunkt gegenüber der psychosozialen Praxis beibehalten. Er sieht seine Aufgabe in der kritischen Evaluation der realen Anwendung von psychologischen Wissensbeständen im gesellschaftlichen Alltag und in der Reflektion der Bedingungen, Formen und Konsequenzen professioneller psychosozialer Hilfen. Dazu gehört die Analyse des Psychomarktes ebenso wie die Analyse der "Verberuflichungsprozesse von Helfern" (Keupp 1987, S. 197), und der spezifischen Helferkrisen - jeweils auf dem Hintergrund der aktuellen gesellschaftlichen Entwicklung. Ein Ergebnis dieser Analysen ist der Nachweis der Doppelfunktion aller psychosozialen Institutionen und Berufe: Hilfe leisten und Kontrolle ausüben. Um diesen Kontrollaspekt nicht unbemerkt zu stark werden zu lassen (und damit die Abhängigkeit der Betroffenen von professionellen Helfern) unterstützen gemeindepsychologische Ansätze "Prozesse der aktiven Selbstorganisation von Betroffenen" (ebenda S. 200), versuchen die Bedingungen und Chancen hierfür zu verbessern, insbesondere seitdem sichtbar geworden ist, daß auch die Chancen zur Selbsthilfe in unserer Gesellschaft sozial höchst un-

gleich verteilt sind. Uns erscheint der Verweis auf gemeindepsychologische und gemeindenahe Ansätze aus drei Gründen wichtig:
1. zeigt (auch) ihre Geschichte, daß dort, wo sich diese Ansätze im staatlichen Gesundheitssystem etablieren konnten - ähnlich wie bei der Psychoanalyse - viel von ihrem selbst- und gesellschafskritischen Potential verlorenging und die Distanz zu den Interessen der Betroffenen zunahm.
2. kommen von hier - nicht fachwissenschaftlich verkürzte, sondern interdisziplinär gebildete Analysen und Kriterien zur Beurteilung der Qualität psychosozialer Tätigkeit. Ihre VertreterINNEN arbeiten in den verschiedensten Organisationen (z.B. DGVT, DGSP, VDÄÄ, Gesundheitsläden, Gewerkschaften, Parteien) und sind aktiv lernend in gesellschaftlichen und sozialen Bewegungen tätig. Psychosoziale Praxis wird dadurch nicht nur nach den individuellen Folgen für die Betroffenen beurteilt, sondern auch nach den allgemeinen.
3. bilden sie den Nährboden für umfassende präventive Programme zur "Förderung der Gesundheit für Alle", die von der Weltgesundheitsorganisation koordiniert und gefördert und auch bei uns modellhaft realisiert werden, z.B. im Projekt der "Healthy Cities" (vgl. Hildebrandt & v.Trojan 1987). Durch diese Projekte wird einmal mehr deutlich, wie gering der Beitrag traditioneller medizinisch-therapeutischer Institutionen für die Wiederherstellung, Erhaltung und Förderung von Gesundheit ist, und daß "Krankheit ohne Politik nicht heilbar ist" (Deppe 1987).

Übertragen auf unsere Situation und therapeutische Arbeit im Medizinsystem bedeutet das, zunächst eine Suchhaltung einzunehmen und Fragen zu stellen.
Statt uns mit der institutionellen Absicherung unserer Arbeit zu begnügen und in gut ausgestatteten Kliniken, Praxen, Beratungsstellen oder dUniversitätsabteilungen Kenntnisse und Fähigkeiten zu erweitern und das selbstgewählte Abseits womöglich noch zu etwas Besonderem, Exklusivem hochzustilisieren, müssen wir den Blick wieder mehr auf den medizinischen Alltag und die Lebenswelt von PatientINNen richten. Als kritische Intellektuelle haben wir die Aufgabe, über den Tellerrand zu blicken und unsere Tätigkeit von jenen beurteilen zu lassen, denen wir nutzen wollen. Die Zufriedenheit einzelner PatientINNen kann dabei kein ausreichendes Kriterium sein. Vielmehr müssen wir auch nach unserem Beitrag zur Gesundheit aller fragen und die Zusammenarbeit mit den sozialen und gesundheitspolitischen Gruppen suchen, die dieses

Ziel haben und gegen krankmachende Lebensbedingungen und für eine psychosoziale Medizin kämpfen. Zur Entwicklung von Psychosomatik und psychosozialer Medizin können wir umso mehr beitragen, je mehr wir unsere professionelle Tätigkeit in der Medizin mit der in sozialen Bewegungen verbinden lernen und uns durch diese kontrollieren lassen.

LITERATUR

Angermeyer M C & Rohde I.I. (1987)
    Zur Ökologie der psychotherapeutischen Versorgung in der BRD. In: Psychotherapie, Psychosomatik, Medizinische Psychologie 37, 5, S. 161-164
Beese F (Hrsg.) (1978)
    Stationäre Psychotherapie. Göttingen
Brede K (1983)
    Psychoanalyse zwischen Therapie und Wissenschaft. In: Lohmann (1983),
Dahmer H (1983)
    Die eingeschüchterte Psychoanalyse. Aufgaben eines psychoanalytischen Forschungsinstituts heute. In: Lohmann (1983)
Deppe H-U (1987)
    Krankheit ist ohne Politik nicht heilbar. Suhrkamp Ffm
Deppe H-U (1973)
    Medizin und gesellschaftlicher Fortschritt. Köln
Deter H (1986)
    Ansätze integrativer Psychosomatik in der Medizinischen Klinik.
    In: Praxis der Psychotherapie und Psychosomatik 31: 96-106
Engelhardt K et al. (1973)
    Kranke im Krankenhaus. Thieme, Stuttgart
Ernst A & Füller I (1988)
    Schlucken und Schweigen. Wie Arzneimittel Frauen zerstören können.
    Kiepenheuer & Witsch Köln
Franke A (1981)
    Psychosomatische Störungen: Theorien und Versorgung. Stuttgart
Hahn P (1979)
    Ergebnisse für die Medizin. Anhang Seite 1029-1040. Die Psychologie des 20.Jahrhunderts, Bd. IX. Kindler
Hau Th F et al. (1972)
    Fünf Jahre klinische Psychotherapie und Psychosomatik. Freiburg
Heigl F & Neun H (Hrsg.) (1981)
    Psychotherapie im Krankenhaus - Behandlungskonzepte in der stationären Psychotherapie. Göttingen
Heim E (1986)
    Medizinsoziologische Aspekte der Krankheit, in: Heim, E. und Willi, J.:Psychosoziale Medizin in Klinik und Praxis, Springer, Berlin - Heidelberg 1986, S. 278 - 342
Hildebrandt H & v.Trojan A (1987)
    Gesündere Städte - Kommunale Gesundheitsförderung. Hamburg

Horn K (1985)
: Gesundheitserziehung: Grenzen individueller Problemlösungsstrategien. Teil 1 und 2. in: Mabuse 35 und 37

Huber E (1987)
: Gemeinschaftliche Gesundheitssicherung als realistische Utopie. In: Bergold J et al.: Veränderter Alltag und klinische Psychologie. DGVT, Tübingen

Joraschky P & Köhle K (1986)
: Psychosomatische Konsultations- und Liaisondienste.
: In: v.Uexküll Th (Hrsg.) Psychosomatische Medizin. Urban und Schwarzenberg. München

Keupp H (1987)
: Psychosoziale Praxis im gesellschaftlichen Umbruch. Psychiatrie Verlag Bonn

Krause C (1984)
: Psychopharmaka. Exemplarische Analyse ihrer Verordnungspraxis in der BRD. Dissertation. Düsseldorf

Künsebeck H W; Lempa W; Freyberger H (Hrsg.)(1984)
: Häufigkeit psychischer Störungen bei nicht-psychiatrischen Klinikpatienten. In: Deutsche Medizinische Wochenschrift 109: 1438-1442

Köhle K; Simons C; Böck D; Grauhan A (Hrsg.)(1980)
: Angewandte Psychosomatik. Die internistisch-psychosomatische Krankenstation. - Ein Werkstattbericht. Editiones <Roche>

Lohmann H M (1983)
: Das Unbehagen in der Psychoanalyse. Eine Streitschrift. Frankfurt

Lüth P (1974)
: Sprechende und stumme Medizin. Frankfurt

Meiner E (1987)
: Beruhigungsmittel in der ärztlichen Praxis, in: Dt. Ärzteblatt 84, 33, S. 921-924

Mentzel G (Hrsg.)(1981)
: Die psychosomatische Kurklinik. Göttingen

Neun H (Hrsg.)(1987)
: Psychosomatische Einrichtungen. Was sie (anders) machen und wie man sie finden kann. Vandenhoeck & Ruprecht Göttingen

Overbeck G (1984)
: Krankheit als Anpassung. Der sozio-psychosomatische Zirkel. Frankfurt

Parin P & Parin-Matthèy G (1983)
: Das obligat unglückliche Verhältnis der Psychoanalytiker zur Macht.
: In: Lohmann (1983)

Raspe H H (1977)
: Informationsbedürfnisse der Patienten. Aufklärungsintention von Ärzten im Akutkrankenhaus. In: Med. Welt 28

Rudolf G et al. (1988)
: Die Berliner Psychotherapiestudie, in: Zeitschrift für Psychosomatische Medizin und Psychoanalyse, 1/1988, S. 2ff

Sapper H & Schimke H (1987)
: Katamnese von Konsiliarpatienten der Abteilung für Psychotherapie und Psychosomatik im Klinikum der J. W. Goethe-Universität Frankfurt.
: Überprüfung der Wirkung von psychosomatischen Konsiliargesprächen. Diplomarbeit Braunschweig

Schepank H (1987)
: Die stationäre Psychotherapie in der Bundesrepublik Deutschland. Soziokulturelle Determinanten, Entwicklungsstufen und Ist-Zustand, internationaler Vergleich.
: in: Zeitschr. f. Psychosomatische Medizin und Psychoanalyse 33, 4

Schofield W (1964)
: zit. nach Rudolf et al 1988

Schüffel W (1973)
    Psychosomatic Medicine. III: Patients of the Psychosomatic Consultant. in:
    Psychotherapy and Psychosomatics 22: 192-195
Siegrist J (1978)
    Arbeit und Interaktion im Krankenhaus. Stuttgart
Stefanos S (1973)
    Analytisch-psychosomatische Therapie. In: Jahrbuch der Psychoanalyse,
    Beiheft Nr. 1
Stössel J P (1984)
    Wenn Pillen allein nicht helfen. Erfahrungen mit der psychosomatischen
    Medizin. Droemer München
Tucket D (1978) (nach HEIM 198)6
    An introduction in medical sociology, Tavistock, London
v.Grünberg H-W (1985)
    Das psychotherapeutische Gespräch in der Sprechstunde des Hausarztes. In:
    Deutsches Ärzteblatt 10: 666-670
v.Troschke J (1974)
    Das Kind als Patient im Krankenhaus. München
v.Uexküll Th & Wesiak W (1988)
    Theorie der Humanmedizin. Grundlagen ärztlichen Denkens und Handelns.
    Urban & Schwarzenberg, München
v.Uexküll Th (1984)
    Das Deutsche Kollegium für Psychosomatische Medizin. In: Praxis der
    Psychotherapie und Psychosomatik 29: 4
v.Uexküll Th (Hrsg.)(1981)
    Integrierte Psychosomatische Medizin. Modelle in Praxis und Klinik.
    Schattauer, Stuttgart
Volkholz V et al. (1974)
    Analyse des Gesundheitssystems. München
Wirsching M (1984)
    Der Psychotherapeut im Konsiliardienst.
    In: Scheer J W; Brähler E (Hrsg.) Ärztliche Maßnahmen aus psychologischer
    Sicht - Beiträge zur medizinischen Psychologie. Springer. Berlin
Wittchen H.-U. & Fichter M. (1980)
    Psychotherapie in der BRD, Beltz, Weinheim und Basel

ZUR FUNKTION DER KRANKHEIT FÜR DIE GESUNDHEIT

G. Overbeck

Zu Beginn dieser Veranstaltungsreihe wurde von den beiden Initiatoren Frau Krause-Girth und Herrn Jordan über "Medizin als Anpassung" referiert ('Medizin als Anpassung - Zur gesellschaftlichen Organisierung psychosozialen Elends in der Medizin'). Die Medizin als Institution wurde untersucht, ihr konservativer systemstabilisierender Effekt, ihre Umleitungsfunktion, ihre Handlangerdienste für wirtschaftliche und gesellschaftliche Interessen, demzufolge ihre Ineffektivität, das Vorbeihandeln an den eigentlichen Ursachen, die im sozialen und seelischen Bereich liegen. Für die sozialen Krankheitsursachen wurden gesundheitspolitische Maßnahmen gefordert. Das ist plausibel, zumal zum Beispiel die heutige höhere Lebenserwartung weniger auf eine bessere Medizin als auf bessere Hygiene, bessere Arbeitsbedingungen, bessere Ernährung, mehr Freizeit, höheren Lebensstandard usw. zurückzuführen ist. Für die seelischen Krankheitsursachen wurden eine bessere psychotherapeutische Ausbildung der Ärzte, die Integration der Psychologie in die Medizin, mehr psychosomatische Kliniken gefordert. Es wurde über organisatorische Möglichkeiten, über Veränderungen des Kassenrechts und über die Widerstände in der Medizin nachgedacht. In einem Satz wurde so nebenbei erwähnt, daß sich die Patienten auch möglicherweise an diesem Widerstand beteiligen können. Dazu kann ich nur sagen, mit Recht! Eine psychosomatische Krankheit kann eine ganz hervorragende Sache sein, die man mit Zähnen und Klauen verteidigen muß. Ich stelle mich heute abend gerne als Advokat der Betroffenen mit einem Plädoyer für die psychosomatische Krankheit zur Verfügung.

Die Umlenkung psychosozialen Elends in körperliche Beschwerden ist ja genau das, was die psychosomatische Krankheit für die Patienten so attraktiv und unentbehrlich macht. Psychosomatische Krankheit ist medizin- und gesellschaftskonform. Psychisch empfundene Spannungszustände wie Angst, Unruhe oder Unlust gehen fast immer ohne feste Grenzen in körperliche Beschwerden über. Wenn die seelischen Komponenten verdrängt oder einfach nicht mitgeteilt werden, bleiben nur die sogenannten funktionellen Störungen übrig, mit denen sich die Patienten präsentieren. Sie stellen sich damit auf den geltenden organischen Krankheitsbegriff ein. Die larvierte Depression ist das bekannteste Beispiel dafür, wie Patienten einen arztgerechten Beschwerdekomplex anbieten, der sich auf das Bezugssystem der modernen technischen Medizin und der somatisch orientierten Ärzte ausrichtet. Die somatischen Masken sind Herzbeschwerden, Magen- und Darmstörungen, Schlafstörungen, etc., dahinter verbergen sich Angst, Depression, Zwangserscheinungen. Nun, werden Sie sagen, da haben wir es ja, die Patienten wollen ernst genommen werden, deswegen müssen sie sich so verhalten. Das ist zwar sicher richtig, aber nur die halbe Wahrheit. Die Patienten selbst haben ein großes Interesse daran, die wahren Ursachen vor *sich* und anderen zu verbergen, sich mit körperlichen Untersuchungen abzulenken, zu b e r u h i g e n , sich über körpermedizinische Diagnosen seelischen und sozialen Frieden zu erkaufen, und greifen dabei gerne auf das Angebot der institutionalisierten Abwehr zurück. Das wird besonders dann deutlich, wenn die Symptome nicht so diffus wie z.B. bei der sogenannten vegetativen Dystonie, sondern interaktionsspezifischer sind. So sind oft Durchfall, Schnupfen, Angina, Herzbeschwerden, Magenkrämpfe, Krankheiten, die nicht zufällig gerade an diesen Organen stattfinden. Sie sind Organsprachen, die sowohl der Selbsterfahrung und -erkenntnis des Patienten, wie auch seiner *indirekten Kommunikation* mit anderen Menschen dienen können. Die Fülle der sprachlichen Redewendungen zeigt bereits, daß diese Hinweise auch verstanden werden können, wenn man sagt, daß z.B. jemand etwas auf den Magen geschlagen ist, daß einer hat viel runterschlucken müssen, jemanden das Herz aus dem Leibe gerissen wird, oder jemand die Nase oder die Hosen voll hat usw. Ich betone, indirekte Kommunikation, weil hier ein geheimes Einverständnis darüber besteht, daß die eigentlichen Krankheitsursachen zwar angedeutet, aber nicht angesprochen werden sollen. Es wird ein Berührungstabu, zumindest auf Zeit, vereinbart.

Schließlich kann der Mensch seine Organe für Kommunikationszwecke noch in weit größerem Umfang einsetzen, als dies durch die biologische Funktion diese Organe, ihre Entwicklungsgeschichte und ihre sozialen Verknüpfungen vorgegeben und dadurch allgemein verständlich ist (wie Hautkontakt und Abgrenzung, Magen und Darm, Aufnehmen und Ausstoßen etc.). Solche psychosomatischen Symptombildungen sind eher persönlich einzigartig, vom Patienten selbst für eine bestimmte Lebenssituation erfunden. Deren Sinn wird allerdings erst aus psychotherapeutischen Behandlungen, Träumen, Fehlleistungen u.a. erschließbar, gerade weil es sich um eine einmalige kreative Symptombildung handelt.

Dazu ein *Beispiel*: Eine einseitige Wangenröte bei einer Patientin aus der Dermatologie ließ sich nach längerer Behandlungszeit wie folgt erklären: Die Patientin hatte in geselliger Runde, in der über Handarbeiten gesprochen wurde, erklärt, sie häkele am liebsten, aber es sei schon zwanghaft. Was sie besonders fasziniere, sei, daß man um ein Loch herum anfange, je weiter und größer das Deckchen werde, desto weniger interessiere es sie. Das schallende Gelächter, das wegen dieser Bemerkung ausgebrochen sei, habe sie plötzlich tief beschämt, es sei wie ein Schlag ins Gesicht gewesen. Der Zweck dieser Symptombildung wurde damit ebenfalls schlagartig deutlich. Das beschämende Ereignis hatte die Patientin zwar völlig vergessen können, aber die körperliche Reminiszenz dieser unverarbeiteten Geschichte war geblieben.

Zu den wichtigsten Funktionen der psychosomatischen Krankheit gehört daher der Versuch zur *Konfliktlösung*. Durch das Krankwerden wird fast immer *intrapsychische* Konfliktfreiheit erreicht, und das sollte man nicht vergessen, wenn man solche Patienten behandeln will. Manche Symptome sind Kompromißbildungen zwischen phantasierter Triebbefriedigung und Strafbedürfnissen, wie häufig bei psychogenen Lähmungen und Schmerzpatienten anzutreffen. In anderen Symptomen werden eher Angst-, Scham- und Schuldgefühle abgewehrt. Eine plötzliche Herzsymptomatik kann z.B. die Trennungsangst durch Bindung an das Herz verdecken, eine Diarrhoe verschleiert die parasitären Wünsche durch symbolische Wiedergutmachung. Sexuelle und aggressive Inhalte, Konflikte aus allen Entwicklungsphasen des Menschen können in einer psychosomatischen Krankheit eine vorübergehende Lösung finden. Nicht zu unterschätzen ist dabei die zusätzliche Konfliktfreiheit auf der *psychosozialen* Ebene im allgemeinen und in der Familie im besonderen. Die Krankheit eines Familienmitglieds verschleiert oft die eigentlichen intrafamiliären Konflikte und erhält dadurch die Elternbeziehung oder das ganze Familiensystem, wie wir es aus der Familienforschung bei der Magersucht, der Colitis ulcerosa, dem Asthma bronchiale usw. wissen.

Schließlich möchte ich noch auf eine weitere Funktion der psychosomatischen Krankheit hinweisen, auf den *Schutz des Selbst* (BECK 1982), die Aufrechterhaltung der narzißtischen Homöostase. Psychosomatische Krankheiten entstehen zunächst oft durch Kränkung, das heißt, eine Unverträglichkeit eines Erlebnisses mit der eigenen Selbstvorstellung. Körperliche Verletzungen und Alterserscheinungen können bei manchen Menschen den Traum von Unversehrbarkeit und ewiger Jugend so erschüttern, daß sie darüber krank werden. Die Midlife-crisis mit dem Erleben nachlassender geistiger und körperlicher Kräfte ist vielleicht dafür das bekannteste Beispiel. In der Krankheitsphase nun werden die Wunden geleckt, die Selbstvorstellungen reorganisiert und, wenn es glückt, realitätsangemessen auf neue Werte und die neue Lebenssituation eingetellt. Ein weniger normaler Vorgang findet sich bei vielen konversionshysterischen Symptomen. Die unerträgliche Vorstellung wird hier durch Veränderung der Selbstrepräsentanz mit Hilfe des Symptoms abgewehrt (MENTZOS 1982). Als einfaches Beispiel sei ein Patient mit einer psychogenen Fingerlähmung genannt. Er sagte: "Ich, mit der gelähmten Hand muß leider mein Musikstudium abbrechen". Die Hand schützte ihn vor der Selbsterkenntnis seiner Mittelmäßigkeit und des fehlenden musischen Talents.

Psychosomatische Krankheiten können auch noch in anderer Weise der Aufrechterhaltung des Selbst dienen. Bei den allergischen Erkrankungen z.B., wie Asthma und der Neurodermitis, wird das Selbst quasi physiologisch gerettet. Die Abwehrreaktion der Haut oder der Bronchien wehrt psychisch zugleich die gefürchtete (und gewünschte) Verschmelzung mit dem Objekt ab, sie bindet die psychische Angst vor Selbstverlust im körperlichen Krankheitserleben. Eine ähnliche Funktion kommt auch häufig dem Schmerz zu. Bei vielen Patienten, wie z.B. bei der Migräne, wird das manische Auseinanderfliegen der Persönlichkeit oder das bodenlose depressive Absinken durch heftige Schmerzerlebnisse gebremst. Theoretisch könnte man sagen, daß das fragmentierte Selbst durch die Schmerzerfahrung des Körpers wieder Kohaerenz findet (BECK 1982). Ähnliche Aspekte finden sich bei der Hypochondrie, bei der sich unbegründete Befürchtungen einstellen. Man könnte sagen, daß diese Patienten ihre Depression durch ein negatives Körperselbst abwehren. Sie verschieben ihre psychische Insuffizienz und Angst auf den Körper und versuchen, dort mit Hilfe von Ärzten durch das Entdecken von Krankheitsursachen eine Beruhigung und Stabilisierung zu erfahren. Schließlich möchte ich noch die Magersucht erwähnen, bei der eine schwere Identitätsstörung durch Regression auf ein Größenselbst aufgefangen wird. Die wahnhafte Unabhängigkeit von Nahrung und Bezugspersonen, die völlige Autarkie, die Pseudoidentität als Hungerkünstler ist ein gewaltiger Abwehrversuch gegen Insuffizienzgefühle, völlige Unsicherheit und Abhängigkeit.

Nun, Sie werden sagen, schön und gut, das alles macht den verborgenen Sinn der psychosomatischen Krankheit aus und bedingt entsprechende Widerstände auf Seiten des Patienten, aber Sie sprechen ja sogar von Konfliktlösung, von Selbstschutz und wie im Titel angekündigt sogar von gesundheitserhaltender Funktion. Das Letztere bin ich noch ein bißchen schuldig, es ist die *psychoökonomische* Funktion der psychosomatischen Krankheit. Psychosomatische Krankheiten treten in Krisen auf, die den Menschen augenblicklich überfordern. Sie geben erst einmal einen Aufschub, der gleichzeitig auch Möglichkeiten der Neuorientierung verschafft, ja oft bringen sie erst den eigentlichen Anstoß zur bewußten Wahrnehmung von Konflikten und deren weiterer Bearbeitung. Krankheit bekommt den Sinn eines Moratoriums (MITSCHERLICH 1964), schafft einen sozial gesicherten Schutzraum, innerhalb dessen neue realitätsgerechtere Lösungen vorbereitet werden können. Es ist das entwicklungspsychologische Prinzip der Regression im Dienste des Ichs, des "reculer pour mieux sauter".

Dazu ein *Beispiel* von Kafka aus einem Briefwechsel an Max Brodt:
"Manchmal scheint es mir, Gehirn und Lunge hätten sich ohne mein Wissen verständigt. So geht es nicht weiter, hat das Hirn gesagt, und nach 5 Jahren hat sich die Lunge bereit erklärt zu helfen".
Zwei Tage bevor Kafka seine Verlobung nach langem Ringen und Leiden endgültig löste, hatte er einen Blutsturz (Lungenblutung). Nach diesem schweren körperlichen Krankheitsereignis fühlte Kafka sich seelisch erleichtert.

Diese psychohygienische Funktion, die Entlastung von unerträglicher psychischer Spannung, findet sich auch als Wechsel von psychotischen Schüben mit körperlichen Erkrankungsphasen wie etwa bei der Colitis ulcerosa (SPIEGELBERG 1970) und der Tuberkulose (BECK 1982). Ferner gibt es alternierende Verläufe bei vielen psychosomatischen Krankheiten, wie Asthma, Magengeschwür, Migräne, Magersucht, Fettsucht mit schweren Depressionen. Psychosomatische Krankheit kann auch im Hinblick auf schwere körperliche Folgeschäden einen energiesparenden Effekt haben. Die diplomatische Krankheit, das Nehmen der jährlichen Grippe, erlauben jedenfalls immer wieder regressive Entspannungsphasen, die langfristig günstiger sind, als die Krankheit "nicht krank sein zu können", an deren Ende oft der Herzinfarkt oder der plötzliche Tod steht. In diesem Zusammenhang sei auch erwähnt, daß der herzneurotische Patient im Unterschied zum Infarktpatienten und auch zur Normalbevölkerung eine überdurchschnittlich hohe Lebenserwartung hat, obwohl er freilich sein ganzes Leben lang fürchtet, an einem Infarkt zu sterben. Der psychoökonomische Effekt der psychosomatischen Krankheit ist jedenfalls nicht zu unterschätzen, so daß man in einigen Fällen sicher mit Recht sagen könnte, daß psychosomatische Krankheit gesund erhält - oder wenigstens ein langes Leben garantiert. Gestatten Sie mir dazu noch einige Bemerkungen zum *Magengeschwür*. Das Magengeschwür ist ja bei Männern überaus häufig (10% der Bevölkerung), tritt aber oft nur situationsgebunden einmal bis zweimal im Leben auf, nur bei 30% wird es chronisch und auch dann verschwindet es bei Spontanverläufen etwa nach cirka 8 bis 10 Jahren. Nur von den wiederholt stationär aufgenommenen Patienten weiß man, daß nach 10 Jahren immerhin noch die Hälfte Beschwerden und Komplikationen hat. Bis auf diese hartnäckigen Fälle, die psychisch am schwersten gestört, mit den meisten körperlichen Ulcuskomplikationen behaftet, über den Daumen gepeilt etwa 15% der Ulcuskranken ausmachen, haben die anderen Ulcuskranken mit intermittierenden Krankheitsphasen ihr Leben so weit bewältigt, daß sie nun beschwerdefrei sind. Und ich möchte sagen, mit *Hilfe* der Ulcusrezidive bewältigt, die ihnen in Krisen der mittleren Lebensphase, ob nun beruflich oder familiär ausgelöst, Rückzug, Verschnaufpause, Verarbeitung von Kränkung usw. ermöglichen. Bei vielen Patienten ist das rezidivierende Ulcus über Jahre ein psychohygienischer Regulator. Es verschafft zweimal pro Jahr die verdiente, aber selbst nicht anderweitig zugestandene Erholungsphase. Wer weiß, wieviele ehrgeizige Ulcuspatienten sich ständig überfordern, mag verstehen, daß hier manchmal der Körper weiser sein kann als der Kopf. Der primäre, neurotische Krankheitsgewinn fällt mit dem sekundären zusammen: der Erfüllung passiver Versorgungswünsche in der Krankheitsphase. Es sind die glücklichsten, dankbarsten Patienten im Krankenhaus (CREMERIUS 1971). Der Internist oder Hausarzt ist nach wie vor der beste Psychotherapeut für Ulcuspatienten, indem er ihnen auf legitime Weise orale Befriedigung für einen begrenzten Zeitraum verschafft. Danach können sie die Versorgung nicht mehr ertragen, springen auf die Füße, werden wieder leistungsbesessen. Wir haben sie deswegen die "Stehaufmännchen" genannt. Treten keine Ulcuskomplikationen auf, kann das über Jahre gut gehen, bis sich eine andere Form der Anpassung an die Lebensumstände entwickelt hat oder letztere sich selbst verändert haben. Kein Wunder daher auch, daß wir von diesen Patienten in Psychotherapeutisch-psychosomatischen Ambulanzen fast nichts sehen. Die klassischste aller psychosomatischen Krankheiten, die psychophysiologisch und psychodiagnostisch am besten untersuchte spielt in der Psychotherapie überhaupt keine Rolle (VON RAD u. SENF 1986). Wir haben in über 10 Jahren Ulcuspatienten fast nur im Rahmen gemeinsamer wissenschaftlicher Untersuchungen zur Behandlung bekommen, davon brachen fast alle nach kurzer Zeit wieder ab. Meine Hypothese: Die Vorteile, die die Krankheitsphasen den Patienten verschaffen, sind, unbewußt freilich, zu wichtig für die psychosoziale Organisation ihrer Lebenssituation, der Gewinn, das Ausmaß an direkter Befriedigung zu hoch, als daß das aufgegeben werden könnte. Vielen Patienten gelingt es schließlich auch via Krankheit ihre Lebenssituation nachhaltig so zu verändern und zu verbessern, daß sich dann auch das Ulcus von selbst erübrigen kann.

Ich hoffe gezeigt zu haben, welch vielfältige Anpassungsleistungen durch psychosomatische Krankheit erbracht werden können. Ohne jetzt gleich in eine romantische Verklärung der Krankheit oder eine Mystifizierung zu verfallen, gestehe ich doch, daß ich ihre Originalität bewundern muß. Jedenfalls wollte ich damit deutlich machen, daß man psychosomatische Krankheiten nicht zu vorschnell in die Nähe psychischer Defekte und hilfloser Versagensmuster rücken sollte, wie das allzuschnell geschieht und in den letzten Jahren durch die Alexithymiediskussion noch besonders gefördert wurde. Natürlich habe ich bisher eine positive Auswahl von produktiven *Krankheiten* genannt, das heißt, Krankheiten die etwas Neues hervorbringen, potentiell nach vorne führen können, zumindest vorübergehend beste Lösungen sind (vgl. OVERBECK 1984). Von den Symptombildungsprozessen her handelt es sich um konversionsneurotische Störungen und hypochrondrische Beschwerden, um körperliche Krankheitserscheinungen, die als Organmodi zu verstehen sind, um Folgen von Verhaltensstörungen und befristeter psychosomatischer Regressionen.
Ihr gemeinsames Merkmal ist, daß die Beteiligung des *Ichs* an der Symptombildung in mehr oder minder großem Ausmaß erkennbar ist. Dementsprechend sind auch die Persönlichkeitsstörungen begrenzt, das Ich mehr oder minder neurotisch eingeengt, die Selbstentwicklung nicht so schwer beeinträchtigt.

Das kann bei anderen Patienten und/oder anderen Krankheitsformen - und damit komme ich zur *Relativierung* meiner Aussagen - auch ganz anders sein und hierauf beziehen sich zum großen Teil ja auch die Befunde der Alexithymie und Pensee operatoire. Es gibt Krankheitsformen, die man eher als *reaktive* Krankheiten bezeichnen könnte, weil sie dem Einflußbereich des Ichs weitgehend entzogen sind und bloßen körperlichen Reaktionsmustern entsprechen. Das kann einmal der Fall sein, wenn das psychosomatische Simultangeschehen zerrissen ist, körperliche Prozesse infolge eines Defektautomatismus nach eigenen Gesetzen weiter laufen. Das ist zum Beispiel plausibel beim Krebs, aber auch bei chronisch gewordenen körperlichen Prozessen, wie den Veränderungen bei der Colitis oder dem Asthma bronchiale, Endzuständen, die im Zirkel von Autoimmunprozessen stehen, obwohl man auch hier gewisse Einschränkungen machen muß, weil die Krankheitsverläufe durchaus nicht unabhängig von seelischem Befinden zu sehen sind. Es kann sich bei solchen reaktiven Krankheiten aber auch um die körperlichen Folgen seelischer Verhaltensstörungen, um stumme Krankheiten handeln. So ist z.B. der Herzinfarkt, bei dem das Risiko-Typ-A-Verhalten eine wichtige Rolle spielt, als körperliche Folgeerscheinung eines komplexen multifaktoriellen Geschehens anzusehen, nicht aber unter den motivationspsychologischen Gesichtspunkten einer unbewußten Organwahl, wie etwa bei der Herzneurose. Das gleiche gilt im übrigen für alle Organläsionen bei psychosomatischen Krankheiten. Die Ulcera, die entzündlichen Prozesse selbst sind nicht symbolisch interpretierbar (z.B. als Biß in die Magenschleimhaut oder als Weinen des Darms), sondern somatische Folgen einer allerdings möglicherweise vorausgegangenen psychisch gesteuerten körperlichen Dysfunktion.

In solchen "Fällen" entsprechen die körperlichen Störungen beim kranken Erwachsenen frühen diffusen somatischen Entlastungsmustern, festgelegten psychophysiologischen Reaktionen, die wenig von einem Versuch differenzierter Konfliktbearbeitung erkennen lassen. Es sind frühkindliche Äquivalente bestimmter Affekte von Angst, Hilflosigkeit, Hoffnungslosigkeit, ohne daß die psychische Seite dieser Affekte allerdings wahrgenommen wird. Diese Form von seelisch-körperlicher Diskontinuität äußert sich z.B. in dem habituellen Somatisieren von Patienten mit verschiedensten aufeinanderfolgenden Krankheiten, äußert sich in Koordinationsstörungen mit entsprechenden Unfallhäufigkeiten, in diffusen vegetativen Reaktionen, wie z.B. in hohem Fieber. Bei diesen Patienten können Spannungen generell verbal kaum in Suspension gehalten werden, sie drängen auf motorisch-vegetative Abfuhr, können nicht desomatisiert psychisch aufgefangen und bearbeitet werden. Diese Unfähigkeit kann sich aber auch nur auf bestimmte Konfliktbereiche, sogenannte psychosomatische Sektoren beziehen, die bei früheren Entwicklungsstörungen entstanden sind. Treten später ähnliche Konflikte auf, dann können sie nicht mit entsprechenden psychischen Mechanismen bearbeitet werden, sondern reakivieren nur die Reminiszenzen der frühen körperlichen Korrelate. Dadurch wird auch die Leere, die Phantasielosigkeit, die Beziehungslosigkeit der Patienten, also die Pensee operatoire oder die Alexithymie verständlich, weil ihnen ihr Konflikt-Symptom-Kontext nicht zugänglich ist. Von der Symptombildung her handelt es sich um psychophysiologische Streßmuster, um archaische Körperreaktionen, um psychosomatische Fixierungssysteme und Konditionierungen.

Bei den produktiven Krankheiten hatten wir gesehen, daß sie mit einer Vielfalt von adaptiven Schutzfunktionen einhergehen, das gilt für diese reaktiven Krankheiten in verminderter Form auch. Ihnen kommt z.B. auch die Bedeutung eines Refugiums zu, einer regressiven physiologischen Auffangstation, die vor einer weiteren psychischen bis psychotischen Desorganisation schützen kann. Darüber hinaus kann die libidinöse Besetzung des erkrankten Organs zugleich der Bearbeitung des Objektverlusts und der erneuten Stabilisierung des Selbst auf niedrigerem psychophysiologischem Niveau dienen. Dazu muß man wissen, daß diese Patienten frühe und ziemlich umfassende Störungen des Ichs, des Selbst und der Objektbeziehungen haben. Von der Persönlichkeitsstruktur her kann man zwar nicht sicher sagen, ob es sich dabei um Ich-Defekte oder um eine besondere Abwehrformation handelt, man geht aber heute eher davon aus, daß die Alexithymie wie auch die Objektbesetzungsabwehr dieser Patienten gegen die Überflutung von aggressiven Impulsen und Vernichtungsängsten gerichtet ist und auch noch durch andere primitive Abwehrmechanismen wie Spaltung, Projektion und Verleugnung flankiert wird. Ursächlich dafür könnte wiederum sein, daß die Selbstentwicklung dieser Patienten sehr schwer gestört ist. Sie bleiben in ihrer narzißtischen Homöostase auf sogenannte Selbstobjekte angewiesen, so daß diese vermutlich besonders vor aggressiven sadistischen Impulsen geschützt werden müssen. Die erwähnte mechanistische Objektbeziehung entspricht in etwa einer Spiegelung des Objekts, durch das Bemühen mit ihm gleich oder eins zu sein, eine Art Zwillingsübertragung wie KOHUT (1979) es nennt. Bei der symbiotischen Objektbeziehung ist die Anwesenheit des Objekts, seine Idealisierung für die Aufrechterhaltung der narzißtischen Homöostase unerläßlich, Konflikte mit ihm oder Objektverluste lösen typischerweise Krankheitsschübe aus. Letztere Formen der Objektbeziehung und Ich-Störungen findet man zwar besonders exemplarisch bei Colitis-Patienten, sie kommen aber, wenn auch weniger häufig, bei Asthma-Patienten, beim Herzinfarkt, der Ulcuskrankheit, der Magersucht, der Herzneurose und anderen psychosomatischen Krankheiten auch vor. Letztlich ist daher die Alexithymie wohl auch nicht als krankheitsspezifisch, sondern nur individuumspezifisch anzusehen.

Vielleicht fragen Sie sich jetzt, warum ist das überhaupt wichtig zu unterscheiden? Ich möchte dazu sagen, daß ich das nicht für eine rein akademische Frage halte, sondern für eine Frage von *therapeutischer*

Bedeutung. Bei den Patienten mit produktiven psychosomatischen Krankheiten ist der gesunde Ich-Anteil genügend groß, um zu einer therapeutischen Ich-Spaltung fähig zu sein, ihre Selbststabilität und Objektbeziehungsfähigkeit ist genügend stark, um affektive Belastungen in der Behandlung und Spannungen mit dem Therapeuten aushalten zu können, so daß die üblichen psychoanalytisch-psychotherapeutischen Regeln gelten: Bearbeitung der Abwehr, der Übertragung, des Widerstandes, etc. Damit soll allerdings nicht der Eindruck erweckt werden, daß die Patienten leicht zu behandeln wären. Wenn sie sich erinnern, welche immensen Vorteile die Krankheit auch diesen Patienten bietet, gar nicht eingerechnet die veschiedenen Möglichkeiten des zusätzlichen sekundären Krankheitsgewinns, können Sie sich vielleicht vorstellen, wie zäh auch hier gerungen und an der Krankheit festgehalten wird. Um diese psychoanalytisch aufdeckenden Bearbeitsprozesse geht es aber zunächst bei den sogenannten alexithymen Patienten gar nicht. *Wenn man die psychoökonomische Funktion der Krankheit ernst nimmt, heißt das, daß bei ihnen im akuten Krankheitsstadium Psychotherapie kontraindiziert ist.* Der Schutzraum der Krankheit muß unbedingt belassen und darf nicht in irgendeiner Weise hinterfragt werden. Wenn die Patienten dann in Intervallen oder chronischen Zuständen kommen, ist zunächst auch nur eine stützende Therapie möglich. Man muß sie im psychotherapeutischen Sprachgebrauch "tragen und halten", sich als Therapeut spiegeln, idealisieren lassen und all diese Übertragungsformen annehmen und nicht als Widerstand bearbeiten. Mit anderen Worten, es geht um eine Beziehungstherapie, um die Errichtung eines stabilen Therapeut-Patienten-Verhältnisses, bevor überhaupt daran zu denken ist, Abwehr und Abgewehrtes, Konflikte anzusprechen und zu bearbeiten. Das Symptom anzugehen, hieße, den Stöpsel aus dem Faß ziehen und führt zu entsprechend katastrophalen Verläufen.

Dafür ein *Beispiel:* Ein Patient mit Magenschmerzen ohne nachweisbaren Organbefund wird nach sehr langer Anamnese zur stationären psychosomatischen Behandlung überwiesen. Er kommt in eine psychotherapeutisch ziemlich fortgeschrittene Patientengruppe, die nach kurzer Zeit seine Magenleier nicht mehr anhören will, sogar ein Verdikt darüber verhängt, so daß die Patienten nur noch mit ihm sprechen, wenn er von etwas anderem redet. Er ist bald dadurch so isoliert wie zu Hause, bedrängt Arzt und Pflegepersonal um so intensiver mit seinem Kontaktorgan Magen. Auf Schmerzinterpretation oder Konfrontationen mit zeitlichen und situativen Zusammenhängen vermag er nicht einzugehen, stattdessen verlangt er weitere Untersuchungen, die, weil vor kurzem erst erfolgt, abgelehnt werden. Er fühlt sich von allen bedroht, weil alle ihm etwas Seelisches nachzuweisen versuchen, wo er es doch im Magen hat und nicht im

Kopf. Umgekehrt bedrängt er das therapeutische Team mit seinen Forderungen so, daß alle sich von ihm verfolgt fühlen, der auf leisen Sohlen hinterher schleicht, plötzlich unbemerkt im Stationszimmer steht oder vor dem Konferenzraum lauscht, um zu hören, was über ihn geredet wird. Es entsteht eine paranoide Atmosphäre. Als er nicht mehr "schlucken" kann, rapide an Gewicht verliert und damit unbewußt sehr deutlich macht, daß er die psychosomatische Behandlung als unerträglich und falsch, ja giftig und gefährlich ablehnt, wird er im beiderseitigen Einverständnis auf die Innere Station verlegt, wo er sich dann nach längerer künstlicher Ernährung so weit erholt, daß er, wenn auch nicht arbeitsfähig, wieder nach Hause entlassen werden kann. Er ist so gerade eben um die Entwicklung einer Psychose herumgekommen und soeben erfahren wir vom Hausarzt, daß er vor Jahren auch schon einmal stationär psychiatrisch behandelt wurde.

Ähnlich kann es auch bei anderen Erkrankungen verlaufen. Wenn bei der Magersucht erst einmal der Kampf um das Essen entbrannt ist, kann es die Ich-Regression und die Wahnentwicklung noch verstärken und zum Tode führen. Auch herzneurotische Patienten verlangen, wenn ihre Symptome psychologisch gedeutet werden, oft um so heftiger nach neuen und immer mehr ärztlichen Untersuchungen, und wenn man da kein vorläufiges Agreement miteinander findet, fühlen sie sich nicht mehr verstanden und brechen ab. Man kann all diesen Patienten nicht ihr psychoökonomisch wichtiges Symptom nehmen, bevor sich nicht im Arbeitsbündnis eine andere Ebene entwickelt hat, auf der die im Symptom enthaltenen Konflikte auch zur Sprache gebracht werden können. Ist eine basale Vertrauensbeziehung hergestellt, bleiben die Symptome vorerst unangetastet, verlagert sich zum Beispiel der Machtkampf bei Magersüchtigen allmählich auf die Hausordnung, Disziplinarprobleme, Ruhestörung, Kämpfe mit älteren Mitpatienten oder den Therapeuten. Unter dem Schutz der in der Magersucht phantasierten Unabhängigkeit und Autonomie können sich diese Patienten dann auf ihre eigentlichen Konflikte vorsichtig einlassen. Ähnliches gilt für viele Schmerzpatienten, bei denen sich allmählich masochistisch-sadistische Beziehungen zu Mitpatienten oder Therapeuten entfalten und als Wiederholungszwang ansprechbar werden, wenn man sie mit ihrem Schmerz vorher genügend ernst nimmt, sie auch weiter untersucht hat und ihnen Medikamente gibt. Eine große Rolle spielen in dieser vorsichtigen Annäherung auch die nonverbalen Körpertherapieverfahren, weil sie von den Patienten zunächst nicht als so bedrohlich erlebt werden, sondern sich erst allmählich über eine Erweiterung ihrer Körpererfahrung und die Hinwendung zum Symptom auch Phantasien über die Organe und ihre Bedeutung in kommunikativen Bezügen herstellen. Leider kommt es in vielen Fällen nicht zu der dann eigentlich notwendigen *zweiten Stufe* der psychotherapeutischen Behandlung, in der die Konflikte wirklich durchgearbeitet werden und nach adäquaten Lösungen auf der psychosozialen Ebene gesucht wird. Für viele alexithyme Patienten bleiben die Therapeuten narzißtische Sicherheit garantierende Ersatzobjekte. Neue Krankheitsschübe treten bei jeder Labilisierung dieser oder anderer wichtiger Beziehungen auf.

Bei den psychisch weniger schwer gestörten (neurotischen) Patienten mit psychosomatischen Krankheiten kann es dagegen der vermehrte primäre und sekundäre Krankheitsgewinn sein, der eine Veränderung durch eine psychotherapeutische Behandlung scheitern läßt. Ohne in einen therapeutischen Nihilismus verfallen zu wollen, möchte ich doch auf die enormen Therapieschwierigkeiten aufmerksam gemacht haben, die gerade aus der adaptativen Funktion der psychosomatischen Krankheit resultieren und sich manchmal als unüberwindlicher Widerstand bemerkbar machen können. So muß man sich dann oft als Psychotherapeut trotz aller psychodiagnostischer Erkenntnis damit zufrieden geben, daß Patienten in bestimmten Fällen mit ihrer Krankheit die für sie erträglichste Lösung gefunden haben und daher nicht beim Psychotherapeuten, sondern beim verständnisvollen Arzt am besten aufgehoben sind. Optimal wäre ein Arzt, der psychotherapeutisch so weit vorgebildet ist, daß er die psychischen und sozialen Hintergründe der Krankheit seines Patienten versteht, ohne damit explizit Psychotherapie zu betreiben. Ein psychodiagnostisches Wissen könnte ihm aber bei der Gesamtbeurteilung des Patienten sehr hilfreich sein und ihn in die Lage versetzen, pathologische Arzt-Patient-Interaktionen besser zu verstehen und daraus oft resultierende überflüssige, aggressive diagnostische und therapeutische Maßnahmen zu vermeiden.

LITERATUR

Beck, D. (1981)
    Krankheit als Selbstheilung.
    Insel, Frankfurt
Cremerius, J. (1971)
    Zur Dynamik des Krankenhausaufenthaltes von Ulcuskranken.
    Z. Psychosom. Med. u. Psychoanal. 17, 282
Kohut, H. (1979)
    Die Heilung des Selbst.
    Suhrkamp, Frankfurt

Mentzos, S. (1982)
> Neurotische Konfliktverarbeitung.
> Kindler, München,

Overbeck, G. (1984)
> Krankheit als Anpassung.
> Suhrkamp, Frankfurt

Spiegelberg, U., Schirg, G., Betz, B. (1970)
> Syndromwechsel und Verstimmung.
> Nervenarzt 41, 73

Von Rad, M. u. Senf, W. (1986)
> Ergebnisforschung in der Psychosomatischen Medizin
> in: von Uexküll, Th.: Psychosomatische Medizin.
> Urban u. Schwarzenberg, München 1986, 3. Aufl., 361-378

"GUTE BESSERUNG..."?
«Gesundheits-Reformgesetz» und Strukturreform im Gesundheitswesen[1)]

Klaus Priester

Vorbemerkung

"... gute Besserung!" - diesen netten Werbeslogan ließ Bundesarbeitsminister Blüm im Frühjahr 1988 bundesweit an Plakatwände kleben. Gerichtet war er an die Bürger, die sich durch die Kontroverse um die "Gesundheitsreform" verunsichert fühlten; zu ihrer Information und zur Popularisierung der Regierungspläne in der Bevölkerung dürfte die Plakataktion indessen kaum etwas beigetragen haben, denn allein zwischen Dezember 1987 und dem Frühsommer 1988 wurden von Bundesarbeitsministerium und Bundesregierung nicht weniger als sechs Fassungen des Entwurfs eines "Gesundheits-Reformgesetzes" (GRG) vorgelegt. (Vgl. Entwurf eines Gesetzes zur Strukturreform im Gesundheitswesen 1988.) Bis zum Auftakt der Beratungen des GRG im Bundestag (6. Mai 1988) und Bundesrat (10. Juni 1988) war das umfängliche Paragraphenwerk also mehrfach umgeschrieben und im vorparlamentarischen Raum, auf der Ebene von Expertenanhörungen und Gesprächen mit zahllosen Lobbyisten, erörtert worden. (Vgl. Priester 1988e; Deppe/Lehnhardt/Priester/Wanek 1988.) Kaum einer der von der "Gesundheitsreform vorrangig Betroffenen, also der Beitragszahler in der Gesetzlichen Krankenversicherung (GKV) und potentiellen Patienten, dürfte bis zu diesem Zeitpunkt jedoch in allen Einzelheiten überblickt haben, was auf ihn zukommt, falls die Regierungspläne Wirklichkeit werden sollten. Nach allem, was sich bislang herauskristallisiert hat, stehen jedenfalls deutliche Verschlechterungen ins Haus.

"Gute (Nach-) Besserung", und zwar in allen seinen wesentlichen Teilen, möchte man deshalb dem von der Bundesregierung vorgelegten GRG-Entwurf wünschen. In welchem Umfang die u.a. vom Bundesrat vorgeschlagenen Veränderungen in das GRG eingehen werden, ist ungewiß. Jedenfalls gibt sich der Bundesarbeitsminister nach wie vor entschlossen, die "Reform" zum 1. Januar 1989 in Kraft zu setzen. Wie auch im-

---

[1)] Der Beitrag berücksichtigt den parlamentarischen Beratungsstand des "Gesundheits-Reformgesetzes" bis Ende September 1988.

mer: Die Auseinandersetzungen um die künftige Ausgestaltung des Gesundheitswesens werden noch einige Zeit die Gemüter erhitzen.

Im Mittelpunkt der folgenden Ausführungen steht zum einen die Darstellung und Kritik der wichtigsten Grundlinien der Regierungspläne zur "Gesundheitsreform", zum anderen deren Einordnung in die jüngere Tradition bundesdeutscher Gesundheitspolitik. Begonnen wird jedoch mit einer knappen Skizze der wichtigsten Probleme im Bereich der Gesundheitssicherung und Krankenversorgung in der Bundesrepublik.

1. Die gesundheitliche Lage der Bevölkerung als Ausgangspunkt von Gesundheitspolitik

Soll Gesundheitspolitik sinnvoll, d.h. nach Maßgabe des gesellschaftlichen *Bedarfs* an Leistungen zur Gesundheitssicherung, betrieben werden, so muß sie von den in der Bevölkerung vorfindlichen Gefährdungen, Erkrankungen und Todesursachen ausgehen. Betrachtet man schlaglichtartig die Entwicklung nur einiger zentraler "Gesundheitsindikatoren" (Lebenserwartung, Mortalitäts- und Morbiditätsspektrum), so lassen sich folgende Tendenzen aufzeigen:

Rückgang der Sterblichkeit, verändertes Todesursachenspektrum: Während der letzten hundert Jahre ist die mittlere Lebenserwartung der Neugeborenen in Deutschland bzw. der Bundesrepublik bis 1983/84 auf 70,8 Jahre (Männer) bzw. 77,5 Jahre (Frauen) angestiegen und hat sich damit in etwa verdoppelt. Die (fernere) Lebenserwartung höherer Altersgruppen stieg ebenfalls, allerdings nur um zwischen ein und zwei Drittel. Zurückzuführen ist dies in erster Linie auf die drastische Verringerung der Säuglingssterblichkeit und den Rückgang der Infektionskrankheiten (z.B. Tuberkulose, Lungenentzündungen, Kinderkrankheiten wie Masern, Scharlach, Diphterie usw.) als Todesursachen des frühen Alters. Für den langfristigen Rückgang der Sterblichkeit an infektiösen Erkrankungen werden von Sozialmedizinern in erster Linie die Wirksamkeit allgemein-präventiver (vorbeugender) und prophylaktischer hygienischer Maßnahmen sowie Verbesserungen der Lebens-, Arbeits-, Ernährungs- und Wohnbedingungen verantwortlich gemacht, während dem medizinisch-technischen Fortschritt und den Wirkungen des in den letzten hundert Jahren erfolgten Ausbaus des kurativen (behandelnden) medizinischen Versorgungssystems an dieser Entwicklung ein nur geringer Anteil zugesprochen wird. So wurden bei vielen Infektionskrankheiten medizinische Maßnahmen wie Impfungen und medikamentöse Behandlung zumeist erst zu Zeitpunkten eingeführt, als die Sterblichkeit an diesen Krankheiten bereits drastisch, vielfach bereits bis zur Bedeutungslosigkeit, gesunken war. (Vgl. McKeown 1982; Abholz 1980; Priester 1986.)

Etwa parallel zum Rückgang der Infektionskrankheiten als Todesursachen und vor dem Hindergrund der durch die Verlängerung der Lebenserwartung veränderten Altersstruktur der Bevölkerung haben einige wenige chronisch-degenerative Krankheitsbilder (wie Herz-Kreislauf-Krankheiten, bösartige Neubildungen [Krebs], Krankheiten der Atmungs- und Verdauungsorgane usw.) an Bedeutung gewonnen. Sie machen zusammen mit den "unnatürlichen" Todesursachen (Unfälle, Selbstmorde usw.) gegenwärtig etwa neun Zehntel der Todesursachen im Durchschnitt der Bevölkerung der Bundesrepublik aus. Berechnungen des Statistischen Bundesamtes zufolge würde sich die Lebenserwartung durchschnittlich um 3 Jahre erhöhen, wenn es gelänge, die Krebserkrankungen als Todesursachen gänzlich auszuschalten; bei Ausschaltung der Herz-Kreislauf-Erkrankungen könnte die Lebenserwartung gar um mehr als 7 Jahre verlängert werden. (Vgl. Kern/Braun 1985.)

Wandel des Krankheitsspektrums: Nicht nur Lebenserwartung und Todesursachenspektrum haben sich langfristig nachhaltig verändert, sondern auch das Krankheitsgeschehen:

- So waren 1982 nach den Angaben des Mikrozensus fast 9,4 Mio. Personen, das sind 15,2 Prozent der Bevölkerung, in einem Vierwochenzeitraum vor dem Befragungstermin *krank*. In der Krankheitsstruktur dominieren ähnlich wie bei den Todesursachen, allerdings mit anderer Schwerpunktsetzung, chronisch-degenerative Erkrankungen: Krankheiten des Kreislaufsystems, der Atmungsorgane, des Skeletts, der Muskeln und des Bindegewebes, Ernährungs- und Stoffwechselkrankheiten, Krankheiten der Verdauungsorgane sowie psychische Erkrankungen machen allein schon mehr als 80 Prozent aller Krankheiten aus. (Vgl. BMJFG 1985, S. 78.)

- Von diesen rund 9,4 Mio. Kranken bezeichneten sich etwa zwei Drittel als *langfristig oder chronisch krank* (6,1 Mio. Personen). Während der Anteil der Kranken an der Bevölkerung insgesamt gesehen langfristig etwa gleich geblieben ist, hat sich die Rate derjenigen, die sich als chronisch krank bezeichnen, deutlich erhöht (1974: 56 Prozent der Kranken, 1982: 66 Prozent der Kranken) - und dies in allen Altersgruppen. Unübersehbar ist, daß chronische Erkrankungen immer häufiger auch schon in jüngeren Lebensjahren auftreten: Jeder siebte der unter 15jährigen Kranken und jeder dritte Kranke zwischen 15 und 40 Jahren gab 1982 an, chronisch krank zu sein. In der Altersgruppe 40 bis 65 Jahre waren fast drei Viertel der Kranken chronische Fälle, von den über 65jährigen Kranken waren es beinahe 90 Prozent. (Vgl. BMJFG 1985, S. 77.)

- Mehr als die Hälfte der krankenversicherungspflichtigen Bevölkerung ist mindestens einmal im Jahr *arbeitsunfähig* krankgeschrieben. Ist zwar einerseits davon auszugehen, daß es sich dabei zum Teil auch um akute, vorübergehende Gesundheitsstörungen handelt, so zeigen Analysen von Krankheitsbiographien, daß es häufig die gleichen Symptome und Diagnosen sind, die in Abständen immer wieder zu Arbeitsunfähigkeit führen. (Vgl. Ferber/Slesina 1981.) Knapp 40 Prozent des Gesamtkrankenstandes werden durch länger als sechs Wochen andauernde Arbeitsunfähigkeitsfälle verursacht; rund 10 Prozent aller dieser Fälle sind mit stationärer Behandlung verbunden. (Vgl. Oppen/Bürkhardt/Schneider 1984.)

- Rund 700.000 Arbeiter und Angestellte müssen sich jährlich stationären *Heilbehandlungen zur Rehabilitation* unterziehen. Die Ursachen liegen auch hier vor allem in den Erkrankungen des Bewegungsapparates, des Herz-Kreislaufsystems, der Verdauungsorgane, in psycho-vegetativen Leiden und Krankheiten der Atmungsorgane. (Vgl. Verband Deutscher Rentenversicherungsträger 1981.)

- In der Bundesrepublik gab es 1985 rund 5,4 Mio. registrierte *Schwerbehinderte;* von ihnen waren fast 40 Prozent jünger als 60 Jahre. Die weitaus meisten Behinderungen sind krankheitsbedingt (4,3 Mio. oder ca. 80 Prozent), etwa 4 Prozent sind angeboren, und ca. 3 Prozent wurden durch einen Unfall oder eine Berufskrankheit verursacht. (Vgl. Seewald 1988.)

- Rund 300.000 Arbeiter und Angestellte werden jährlich wegen *Erwerbs- und Berufsunfähigkeit* frühverrentet (Vgl. Statistisches Bundesamt 1985.), wobei Krankheiten des Kreislaufsystems allein mehr als ein Drittel der Frühberentungsfälle verursachen, gefolgt von

Krankheiten des Bewegungsapparates sowie psychiatrischen und Nervenkrankheiten. Der Anteil von Berufs- und Erwerbsunfähigkeitsrenten an allen Rentenzugängen stieg allein zwischen 1974 und 1984 in der Arbeiterrentenversicherung bei den Männern von 40 auf 55 Prozent, bei den Frauen von 48 auf 59 Prozent; in der Angestelltenrentenversicherung bei den Männern von 23 auf 33 Prozent, bei den Frauen von 31 auf 43 Prozent. Die Mehrheit der Arbeiterinnen und Arbeiter erreicht demnach gegenwärtig nicht mehr das gesetzliche Rentenalter (65 Jahre), ohne invalide zu sein. Gleichzeitig fiel das Durchschnittsalter bei Beginn der Erwerbsunfähigkeitsrente in der Arbeiterrentenversicherung bei den Männern von 57 auf 54 Jahre, bei den Frauen von 61 auf 58 Jahre; in der Angestelltenrentenversicherung bei den Männern von 59 auf 55 Jahre, bei den Frauen von 57 auf 55 Jahre. (Vgl. Verband Deutscher Rentenversicherungsträger, lfd.; Reiners 1986.)

- Rund 5 Prozent der Wohnbevölkerung, etwa 3 Mio. Personen, müssen als *dauerhaft hilfs- und pflegebedürftig* betrachtet werden. Der Anteil der Pflegebedürftigen an der Bevölkerung wächst mit dem Alter und erreicht in der Altersgruppe der 80jährigen und älteren fast 30 Prozent. Zu den häufigsten Ursachen für Pflegebedürftigkeit sind Kreislauferkrankungen sowie Krankheiten des Skeletts, der Muskeln und des Bindegewebes sowie Behinderungen zu rechnen, die allein rund 60 Prozent aller Ursachen ausmachen. (Vgl. Brög u.a. 1980; Priester 1987a; Priester 1988a; Deppe/Priester 1987, S. 36 ff.)

Soziale Ungleichheit bei Krankheit und Tod: Hinzu kommt, daß die genannten Gesundheitsrisiken und Todesursachen sozial hochgradig ungleich über die Bevölkerung verteilt sind. Hierfür lassen sich zahlreiche Beispiele aus benachbarten Industrieländern anführen: So liegt in Frankreich die Sterbewahrscheinlichkeit eines ungelernten Arbeiters im Alter zwischen 35 und 60 Jahren fast dreimal so hoch wie die eines Selbständigen, die eines Facharbeiters mehr als doppelt so hoch wie die eines Professors. Im Alter von 35 Jahren hat ein Professor noch durchschnittlich 43 weitere Lebensjahre vor sich, ein Büroangestellter noch 38,5 Jahre, ein Facharbeiter noch 37,5 Jahre und ein ungelernter Arbeiter nur noch 34 Jahre. (Vgl. Oppolzer 1986; siehe auch Townsend/Davidson 1982.) In der Bundesrepublik wurden solche Untersuchungen bislang nur sporadisch durchgeführt. Eine Studie über die Sterblichkeit nach Berufsgruppen in Stuttgart vom Ende der siebziger Jahre weist jedoch in eine ähnliche Richtung. (Vgl. Neumann/Liedermann 1981.) Ein Zusammenhang zwischen sozialer Lage und Gesundheitsrisiken zeigt sich auch in unterschiedlichen Raten der Betroffenheit von Krankheiten und Frühinvalidität: Fast durchgängig kann hierbei eine Benachteiligung von Angehörigen unterer sozialer Schichten festgestellt werden. (Vgl. Infratest 1981.)

Die hier angeführten Daten verdeutlichen, mit welchen Gesundheitsproblemen und Erkrankungen das Gesundheitswesen hauptsächlich konfrontiert ist. Auch wenn sich die Rangfolge der Krankheitsarten, die einerseits die dominierenden Todesursachen darstellen, andererseits das Krankheitsbild in der Bevölkerung bestimmen, in Teilbereichen unterscheidet, so läßt sich doch als übergreifendes Ergebnis festhalten, daß das heutige Krankheitsspektrum von einer relativ geringen Anzahl weitgehend chronischer Erkrankungen beherrscht wird. Fast allen diesen Krankheiten und Todesursachen ist gemeinsam,

- daß sie eine lange, teilweise sich über Jahrzehnte erstreckende Entwicklungs- und Verlaufszeit haben;

- daß sie vom kurativ (auf Behandlung) ausgerichteten medizini-schen Versorgungssystem entweder nicht verhindert (Selbstmorde, Unfälle) oder nicht mehr geheilt, allenfalls noch in ihren individuellen Folgen abgemildert werden können;

- daß sie sich, lange bevor sie in ihr akutes Stadium treten, durch die unterschiedlichsten unspezifischen Befindlichkeitsstörungen und im Hinblick auf ihre Ursachen häufig nur schwer diagno-stizierbare Symptome äußern;

- daß ihre Ursachen keine isolierten Einzel"erreger", sondern daß sie multifaktoriell (durch Ursachenbündel) bedingt sind, wobei Einflüsse aus dem Bereich der Lebens-, Umwelt-, Wohn-, Ar-beits- und Ernährungsbedingungen allein oder gekoppelt mit bestimmten individuellen Verhaltens- und Bewältigungsmustern die dominierende Rolle spielen;

- daß sie schließlich fast durchgängig gehäuft in den unteren so-zialen Schichten sowie bestimmten Berufsgruppen bzw. spezifischen Berufs- und Belastungsbiographien auftreten, was auf die auch die Gesundheits- und Überlebenschancen prägende Leitfunktion des

Lohnabhängigkeitsstatus und der konkreten Arbeits- und Lebensbedingungen hinweist. (Vgl. Baumann/Priester 1986.)

Das Gesundheitswesen steht diesen Krankheiten, was ihre Verhinderung und Heilung betrifft, vielfach hilflos gegenüber. Damit sollen die auf dem Gebiet der Notfallmedizin, der Akutbehandlung und der medizinischen Rehabilitation in der Vergangenheit zweifellos erzielten Fortschritte nicht geleugnet werden. Aber es ist unübersehbar, daß diesem individualmedizinischen Nutzen des Gesundheitswesens nur in beschränktem Umfang auch ein entsprechender volksgesundheitlicher Nutzen gegenübersteht. (Vgl. näher Abholz 1980.)

2. Orientierungsdefizite und Fehlsteuerungen in der Gesundheitspolitik

Bereits die wenigen hier angeführten epidemiologischen Befunde legen nahe, daß unter den Verhältnissen der Bundesrepublik eine Gesundheitspolitik den größten volksgesundheitlichen (und wahrscheinlich langfristig auch ökonomischen) Nutzen hätte, die auf eine lebenslagenspezifische Strategie der Risikobegrenzung und -ausschaltung im Sinne gezielter - vorwiegend präventiver - Bekämpfung der wichtigsten Todesursachen und Massenerkrankungen orientiert wäre. Eine derart konzipierte Gesundheitspolitik müßte allerdings weit über den Rahmen des Gesundheitswesens hinausreichen, zumal die meisten präventiven Eingriffe außerhalb des medizinischen Versorgungssystems zu erfolgen hätten (Umwelt-, Verkehrs-, Städtebau- und Wohnungs-, Arbeitspolitik). Traditionell jedoch leidet die hierzulande betriebene Gesundheitspolitik unter dem Mangel, weitestgehend als *Krankenversorgungspolitik* (statt Gesundheitssicherungspolitik) aufgefaßt zu werden. Die Ursachen für dieses Orientierungsdefizit liegen u.a. darin, daß in der Bundesrepublik keine Institution existiert, die die Gesamtverantwortung für Gesundheitspolitik trägt. Vielmehr ist die "Bearbeitung" von Gesundheitsproblemen auf verschiedene Ressorts und Institutionen aufgeteilt, die mit jeweils unterschiedlichen Interessen und Aufgabenstellungen ihr Teilgebiet "beackern". Aber nicht nur mangelnde Koordination in der Gesundheitspolitik, sondern ebenfalls ein fragwürdiges Verständnis von den *Möglichkeiten und der Reichweite des gegenwärtig existierenden Medizinsystems* spielen hierfür eine Rolle. So betrachtet es die Medizin in ihrem reduktionistischen Selbstverständnis nicht als ihre vorrangige Aufgabe, *Krankheitsursachen* zu erforschen und zu bekämpfen, also präventiv (vorbeugend, krankheitsverhindernd) zu wirken, sondern sie richtet ihr Augenmerk - mit begrenztem Erfolg - auf die kurative Endpunktbehandlung bereits eingetretener Leiden. Die sozialen Krankheitsursachen bleiben somit außerhalb medizinischer Betrachtung, ihre Folgen aber werden medikalisiert. Folglich besteht bei keiner der Institutionen, die mit Gesundheitspolitik befaßt sind, ein wirkliches Interesse an einer Gesamtschau gesundheitspolitischer Probleme, die von krankmachenden Lebensbedingungen über den tatsächlichen Bedarf an Angeboten der Gesundheitssicherung und Krankenversorgung bis hin zur systematischen Ermittlung von Schwachstellen und Versorgungsdefiziten reicht.

Der *Bedarf an Gesundheitsleistungen* wird überdies zusehends durch die diagnostischen und therapeutischen Möglichkeiten und Angebote von Ärzten, pharmazeutischer und Medizingeräte-Industrie definiert, wobei die weitreichenden Möglichkeiten der niedergelassenen Ärzte, ihre Einkommen durch die Art und Menge der erbrachten Leistungen zu steuern ("Therapiefreiheit"), die zentralen Hebel sind. (Vgl. Priester 1987b.) Diese Konstruktion - ein weitgehend privatwirtschaftlich organisiertes Angebot an Gesundheitsleistungen bei gesellschaftlicher Finanzierung dieser Leistungen durch das Solidarsystem der GKV - führt quasi naturwüchsig zu völlig überhöhten Kosten der Gesundheitsversorgung - bei zudem vielfach zweifelhaftem volksgesundheitlichem (aber in unterschiedlichem Umfang fraglos vorhandenen individualmedizinischem) Nutzen. Je "tiefer" der Patient in das medizinische Versorgungssystem eindringt (Hausarzt, Facharzt, Krankenhaus usw.), desto geringer wird sein Einfluß auf die Beurteilung der Notwendigkeit therapeutischer Leistungen, ihres Nutzens und selbst auf ihre Gewährung. Gleichzeitig werden zusehends iatrogene Wirkungen des kurativ orientierten Medizinsystems sichtbar: die gesundheitlichen Risiken diagnostischer und therapeutischer Maßnahmen und Methoden, deren Nutzen umstritten oder gering ist, die hohen individuellen Schäden und gesellschaftlichen Kosten des Arzneimittelkonsums usw.

Einer bedarfsgerechten Gesundheitsversorgung im Wege stehen außerdem zahlreiche weitere *strukturelle Defizite im Gesundheitswesen*: die trotz einer im internationalen Maßstab hohen Arzt- und Krankenhausbettendichte in der Bundesrepublik immer noch existierenden regionalen und lokalen Ungleichgewichte in der Verteilung von Arztsitzen, Krankenhausbetten und sonstigen Versorgungs- und Betreuungseinrichtungen (z.B. ambulante sozial-pflegerische Dienste,

Heimplätze); die scharfe Trennung von ambulanten und stationären Behandlungseinrichtungen; eine generell - auch im internationalen Vergleich - unterentwickelte intersektorale und interdisziplinäre Zusammenarbeit innerhalb des Gesundheitswesens sowie zwischen Einrichtungen des Gesundheitswesens und anderen Bereichen (z.B. sozialpflegerischen Einrichtungen, Heimsektor).

Die offenkundig *mangelnde Effektivität und Effizienz* des Gesundheitswesens ist trotz der Existenz zahlreicher koordinierender und mit der Steuerung von Versorgungsaufgaben betrauter Gremien (von der Konzertierten Aktion im Gesundheitswesen über die GKV bis zu den Kassenärztlichen Vereinigungen) insgesamt wesentlich durch Defizite in der gesellschaftlichen Planung sowohl auf zentralstaatlicher als auch auf regionaler und lokaler Ebene bedingt.

In den nächsten Jahren werden sich aufgrund demographischer, sozial- und haushaltsstruktureller Veränderungen einige der bereits heute gravierenden *Probleme in neuen Dimensionen* stellen: Beispielhaft erwähnt sei die Zunahme der Zahl und des Anteils älterer, chronisch Kranker, invalidisierter und pflegebedürftiger Menschen bei gleichzeitig sich abzeichnendem Rückgang von Hilfeleistungs- und Betreuungspotentialen im familiär-verwandtschaftlichen Bereich (Zunahme der Einpersonen-Haushalte, Rückgang der Kinderzahl, Zunahme der Frauen- und Müttererwerbstätigkeit usw.). (Vgl. Deppe/Priester 1987, S. 42 ff.; Thiele 1984.) Aber auch das Gesundheitswesen wird bei insbesondere in den nächsten Jahren rapide steigenden Zahlen ausgebildeter Ärzte, bei weiter forcierter Technisierung und angebotsinduzierter Expansion im Dienstleistungs- und Sachleistungsbereich eine Reihe selbst erzeugter Probleme weiter verschärfen. Somit erfordern auch die Versuche zur politischen Regulierung der schon jetzt absehbaren Entwicklungstendenzen weitaus stärker als bislang von sich aus grundlegende strukturelle Veränderungen, also einen *Umbau des Systems der Gesundheitssicherung insgesamt.* Die jetzt angestrebte "Gesundheitsreform" wäre an diesen Notwendigkeiten zu messen.

3. "Kostendämpfung" statt Strukturreform - mit zweifelhaften Ergebnissen

Die gegenwärtigen Auseinandersetzungen um das GRG markieren den vorläufigen Höhepunkt einer seit fast zwei Jahrzehnten andauernden

Debatte um strukturelle Defizite, Finanzierungsprobleme und Entwicklungsperspektiven des Gesundheitswesens.

Dabei geht es in jüngerer Zeit - im Unterschied zu den Reformdiskussionen am Ende der sechziger und zu Beginn der siebziger Jahre - allerdings weniger darum, Versorgungsdefizite auszumachen und Wege aufzuzeigen, wie das existierende Krankenversorgungssystem in ein aufeinander abgestimmtes System der Gesundheitssicherung umgestaltet werden kann. Stattdessen wird die gesundheitspolitische Debatte weitestgehend unter dem Blickwinkel der Kostenentwicklung im Gesundheitswesen geführt und damit auf einen - natürlich nicht unwichtigen - Teilaspekt der Gesundheitssicherung beschränkt.

Nicht zufällig hat die Diskussion um "Kostenexplosion" und "Kostendämpfung" im Gesundheitswesen schon bald nach dem Beginn der Wirtschaftskrise Mitte der siebziger Jahre eingesetzt. (Vgl. Deppe 1987, S. 9 ff. und 124 ff.) Denn angesichts geringerer Steigerungsraten der Löhne und Gehälter und des raschen Anstiegs der Arbeitslosigkeit war sehr schnell deutlich geworden, daß die Beitragseinnahmen der Krankenkassen kaum noch mit unvermindert weiter wachsenden Ausgaben für Gesundheitsleistungen mithalten konnten. Auf dem Weg einer "einnahmeorientierten Ausgabenpolitik" der Kassen, von Leistungsbegrenzungen und "Selbstbeteiligung" der Krankenversicherten glaubten selbst damals noch sozialdemokratisch geführte Bundesregierungen, der Probleme Herr werden zu können. Die Diskussion über die kostentreibenden *Strukturen* des Gesundheitswesens, also u.a. über die Rolle der weitestgehend privaten Anbieter von Gesundheitsleistungen (niedergelassene Ärzte, pharmazeutische Industrie, Apotheken usw.), trat dagegen in den Hintergrund. Zunehmend beschränkte sich die Gesundheitspolitik der Bundesregierung - gleich welcher politischer Couleur - darauf, die *Inanspruchnahme* von Leistungen des Gesundheitswesens durch die Versicherten zu beeinflussen und diese - bei auch weiterhin steigenden Krankenkassenbeiträgen - überdies noch auf dem Weg der "Selbstbeteiligung" zusätzlich zur Kasse zu bitten. (Siehe Deppe 1987, S. 94 ff.)

Diese "Politik des Verschiebebahnhofs" war - und sie ist es bis heute - in erster Linie ökonomisch motiviert, und sie muß als sozialpolitische Kehrseite einer veränderten wirtschaftspolitischen Strategie, die auf Angebotsorientierung gerichtet ist, aufgefaßt werden. (Vgl. Priester 1985; Paffrath/Reiners 1987; Wanek 1988.)

Ihre wesentlichen Elemente und Folgen sind:

- *Tendenzieller Rückzug des Staates aus der Finanzierung von Sozialleistungen durch die Kürzung der Bundeszuschüsse zur Gesetzlichen Rentenversicherung;*

- *Verschiebung von Finanzierungslasten der Rentenversicherung (Krankenversicherung der Rentner) auf die GKV:* 1977 wurde der Beitrag der Krankenversicherung der Rentner (KVdR) zur GKV von 17 auf 11 Prozent gesenkt. "Allein 1984 hätte die KVdR 12,4 Milliarden DM mehr an die GKV überweisen müssen, wenn die Finanzierungsverhältnisse von 1976 - 75,7 % Beiträge der Rentenversicherung, 24,3 % Solidarbeitrag der allgemeinen Krankenversicherung (GKV ohne KVdR) - noch Bestand gehabt hätten." (Paffrath/Reiners 1987, S. 371.) Der Rückzug der Gesetzlichen Rentenversicherung aus der KVdR machte 1984 den Löwenanteil der Mehrbelastungen der GKV in Höhe von 14,7 Mrd. DM aus (vgl. Abb. 1, Seite 85), ohne die der Kassenbeitrag in der GKV heute um 2,1 Prozentpunkte niedriger liegen könnte. (Vgl. Berg 1986, S. 36.)

- *Verschiebung von Finanzierungslasten aus anderen Zweigen der Sozialversicherung und des Staatshaushalts auf die GKV* durch die Absenkung des Bundeszuschusses für die Krankenversicherung der Studenten, Streichung des Bundeszuschusses für arbeitslose Jugendliche, Streichung des Bundeszuschusses für die AOK Berlin (West), Beitragskürzungen bei Arbeitslosen, Ausweitung des KVdR-Belastungsausgleichs auf die Bundesknappschaft, Erhebung eines Sozialversicherungs-Anteils für Krankengeldzahlungen, Verlagerung der Tuberkulose-Behandlung von der Gesetzlichen Rentenversicherung auf die GKV. Diese Maßnahmen belasteten die GKV allein 1984 mit insgesamt rund 2,4 Mrd. DM. (Vgl. Abb. 1, S. 81.)

- *Verschiebung von Finanzierungslasten der GKV auf die Versicherten:* Leistungskürzungen und -ausschlüsse, "Selbstbeteiligung" und Beitragserhöhungen. Insbesondere der Leistungsausschluß bzw. die Begrenzung von Kassenleistungen in Verbindung mit Zuzahlungen durch die Patienten ("Selbstbeteiligung") haben zu einer drastischen Umverteilung von Gesundheitsausgaben zu Lasten der Versicherten geführt. Allein zwischen 1977 und 1985 haben die Versicherten 26,5 Mrd. DM an "Selbstbeteiligung" aufgebracht. (Vgl. Abb. 2, S. 82.) Gleichzeitig stiegen auch in diesem Zeitraum - wie in den vergangenen Jahrzehnten überhaupt - die von den Versicherten zu zahlenden Kassenbeiträge weiter. Da auch die Beiträge zur Renten- und Arbeitslosenversicherung weiter wuchsen, betragen die "Arbeitnehmer"-Beiträge zur Sozialversicherung insgesamt inzwischen rund 18 Prozent des Bruttoeinkommens. 1970 waren es erst rund 13,3 Prozent, 1960 gar nur 12,2 Prozent. (Vgl. Abb. 3, S. 83.)

- *Tendenzielle (zumindest angestrebte) Entlastung der Unternehmen von der Finanzierung von Sozialleistungen durch "Kostendämpfung" und Leistungskürzungen in der GKV* (aber auch z. B. in der Arbeitslosenversicherung). (Vgl. Baumann/Goldberg/ Priester 1984; Baumann/Deppe/Priester 1984.) So stiegen die "Arbeitgeber"-Ausgaben für Gesundheit zwischen 1980 und 1986 jahresdurchschnittlich um lediglich 0,9 Prozent und die der öffentlichen Haushalte um 4,5 Prozent, während etwa die der GKV-Ausgaben um 5,4 Prozent und die Gesundheitsauf-wendungen der privaten Haushalte ("Selbstbeteiligung"!) um 7,9 Prozent stiegen. (Vgl. Abb. 4, S. 84; Müller 1988, S. 54.)

Als Ergebnis dieser inzwischen mehr als ein Jahrzehnt andauernden "Kostendämpfungs"-Politik im Gesundheitswesen kann festgehalten werden:

- Die finanziellen Lasten der Umverteilung wurden fast ausschließlich den Versicherten aufgebürdet. Das Volumen ihrer "Zuzahlungen" hat sich seit 1977 mehr als verdoppelt.

- Der Staat hat (zumindest kurzfristig) die Rentenfinanzen zu Lasten der Krankenversicherung "saniert".

- Während die Versicherten und die Krankenkassen in starkem Maße zusätzlich belastet wurden, bleiben die (vorwiegend privatwirtschaftlich organisierten) Leistungsanbieter im Gesundheitswesen weitgehend von finanziellen "Opfern" verschont.

- Trotz aller Kostendämpfungsbemühungen wurde, besonders in den achtziger Jahren, das angestrebte Ziel einer "einnahmeorientierten Ausgabenpolitik" in der GKV von Jahr zu Jahr weiter verfehlt. Mittlerweile hat sich in der GKV ein Milliardendefizit angestaut, dessen Abbau weitere Beitragserhöhungen zu Lasten der Versicherten unvermeidlich erscheinen läßt - es sei denn, im Rahmen der angestrebten Strukturreform würden umfassende und wirksame Eingriffe in die kostentreibenden Strukturen des Gesundheitswesens und der Krankenversorgung vorgenommen. (Vgl. Paffrath/Reiners 1987.)

- Neben den erwähnten finanziellen Opfern haben die Versicherten, d.h. die potentiellen und akuten Patienten, weitere Lasten zu tragen, deren Umfang augenblicklich noch gar nicht näher bestimmt werden kann: Wie hoch werden z.B. die sich erst mittel- und langfristig äußernden individuellen "Kosten" der Politik der "Selbstbeteiligung", d.h. die sozialmedizinischen Folgen des gegenwärtigen Verzichts auf die Inanspruchnahme von Leistungen des Gesundheitswesens sein?

4. Gesundheits-Reformgesetz - ein "Jahrhundertwerk"?

Der im Vorfeld der parlamentarischen Beratungen noch als "Jahrhundertwerk" gehandelte Regierungsentwurf zum GRG hat inzwischen vieles von seinem vermeintlichen Glanz verloren. Denn zum einen wurde im Verlauf der bisherigen Diskussionen um das Gesetz deutlicher, welche Absichten mit der "Gesundheitsreform" verfolgt werden; zum anderen hat der ursprüngliche "Referenten-Entwurf" des GRG (vgl. Referenten-Entwurf GRG 1988) eine Reihe schwerwiegender Änderungen erfahren, die es selbst bislang wohlmeinenden Kritikern des Bundesarbeitsministers schwermachen, dem Vorhaben noch uneingeschränkt positive Züge abzugewinnen. (Siehe Deutscher Bundestag 1988.)

Der Bundesarbeitsminister hatte sein Gesetzesvorhaben Ende 1987 unter dem Obertitel *Solidarität und Eigenverantwortung* vorgestellt und als tragende Grundsätze der "Reform" die Ziele "Solidarität neu bestimmen", "Eigenverantwortung stärken", "Mehr Wirtschaftlichkeit schaffen", "Strukturen der Krankenversicherung modernisieren" sowie "Das Recht der Krankenversicherung verständlicher machen" herausgestellt. (Vgl. BMAS 1987.) Hinter diesen eher allgemeinen Formeln verbergen sich an die 60 Einzelmaßnahmen, die auf z.T. einschneidende Veränderungen in der Leistungsstruktur der Krankenkassen in nahezu allen wichtigen Leistungsbereichen abzielen. Zunächst einmal ungeachtet zwischenzeitlich erfolgter Veränderungen kann das Gesetzesvorhaben folgendermaßen skizziert werden:

- Unter dem Schlagwort "*Solidarität neu bestimmen*" firmieren in erster Linie Leistungskürzungen: So sollen mit der Einführung von Festbeträgen bei Arzneimitteln, Brillen, Hörgeräten sowie Heil- und Hilfsmitteln, der Halbierung von Zuschüssen zu offenen Badekuren, der vollständigen Streichung des Sterbegeldes sowie dem Ausschluß "unwirtschaftlicher" und sog. Bagatell-Hilfsmittel (Augenklappen usw.) Kassenleistungen "auf das medizinisch Notwendige" konzentriert werden. Gleichzeitig sollen - wohl um den etwas eigenwillig interpretierten Solidaritätsbegriff zu "retten" - "neue Herausforderungen" angenommen werden: Hierunter fällt in erster Linie die Einführung ambulanter Pflegeleistungen für zuhause lebende Schwer- und Schwerstpflegebedürftige.

- "*Eigenverantwortung stärken*" will der Bundesarbeitsminister durch die Ausweitung von Früherkennungsuntersuchungen, die Schaffung von "Sparanreizen" für die Versicherten (Bonus-Regelungen beim Zahnersatz bei regelmäßiger Inanspruchnahme von Früherkennungsuntersuchungen, Beitragsrückgewährung bei Nichtinanspruchnahme von Leistungen sowie eine ganze Palette von neuen Zuzahlungen (also "Selbstbeteiligungen"), etwa bei Zahnersatz und Transportkosten).

- Die bisher genannten Maßnahmen zielen in erster Linie auf die Beeinflussung der Inanspruchnahme von Kassenleistungen durch die Versicherten. Die Leistungsanbieter im Gesundheitswesen sollen vor allem zu "*mehr Wirtschaftlichkeit*" bei der Leistungserbringung und "*kostenbewußtem Verhalten*" bewegt werden. Im einzelnen werden darunter im Krankenhaussektor der Abbau "überflüssiger" Betten, ein Kündigungsrecht der Kassen für "unwirtschaftlich" arbeitende Krankenhäuser, die Erstellung von Krankenhaus-Preisvergleichslisten usw. verstanden. Im ambulanten ärztlichen und zahnärztlichen Bereich sollen Wirtschaftlichkeitsprüfungen verstärkt, sanfter Druck auf das Verordnungsverhalten und die Kassenarzthonorare ausgeübt sowie der Zugang zur kassenärztlichen Versorgung für "Seiteneinsteiger" (pensionierte Ärzte aus Krankenhäusern und dem öffentlichen Dienst) und Berufsanfänger erschwert werden. Die Arzneimittelversorgung soll durch die Differenzierung von Kassenrabatten und Anreize zum "Preiswettbewerb" der Arzneimittelhersteller (durch Festbeträge für Arzneimittel) verbilligt werden. Ferner war ursprünglich vorgesehen, die Pharmazeutische Industrie durch die Erhebung eines "Solidarbeitrags" zur Finanzierung der "Gesundheitsreform" heranzuziehen. Als weitere Maßnahmen zur Erhöhung der "Wirtschaftlichkeit" der Krankenversorgung dienen u.a. die versichertenbezogene Übermittlung von Leistungsdaten an die Kassen sowie die Umwandlung des Vertrauensärztlichen Dienstes zu einem "medizinischen Beratungsdienst für die Krankenkassen".

- Zur "*Modernisierung der Strukturen der Krankenversicherung*" zählen die Verfasser des Gesetzesentwurfs u.a. die Einführung einer Versicherungspflichtgrenze auch für Arbeiter und die Anpassung, d.h. Anhebung, der Rentnerbeiträge zur Krankenversicherung auf das durchschnittliche Niveau der allgemeinen Krankenversicherung. (Vgl. BMAS 1987.)

Die vorgesehenen Maßnahmen sollen insgesamt zu Einsparungen in der GKV in Höhe von rund 14 Mrd. DM (das sind immerhin rund 13 Prozent der GKV-Leistungsausgaben des Jahres 1986) führen, die mindestens zur Hälfte "sofort und ohne jede Umgehungsmöglichkeit" (Wanek 1988, S. 54) die Versicherten belasten. Dagegen sind die auf der Seite der Leistungsanbieter anvisierten Einsparpotentiale eher als "Luftbuchungen" zu betrachten: Weder wird der lautstark angekündigte "Solidarbeitrag" der Pharma-Industrie in Höhe von 1,7 Mrd. DM eingefordert werden, noch dürften sich die für den ambulanten und stationären Sektor erhofften "Struktureffekte" (deren Berechnungs-, besser wohl: Schätzkriterien im Dunkeln bleiben) in Höhe von 3,5 Mrd. DM einstellen. (Vgl. Abb. 5, S. 85.)

Trotz dieser Unwägbarkeiten hat der Bundesarbeitsminister bereits jetzt konkrete Vorstellungen, was mit den eingesparten Milliarden geschehen soll: Fast die Hälfte des Einsparvolumens soll der Finanzierung der häuslichen Pflege für Schwerpflegebedürftige dienen, kleinere Anteile sollen für Früherkennungsmaßnahmen aufgewendet werden. Die andere Hälfte des angestrebten Einsparvolumens soll beinahe vollständig als Beitragsabsenkung jeweils zur Hälfte an die Versicherten und die "Arbeitgeber" zurückgezahlt werden. (Vgl. Abb. 6, S. 85.)

Soweit die ursprünglichen Pläne der Bundesregierung. In dem nur wenige Wochen nach Bekanntgabe der Regierungspläne im Januar 1988 vorgelegten Referenten-Entwurf des GRG wurden sie erstmals in Gesetzesform gefaßt. (Vgl. Referenten-Entwurf GRG 1988.) Im Mai 1988 lag dann der endgültige Regierungsentwurf, eingebracht von den Fraktionen der CDU/CSU und FDP, dem Bundestag vor, der teilweise nicht unwesentliche Änderungen gegenüber dem Referentenentwurf - vorzugsweise Verschlechterungen - enthielt. (Vgl. Entwurf eines Gesetzes zur Strukturreform im Gesundheitswesen 1988.) Nach ersten parlamentarischen Beratungen im Frühjahr und Sommer 1988 zeichneten sich weitere Veränderungen ab; insbesondere der Bundesrat hatte hierzu zahlreiche Vorschläge formuliert. (Vgl. Priester 1988e.) Bis zum Herbstanfang 1988 hatten sich in der Diskussion um das GRG die folgenden Schwerpunkte, die nach dem Willen der Bundesregierung im großen und ganzen auch das endgültige Gesetz prägen sollen, herauskristallisiert (vgl. dazu Deppe/Lehnhardt/Priester/Wanek 1988):

- Der Anschein "sozialer Gleichverteilung" der vorgesehenen Einsparungen auf Versicherte und Leistungsanbieter, der noch den Referenten-Entwurf des GRG umgeben hatte, wird endgültig aufgegeben, indem die ursprünglich den Arzneimittelherstellern und niedergelassenen Ärzten abverlangten "Reform-Opfer" bedeutend reduziert oder gänzlich gestrichen wurden. Gleichzeitig offenbart sich der unsoziale, versichertenfeindliche Kern des Gesetzes immer deutlicher: "Solidarität" meint in der Lesart der Bundesregierung im GRG nunmehr weitestgehend die Umverteilung von Lasten unter den Versicherten, "Eigenverantwortung" die drastische Heraufsetzung der Selbstbeteiligung der Versicherten.

- Die finanzielle Mehrbelastung der Versicherten, die durch Leistungskürzungen und neue "Selbstbeteiligungen" in den vergangenen zehn Jahren bereits bis auf rund 4,2 Mrd. DM 1985 heraufgeschraubt worden war (ohne Berücksichtigung der Beitragspflicht von Lohnersatzleistungen und Einmalzahlungen; vgl. Abb. 2), soll nunmehr jährlich um weitere rund 7 Mrd. DM gesteigert werden. Von den geplanten Kürzungen bei Kassenleistungen ist trotz allen Protests verschiedenster Betroffenen- und Interessentengruppen (von den Behindertenverbänden bis zu den [Grab-] Steinmetzen) bisher so gut wie nichts zurückgenommen worden. Lediglich hinsichtlich des Wegfalls des Sterbegeldes hat das Regierungslager Kompromißbereitschaft anklingen lassen. Die sog. Einkommensschwachen in der Gesellschaft werden von diesen Kürzungen ungeachtet der erwogenen Einführung von Härtefall- und Überforderungsklauseln in besonderem Maße betroffen sein. Zusätzlich zu dem (über "Selbstbeteiligungen") gegenwärtig bereits aus privaten Taschen bezahlten "13. Monatsbeitrag" zur GKV wird damit künftig der Einstieg in einen "14. GKV-Beitrag" pro Jahr fällig.

- Ob die angestrebten Veränderungen im Arzneimittelsektor tatsächlich zu mehr Preiskonkurrenz und geringeren Aufwendungen der Kassen führen werden, ist mehr als zweifelhaft. Denn bekanntlich bestimmen weder die Versicherten noch die Kassen, welche Medikamente zu welchem Preis angeboten und konsumiert werden, sondern in diesem Sektor des Gesundheitswesens regeln immer noch die "Marktmacht" der hochmonopolisierten Pharma-Industrie und das Verordnungsverhalten der Ärzte weitestgehend die Nachfrage. In abgeschwächter Form gilt dies auch für den Heil- und Hilfsmittelsektor. Völlig offen bleibt, inwieweit es in absehbarer Zeit gelingen wird, zu tragfähigen Festbetragsregelungen im Bereich der Arzneimittelversorgung zu gelangen. Für Medikamente, für die es keine Festbetragsregelung gibt, werden erst einmal die Zuzahlungen der Versicherten um ein Drittel, ab 1991 nochmals drastisch erhöht. Hingegen wurde der "Solidarbeitrag" der Pharmazeutischen Industrie - unter propagandistischer Mithilfe der Industriegewerkschaft Chemie - Papier - Keramik und insbesondere ihres Vorsitzenden Rappe (SPD-MdB) - stillschweigend "begraben". (Vgl. näher Priester 1988d.)

- Die ursprünglich vorgesehenen Wirtschaftlichkeitsprüfungen bei niedergelassenen Ärzten werden weiter entschärft; zudem werden den Kassenärzten und -zahnärzten mit der Einführung neuer Früherkennungsuntersuchungen (von zweifelhaftem volksgesundheitlichem Nutzen) neue Einkommensquellen erschlossen.

- Die Krankenhäuser werden stärker noch als bisher dem Diktat einer nicht näher definierten "Wirtschaftlichkeit" und damit weiterem Rationalisierungsdruck unterworfen, ohne daß an irgendeiner Stelle des GRG-Entwurfs die Frage der Pflegequalität im Krankenhaus thematisiert würde. Im Krankenhaussektor steht mittelfristig allerdings noch Schlimmeres zu erwarten: Nach Vorlage eines Berichts über die Erfahrungen mit der Krankenhausfinanzierung (vgl. Baumann/Deppe/Priester 1985) will man sich dieses Bereichs der Krankenversorgung noch einmal gesondert annehmen.

- Die anvisierte Einführung häuslicher Pflegeleistungen (bzw. eines Pflegegeldes in Höhe von 400 DM monatlich) für Schwerstpflegebedürftige stellt zwar eine Erweiterung des Leistungsangebotes der Krankenkassen dar, doch ist diese Regelung aus vielerlei Gründen unzureichend und der realen Problemlage ("Pflegenotstand") weder vom Volumen der hierfür eingeplanten Mittel noch von der

Zielrichtung der Maßnahmen her angemessen. Zudem legt die Bundesregierung - entgegen zahlreicher diesbezüglicher Ankündigungen in der Vergangenheit - abermals kein Gesamtkonzept zur Absicherung aller Pflegebedürftigen, etwa in Form einer eigenständigen Pflegeversicherung oder einer staatlichen finanzierten Leistung, vor. (Siehe dazu näher Priester 1988b; 1988c; 1988f.)

- Auch die Einführung von vollmundig als "Gesundheitsvorsorge" bezeichneten Früherkennungsmaßnahmen (zahnmedizinische Prophylaxe, "Gesundheits-Check-ups"), teilweise übrigens gekoppelt mit "Sparanreizen" für Versicherte (Beitragsrückerstattungen bei Nicht-Inanspruchnahme von Leistungen, gestaffelte Zuzahlungen beim Zahnersatz je nach Inanspruch-nahme von Früherkennungsuntersuchungen), können nicht umstandlos als Maßnahmen zur Verbesserung der Versorgung angesehen werden. So sinnvoll Maßnahmen zu einer echten Gesundheitsvorsorge, die gegenwärtig weder innerhalb noch außerhalb des Krankenversicherungssystems eine zentrale Rolle in der Gesundheitspolitik spielen, wären, so wenig dürften die im GRG vorgesehenen Regelungen diesem Ziel dienen. Denn sie setzen nicht an der Beeinflussung ursächlicher Faktoren der Gesundheitsbeeinträchtigung an, sondern stellen allenfalls Maßnahmen zur Früherkennung bereits eingetretener und damit erst erkennbarer Leiden dar.

- Also sozialmedizinisch bedenklich und gesundheitspolitisch kontraproduktiv ist die Regelung anzusehen, den Kassen die Möglichkeit zum Experimentieren mit Beitragsrückerstattungen (immerhin in Höhe von bis zu einem Monatsbeitrag) bei Nicht-Inanspruchnahme von Kassenleistungen während eines ganzen Jahres einzuräumen. Aller Erfahrung nach führt dies zu verspäteter oder völlig unterlassener Behandlung von Beschwerden und Krankheiten, was im Endeffekt später höhere Behandlungskosten und individuelles Leid nach sich zieht. Nicht umsonst waren ähnliche früher existierende Regelungen ("Krankenscheinprämie") zu Beginn der siebziger Jahre abgeschafft worden. Die Beitragsrückgewährung trägt außerdem zur Aushöhlung des Solidarprinzips in der GKV bei, das u.a. darin besteht, daß die aktuell nicht Behandlungsbedürftigen ("Gesunden") die Behandlungskosten derjenigen Kranken mittragen, die gerade eine Heilbehandlung benötigen und diese in Anspruch nehmen.

5. Bilanz

So reiht sich auch diese "Reform", die deshalb keine "Strukturreform" ist, weil sie die (kostentreibenden) Machtstrukturen im Gesundheitswesen unverändert läßt, einerseits in die schon traditionelle Politik der Einschnitte in das Sozialleistungssystem ein und dürfte, sollte sie in der skizzierten Form realisiert werden, in erster Linie zu Lasten der Versicherten gehen. Dies gilt selbst dann, wenn es zu der vom Bundesarbeitsminister im Ergebnis seiner "Reform" versprochenen Beitragssenkung in Höhe von ca. 3,5 Mrd. DM zugunsten der Krankenversicherten tatsächlich kommen sollte, was - nebenbei bemerkt - pro Mitglied der GKV (nach dem Stand von 1986) etwa 96 DM jährlich oder 8 DM pro Monat ausmachen würde.

Und dies gilt auch unter Berücksichtigung des beabsichtigten Einstiegs in die finanzielle Absicherung von Leistungen für die zuhause lebenden Schwer- und Schwerstpflegebedürftigen. Beides, Beitragssenkungen und Leistungsverbesserungen im Pflegebereich, soll es in vollem Umfang nämlich erst dann geben, wenn die zuvor realisierten Leistungskürzungen die auch tatsächlich die erwarteten finanziellen Auswirkungen zeitigen. Insofern stehen diese Maßnahmen unter einem politischen Finanzierungsvorbehalt. In welcher Höhe sich die angestrebten Einsparungen einstellen werden, ist jedoch ungewiß. Und selbst wenn es dazu kommen sollte, könnten diese Beitragsentlastungen und Leistungsverbesserungen bei weitem nicht die durch die zahlreichen Einsparmaßnahmen anderweitig gerissenen Versorgungslöcher stopfen.

Andererseits stellt der vorliegende Gesetzentwurf nicht nur einfach die Fortschreibung bekannter "Kostendämpfungs"-Strategien dar, sondern er markiert an einigen Stellen den Einstieg in eine neue Qualität von Sozial- und Gesundheitspolitik, indem er an traditionellen "Grundfesten" rührt: dem die GKV seit ihrem Bestehen prägenden Solidarprinzip.

Gegenwärtig, im Herbst 1988, ist nicht absehbar, ob die Bundesregierung letztlich (auch angesichts anstehender Wahlen) bereit ist, ihren mit dem GRG-Entwurf nochmals verschärften - und unter Bedarfs- und Versorgungsgesichtspunkten widersinnigen - Kurs in der Gesundheitspolitik bis zum Ende durchzuhalten. Denn selbst im Koalitionslager ist das Vorhaben in wesentlichen Teilen nicht mehr unumstritten. Betrachtet man das GRG aber im Kontext ihrer wirtschafts- und sozialpolitischen Gesamtstrategie (Renten- und Steuerreform, Deregulierung und Flexibilisierung des Arbeitsmarktes, Privatisierung von Bundesvermögen und -unternehmen z.B. im Rahmen der Postreform usw.), dann macht dieser harte Austeritätskurs der Bundesregierung aber durchaus Sinn: "Gesundheitsreform" als Vehikel der Umverteilung.

LITERATUR

Abholz, Heinz-Harald (1980): Welche Bedeutung hat die Medizin für die Gesundheit? In: Deppe, Hans-Ulrich (Hrsg.): Vernachlässigte Gesundheit. Köln 1980, S. 15-57.

Baumann, Walter/Priester, Klaus (1986): Alternativen und Veränderungspotentiale in der Gesundheitspolitik. In: Demokratisches Gesundheitswesen 3/1986, S. 21-22, und 4/1986, S. 22.

Baumann, Walter/Deppe, Hans-Ulrich/Priester, Klaus (1984): Abschied von der sozialen Sicherheit? In: Wie teuer ist uns Gesundheit? Argument-Sonderband AS 113. Berlin(West) 1984, S. 49-66.

Baumann, Walter/Deppe, Hans-Ulrich/Priester, Klaus (1985): Kommerzialisierung und private Kapitalanlage im Krankenhaus. Zur gesetzlichen Neuordnung der Krankenhausfinanzierung. In: Frankfurter Rundschau vom 20.3.1985 (D-Ausgabe).

Baumann, Walter/Goldberg, Jörg/Priester, Klaus (1984): "Sozialstaat" nach Unternehmermaß. Die sozialpolitischen Leitlinien der Unternehmerverände und die Regierungspolitik. In: Blätter für deutsche und internationale Politik 4/1984, S. 452-470.

Berg, H. (1986): Bilanz der Kostendämpfungspolitik im Gesundheitswesen 1977-1984. Bonn 1986.

Brög, W. u.a. (1980): Anzahl und Situation zu Hause lebender Pflegebedürftiger. Stuttgart usw. 1980.

Bundesminister für Arbeit und Sozialordnung (BMAS) (1987): Solidarität und Eigenverantwortung. Entscheidungen über Grundsätze der Strukturreform im Gesundheitswesen. In: Sozialpolitische Informationen vom 8.12.1987.

Bundesminister für Jugend, Familie und Gesundheit (BMJFG) (1985): Daten des Gesundheitswesens. Ausgabe 1985. Stuttgart usw.1985

Deppe, Hans-Ulrich (1987): Krankheit ist ohne Politik nicht heilbar. Frankfurt 1987.

Deppe, Hans-Ulrich/Lehnhardt, Uwe/Priester, Klaus/Wanek, Volker (1988): Strukturreform im Gesundheitswesen: Was bleibt vom "Jahrhundertwerk"? In: Blätter für deutsche und internationale Politik 7/1988, S. 812-824.

Deppe, Hans-Ulrich/Priester, Klaus (1987): Modelluntersuchung Ambulante Krankenpflege. Arbeitsweise und Stellung im Gesundheitswesen. Wiesbaden 1987.

Deutscher Bundestag (1988): Stenographisches Protokoll 36. (-42.) Sitzung des Ausschusses für Arbeit und Sozialordnung. Deutscher Bundestag, 11. Wahlperiode, Ausschuß für Arbeit und Sozialordnung, Protokoll Nr. 36 (-42). Bonn 1988.

Entwurf eines Gesetzes zur Strukturreform im Gesundheitswesen (Gesundheits-Reformgesetz - GRG). Gesetzentwurf der Fraktionen der CDU/CSU und FDP. Deutscher Bundestag, 11. Wahlperiode, Drucksache 11/2237 vom 3.5.1988.

Ferber, L.v./Slesina, W. (1981): Arbeitsbedingte Krankheiten. In: Wirtschafts- und Sozialwissenschaftliches Institut des Deutschen Gewerkschaftsbundes (Hrsg.): Sozialpolitik und Produktionsprozeß. Köln 1981, S. 37-61.

Infratest (1981): Der Einfluß von sozialen Faktoren auf das Gesundheitsverhalten der Bevölkerung. München 1981.

Kern, Klaus D./Braun, W. (1985): Einfluß wichtiger Todesursachen auf die Sterblichkeit und die Lebenserwartung. In: Wirtschaft und Statistik 3/1985, S. 233 ff.

McKeown, Thomas (1982): Die Bedeutung der Medizin. Frankfurt 1982.

Müller, Wolfgang (1988): Ausgaben für Gesundheit 1986. In: Wirtschaft und Statistik 8/1988, S. 546-553.

Neumann, G./Liedermann, A. (1981): Mortalität und Sozialschicht. In: Bundesgesundheitsblatt 1981, S. 173-181.

Oppen, M./Bürkhardt, D./Schneider, H. (1984): Verteilung von Arbeitsunfähigkeitsrisiken in der Erwerbsbevölkerung. München 1984.

Oppolzer, A. (1986): Wenn Du arm bist, mußt Du früher sterben. Hamburg 1986.

Paffrath, Dieter/Reiners, Hartmut (1987): 10 Jahre Kostendämpfungsgesetze. Eine empirische Bilanz. In: Die Ortskrankenkasse 13/1987, S. 369-373.

Priester, Klaus (1985): Entwicklung und Finanzierung der Gesundheitsausgaben. In: Blätter für deutsche und internationale Politik 5/1985, S. 626-629.

Priester, Klaus (1986): Umwelt, Lebensbedingungen und Gesundheit. In: Arbeitsgemeinschaft von Einrichtungen für Familienbildung (Hrsg.): Gesund leben - eine Illusion ? Bonn 1986.

Priester, Klaus (1987a): Pflegebedürftigkeit in der Bundesrepublik. Daten zur Gesundheits- und Sozialpolitik. In: Demokratisches Gesundheitswesen 11/1987, S. 19-20.

Priester, Klaus (1987b): Daten zur Entwicklung der Einkommen niedergelassener Ärzte in der Bundesrepublik. In: Deppe, H.-U./Friedrich, H./Müller, R. (Hrsg.): Medizin und Gesellschaft. Jahrbuch 1. Frankfurt - New York 1987. S. 156-187.

Priester, Klaus (1988a): Die Versorgung Pflegebedürftiger. In: Demokratisches Gesundheitswesen 1 und 2/1988.

Priester, Klaus (1988b): Einstieg in den Einstieg. Ambulante Pflege und Strukturreform. In: Demokratisches Gesundheitswesen 3/1988.

Priester, Klaus (1988c): Die Finanzierung der Versorgung Pflegebedürftiger. In: Demokratisches Gesundheitswesen 4/1988.

Priester, Klaus (1988d): Stilles Begräbnis. "Solidarbeitrag" der Pharmaindustrie gestorben. In: Demokratisches Gesundheitswesen 6/1988.

Priester, Klaus (1988e): Per ordre de mufti. Neue Verschärfungen beim Gesundheitsreformgesetz. In: Demokratisches Gesundheitswesen 7-8/1988.

Priester, Klaus (1988f): Ambulante Pflege - am Wachstum führt kein Weg vorbei. In: Forum Sozialstation 42/1988.

Referenten-Entwurf (1988): Gesetz zur Strukturreform im Gesundheitswesen (Gesundheits-Reformgesetz - GRG). Stand: 20.01.1988. St. Augustin 1988.

Reiners, Hartmut (1986): Die Reform des Gesundheitswesens. In: Dr. med. Mabuse 44/1986, S. 32-39.

Seewald, H. (1986): Schwerbehinderte 1985, in: Wirtschaft und Statistik 9/1986, S. 755-759.

Statistisches Bundesamt (1985): Statistisches Jahrbuch 1985 für die Bundesrepublik Deutschland, Stuttgart-Mainz 1985.

Thiele, Wilhelm (1984): Vom Umgang der Gesellschaft mit ihren Kranken: Entwicklungen des Gesundheitswesens. In: Mackensen, R. u.a. (Hrsg.): Leben im Jahre 2000 und danach. Berlin (West) 1984, S. 157 ff.

Townsend, P./Davidson, N. (Hrsg.) (1982): Inequalities in Health. The Black Report. Harmondsworth 1982.

Verband Deutscher Rentenversicherungsträger: Statistik der deutschen gesetzlichen Rentenversicherung. Frankfurt, lfd. (1981 ff.).

Wanek, Volker (1988): Angebotsorientierte Gesundheitspolitik. Bemerkungen zur geplanten Strukturreform im Gesundheitswesen. In: Forum Wissenschaft 2/1988, S. 52-58.

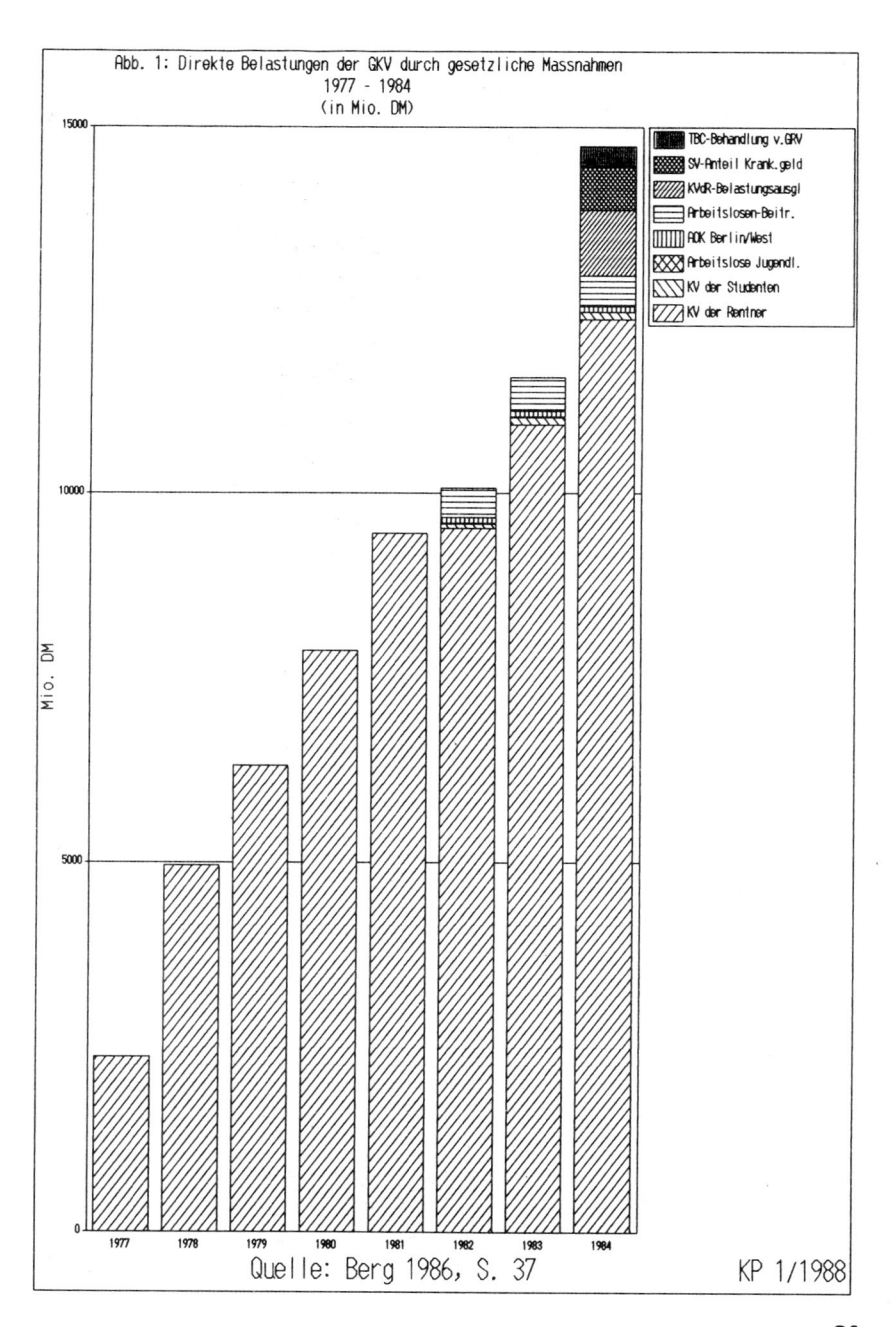

Abb. 1: Direkte Belastungen der GKV durch gesetzliche Massnahmen
1977 - 1984
(in Mio. DM)

- TBC-Behandlung v.GRV
- SV-Anteil Krank.geld
- KVdR-Belastungsausgl
- Arbeitslosen-Beitr.
- AOK Berlin/West
- Arbeitslose Jugendl.
- KV der Studenten
- KV der Rentner

Quelle: Berg 1986, S. 37

KP 1/1988

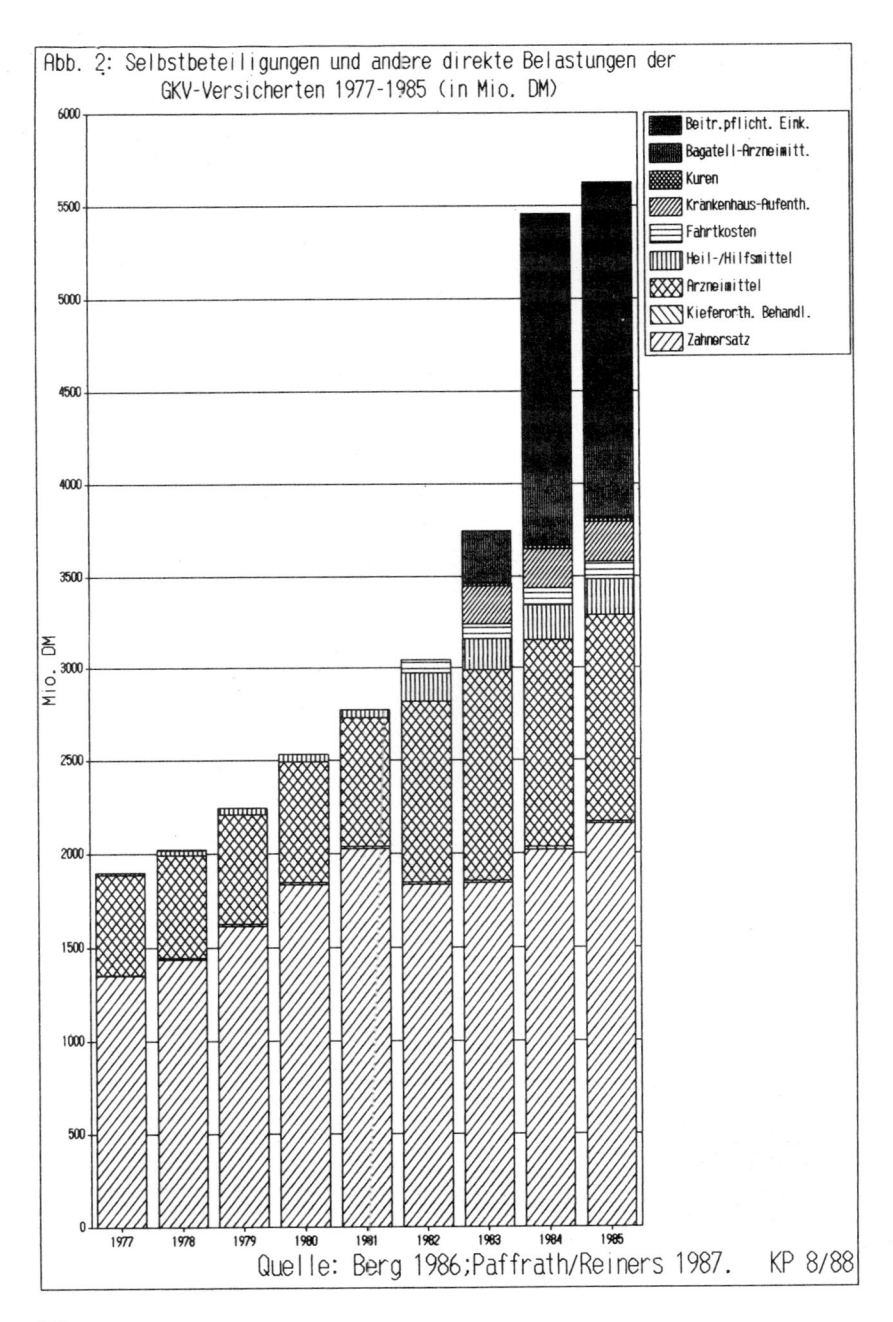

Abb. 2: Selbstbeteiligungen und andere direkte Belastungen der GKV-Versicherten 1977-1985 (in Mio. DM)

Legende:
- Beitr.pflicht. Eink.
- Bagatell-Arzneimitt.
- Kuren
- Krankenhaus-Aufenth.
- Fahrtkosten
- Heil-/Hilfsmittel
- Arzneimittel
- Kieferorth. Behandl.
- Zahnersatz

Quelle: Berg 1986; Paffrath/Reiners 1987.   KP 8/88

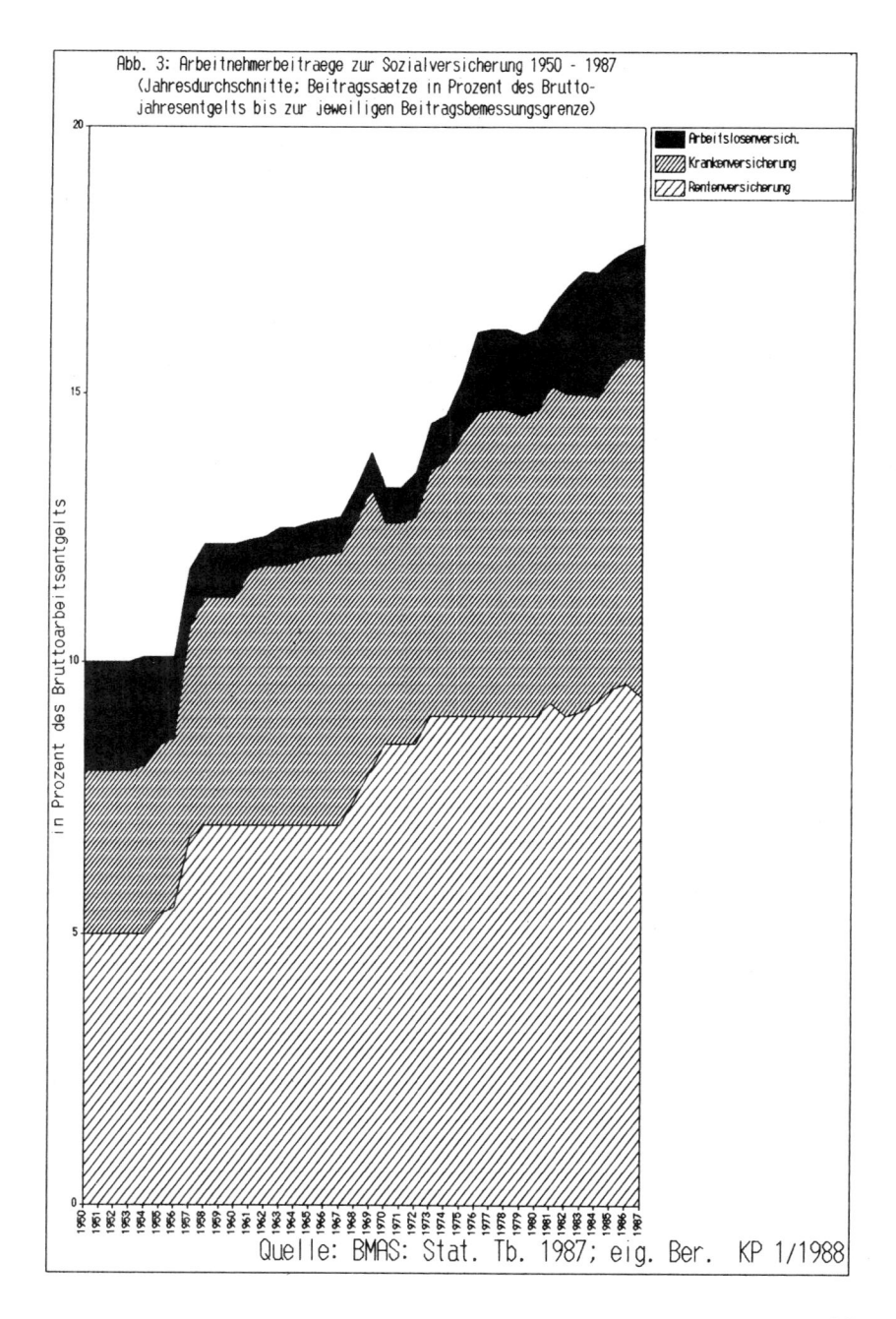

Abb. 3: Arbeitnehmerbeitraege zur Sozialversicherung 1950 - 1987
(Jahresdurchschnitte; Beitragssaetze in Prozent des Brutto-
Jahresentgelts bis zur jeweiligen Beitragsbemessungsgrenze)

Quelle: BMAS: Stat. Tb. 1987; eig. Ber.   KP 1/1988

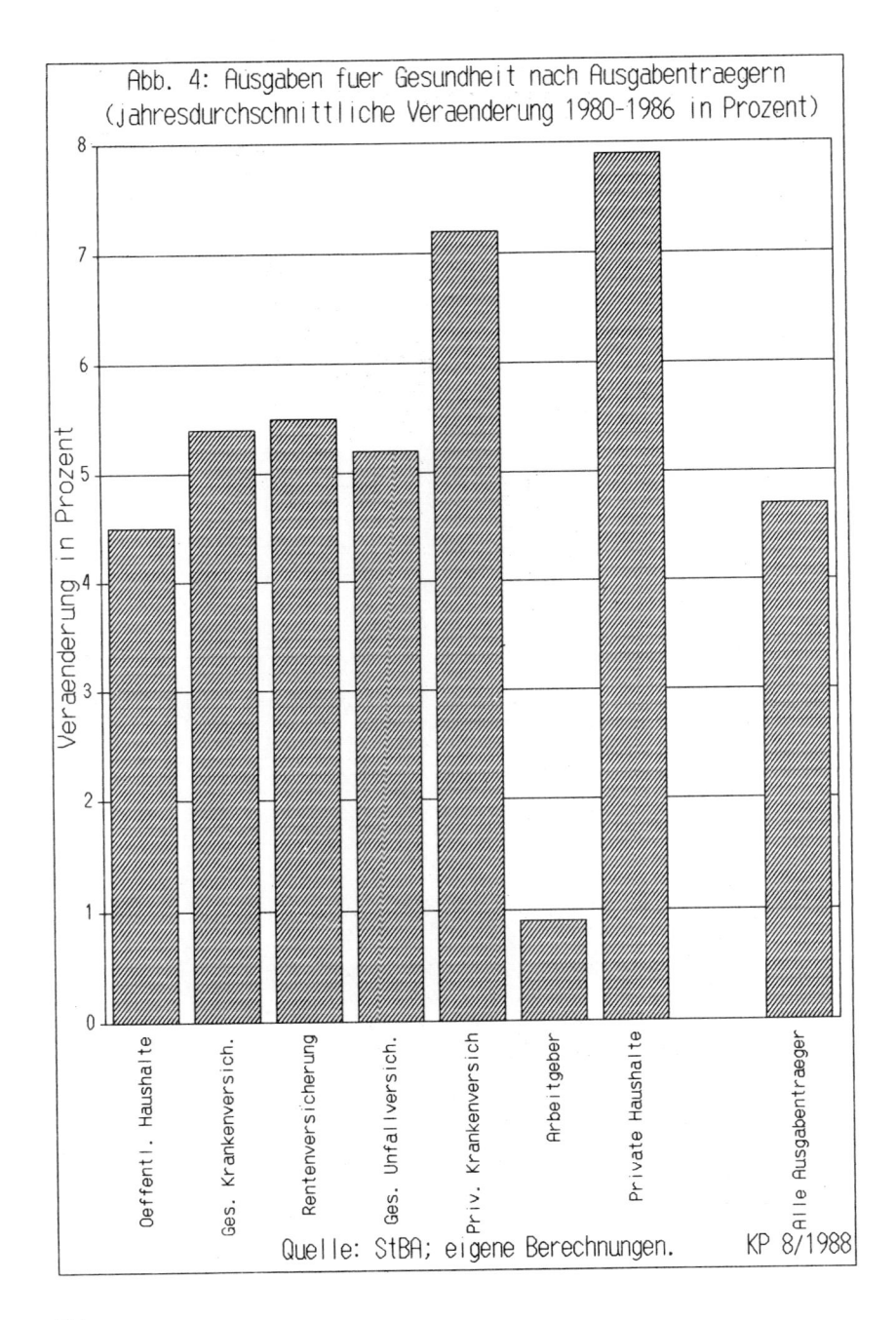

Abb. 4: Ausgaben fuer Gesundheit nach Ausgabentraegern
(Jahresdurchschnittliche Veraenderung 1980-1986 in Prozent)

Quelle: StBA; eigene Berechnungen. KP 8/1988

Abb. 5: Geschaetzte jaehrliche Einsparungen fuer die GKV bei Realisierung der "Grundsaetze zur Strukturreform" des BMAS (Stand: Dezember 1987) in Mio. DM

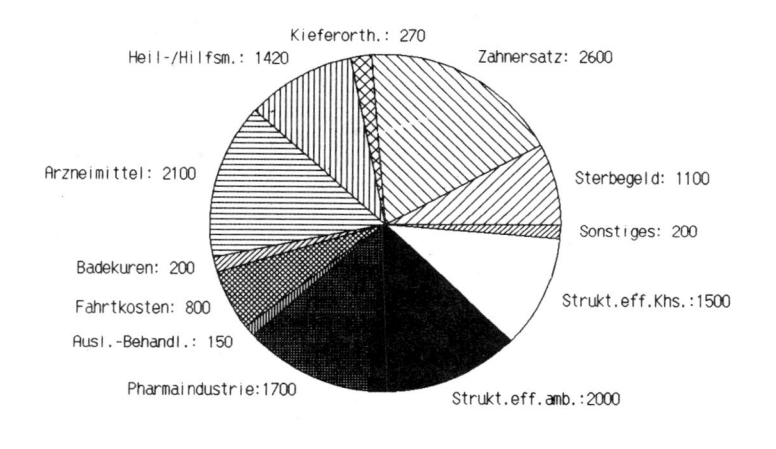

- Kieferorth.: 270
- Heil-/Hilfsm.: 1420
- Zahnersatz: 2600
- Arzneimittel: 2100
- Sterbegeld: 1100
- Sonstiges: 200
- Badekuren: 200
- Fahrtkosten: 800
- Strukt.eff.Khs.: 1500
- Ausl.-Behandl.: 150
- Pharmaindustrie: 1700
- Strukt.eff.amb.: 2000

Quelle: BMAS: Sozialpol. Inform., 8.12.1987   KP

Abb. 6: Angestrebte Verwendung der geschaetzten jaehrlichen Einsparungen der GKV bei Realisierung der "Strukturreform" (Stand: Dezember 1987) in Mio. DM

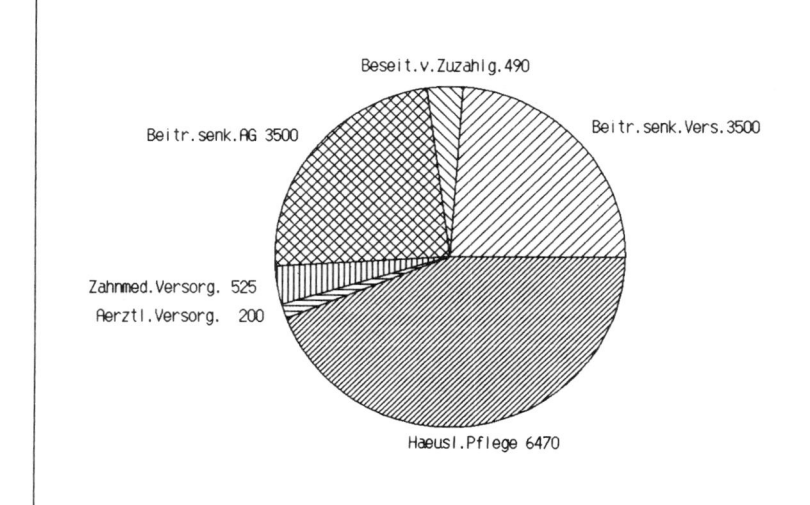

- Beseit.v.Zuzahlg. 490
- Beitr.senk.AG 3500
- Beitr.senk.Vers. 3500
- Zahnmed.Versorg. 525
- Aerztl.Versorg. 200
- Haeusl.Pflege 6470

Quelle: BMAS: Sozialpol. Inform., 8.12.1987   KP

85

FRAUEN, MEDIZIN UND GESUNDHEIT

Cornelia Krause-Girth

Frauen sind in der Medizin in der Mehrheit: Sie stellen etwa drei Viertel aller Beschäftigten und zwei Drittel aller Patienten. Auch außerhalb des Medizinsystems wird Gesundheitsarbeit traditionellerweise überwiegend von Frauen geleistet, ob in Familie oder Nachbarschaft, ehrenamtlich, oder in Selbsthilfe, an vielen Stellen entscheiden Frauen über die "Karriere von PatientINNen". Diese Arbeit ist kaum quantifizierbar. Besonders hoch ist der Frauenanteil überall dort, wo die Arbeit mit Kranken, Behinderten und Pflegebedürftigen schlecht oder gar nicht bezahlt wird, viel Flexibilität und Opferbereitschaft erfordert, wenig Prestige und Anerkennung bringt und schon gar nicht mit Macht und Einfluß verbunden ist. Entsprechend ist der Männeranteil am oberen Ende der Hierarchie im Gesundheitssystem am größten. Dort, wo Qualifikation mit viel Einkommen, Prestige und Macht verknüpft ist, zum Beispiel bei Klinikchefs, Verwaltungsdirektoren, Hochschullehrern, finden sich kaum noch Frauen. Nahezu alle Leitungspositionen werden von Männern besetzt. Sie sorgen für die Erhaltung von Hierarchie und Konkurrenz, Autoritätsfixierung, Dominanz naturwissenschaftlich-technischer Behandlungsmethoden, arbeitsteiliger Spezialisierung, sozialer Ungerechtigkeit, kurz: sie sorgen für die Aufrechterhaltung einer patriarchalischen Medizin. Was tun nun die Frauen dagegen oder wie tragen sie selbst dazu bei? Warum ordnen sie sich so bereitwillig der männlichen Minderheit unter und machen sich in ihrem Handeln von ihnen abhängig? Wieso lassen sie sich als Patientinnen gefallen, nach männlichen Krankheitsvorstellungen diagnostiziert und behandelt zu werden, obwohl sie dadurch - wie sie selbst merken - nicht gesund (im Sinne der WHO) werden? Warum begnügen sie sich als Beschäftigte mit einflußlosen Posten? Warum leisten sie massenhaft entfremdete Arbeit, die sie nicht zufriedenstellt, krank macht, in Krisen stürzt, zu Berufswechsel oder sogar zur Berufsaufgabe veranlaßt? Wie sieht dagegen eine nicht von Männern dominierte Arbeit von Frauen für Gesundheit aus?

Zur Beantwortung dieser Fragen beginne ich mit einer Beschreibung einiger typischer Felder weiblicher Gesundheitsarbeit - in Familie, Ehrenamt, Selbsthilfe und Krankenhaus - um damit zunächst das Verhältnis von Frauen zu Medizin und Gesundheit zu charakterisieren. Im folgenden Diskussionsteil wird nach Ursachen und Veränderungsmöglichkeiten gefragt.

1. Typische Felder weiblicher Gesundheitsarbeit

Gesundheitsarbeit in der Familie

Der größte Teil aller Gesundheitsarbeit findet hier statt und wird in aller Regel von Frauen geleistet. 80 % aller sozial- und gesundheitspflegerischen Dienste werden durch (in der Regel weibliche) Angehörige erbracht (TROJAN 1986a+b). Erst bei speziellen Problemsituationen werden Professionelle zur Behandlung von Leiden und Krankheit in der Familie herangezogen. Vor allem Befindlichkeitsstörungen und Bagatellerkrankungen werden allein in Selbsthilfe bewältigt. Die familiäre Gesundheitsarbeit von Frauen umfaßt die Versorgung akut Kranker, wie die kontinuierliche Betreuung chronisch Kranker und pflegebedürftiger Angehöriger, Nachbarn und Freunde. Eine Erhebung bei 5.000 häuslichen Pflegefällen, die Sozialhilfe erhielten, zeigte, daß nur ein winziger Bruchteil (30 %) von professionellen Pflegekräften versorgt wurden, 8 % von Nachbarn und der Rest von Angehörigen. Nach einer Haushaltsbefragung erhielten nur 5 % der hilfebedürftig Erkrankten eine Betreuung durch professionelle ambulante Pflegedienste und das waren im wesentlichen Frauen in Ein-Personen-Haushalten (LEITNER und PINDING 1978). Die familiäre Gesundheitsarbeit von Frauen und Müttern ist in der Regel unsichtbar und wird eigentlich nur durch solche Felduntersuchungen in ihrem Ausmaß abschätzbar. Von Familienfrauen wird erwartet, daß sie jederzeit ihre sonstigen Tätigkeiten und Interessen zurückstellen zugunsten der Pflege hilfebedürftiger kranker Angehöriger. Somit ist diese Gesundheitsarbeit weder planbar noch in ihrem Ausmaß begrenzbar. Anders ausgedrückt: über ihre familiäre Gesundheitsarbeit haben Frauen keine Verfügungsmacht. Gleichzeitig haben sie einen überwältigenden Anspruch an ihre Tätigkeit: der Maßstab ist das Glück der Familie (FRANKE 1985). Eigene Bedürfnisse nach Entlastung, Unterstützung, Anerkennung, Regeneration, werden kaum formuliert. Werden sie dagegen selbst krank, sind sie oft auf professionelle Hilfe angewiesen. Die reale Begrenzung der eigenen Fähigkeiten, gepaart mit der Unfähigkeit, Grenzen zu ziehen und realistische Ansprüche zu stellen, verursachen oft Versagens- und Schuldgefühle, die wiederum vermehrte Opferbereitschaft zur Folge haben können. Für die eigene Regeneration von Frauen gibt es in der Familie kaum Räume oder diese werden nicht genützt, weil sie gegen die Familie durchgesetzt werden müßten, oder weil die innere Fähigkeit, etwas für sich zu tun, nicht besteht. Wenn etwas nicht stimmt in der Familie, fühlen sich in der Regel die Frauen verantwortlich und oft sogar schuldig. Diese Haltung wird durch die Werbung täglich bestätigt. Nach den wenigen differenzierten Untersuchungen über Erkrankungen von Hausfrauen scheinen sie einer Vielzahl gesundheitlicher Belastungen ausgesetzt und keineswegs gesünder zu sein als erwerbstätige Frauen (vgl. BARTHOLOMEYCZIK 1983, KANDEL u. a. 1985, SIEBEL 1985).

Unbezahlte Arbeit in freien Wohlfahrtsverbänden und Selbsthilfeorganisationen

In diesem Bereich leisten Frauen vorwiegend "ehrenamtliche", d. h. unbezahlte Arbeit in ungeschützten, ungesicherten Arbeitsverhältnissen, vorwiegend im Bereich sozialer und gesundheitlicher Dienstleistungen. Zwei Drittel der dort Tätigen sind Frauen. Die Wohlfahrtsverbände (Paritätischer Wohlfahrtsverband, Rotes Kreuz, Caritas usw.) und großen Selbsthilfeorganisationen (z. B. Rheumaliga) sind in der Regel noch deutlicher hierarchisch-patriarchalisch strukturiert als Industrie und Öffentlicher Dienst: Die einflußreichen Leitungspositionen, die mit Ansehen und wirklicher *Ehre* und oft auch finanzieller Entschädigung verbunden sind, werden überwiegend von Männern besetzt, während die eigentliche soziale und Gesundheitsarbeit als Dienst am Nächsten von Frauen unbezahlt vorgenommen wird. Insgesamt waren 1981 in der freien Wohlfahrtspflege ca. 1,5 Millionen ehrenamtliche MitarbeiterINNEN tätig, die eine volkswirtschaftliche Leistung von ca. 2 - 3 Milliarden DM erbrachten (NOTZ 1985). Seit der konservativen Wende wird versucht, die Streichung von Arbeitsplätzen im Gesundheits- und Sozialbereich mit dem Ausbau unbezahlter Arbeit zu kompensieren. Mit Selbsthilfeförderung und -initiativen, wie "Reden ist Silber, Helfen ist Gold", wird versucht, noch mehr Frauen für diese Arbeit zu gewinnen. Die typische ehrenamtliche Mitarbeiterin läßt sich wie folgt beschreiben:

"Es ist die Frau im Durchschnittsalter von 53 Jahren. Sie ist häufig religiös, wohnt in einer Stadt von 50.000 Einwohnern und ist mit einem überdurchschnittlich gut verdienenden Mann (Beamter, Angestellter) verheiratet. Mit ihrer Ehe ist sie einigermaßen zufrieden, die Kinder sind bereits über 15 Jahre alt. Sie hat keine Berufsausbildung, ist Hausfrau, lebt vom Einkommen ihres Mannes und investiert mindestens 20 Stunden im Monat für ehrenamtliche Arbeit.... Dreiviertel der Frauen kommen zumindest für einen Teil der entstehenden Kosten selbst auf bzw. sind auch in dieser Hinsicht vom guten Willen ihres Ehemannes abhängig. Sie ist zwar unfall- und haftpflichtversichert, nicht aber sozialversichert." (NOTZ 1985, S. 112)

Nachdem ihre Familienarbeit abgenommen hat, setzen diese Frauen die in der Familie ausgeübten Tätigkeiten im öffentlichen Bereich fort, manchmal in der Hoffnung, dadurch den Weg in die Erwerbstätigkeit zu finden, in der Regel jedoch ohne Hoffnung und ohne jeden Anspruch auf einen bezahlten Erwerbsarbeitsplatz. Sie fühlen sich unausgefüllt und einsam, suchen soziale Kontakte und Anerkennung und haben den Wunsch nach beruflicher Erfahrung. Während ehrenamtliche Arbeit für Frauen damit oft *Ersatz* für Lohnarbeit ist, bedeutet sie für Männer in aller Regel etwas *Zusätzliches* und Prestigeverbundenes. Den Frauen vermittelt die Arbeit das Gefühl sozialer Partizipation und gesellschaftlicher Nützlichkeit. Eine historische Betrachtung der "Frauenarbeit zum Nulltarif" (NOTZ 1985) zeigt ihre Abhängigkeit von der jeweiligen ökonomischen gesellschaftlichen Situation. Zu Zeiten der Vollbeschäftigung werden große Teile der ehrenamtlichen Arbeit professionalisiert und dann auch von Männern ausgeführt, in Zeiten der ökonomischen Krise wird der Abbau von Arbeitsplätzen durch Ausweitung ehrenamtlicher Arbeit auf Kosten der Frauen zu kompensieren versucht. Gesellschaftlich durchsetzbar ist das ganze nur aufgrund gänzlich fehlender Solidarisierung bezahlter und unbezahlter Arbeitskräfte in diesem Bereich und der überwiegend fehlenden Politisierung der dort tätigen Frauen! Inhaltlich richtet sich diese Gesundheitsarbeit vorwiegend auf Pflege, Rehabilitation und die psychosozialen Dimensionen von Krankheitsbewältigung (man denke etwa an die Altenpflege, Besucherdienste im Krankenhaus, Patenschaften für Behinderte usw.). Ähnliche Funktionen hat auch die Arbeit in Selbsthilfeorganisationen, mit dem Unterschied, daß die dort Tätigen in der Regel auch Betroffene sind, das heißt eine gemeinsame Erkrankung haben oder ein gemeinsames gesundheitliches Anliegen (z. B. Aktionskomitee Kind im Krankenhaus und andere Elterninitiativen). Auch hier gilt weitgehend das Prinzip: die (wenigen) Männer haben das Sagen (in Vorständen und Mitgliederversammlungen), die (vielen) Frauen haben die Arbeit (an der Basis).

Gesundheitsarbeit in Selbsthilfegruppen und Gesprächsgemeinschaften

Nur etwa 1 % der Bevölkerung ist in gesundheitsbezogenen Selbsthilfegruppen und -organisationen tätig, davon gut zwei Drittel Frauen (TROJAN 1986b). Selbst in Problembereichen, wo Selbsthilfegruppen lange etabliert sind und professionell gefördert werden (z. B. beim Alkoholismus), sind nur 50 % der Betroffenen in Selbsthilfezusammenschlüssen organisiert (TROJAN 1986a). Ich möchte mich hier auf die Selbsthilfegruppen und Gesprächsgemeinschaften beschränken, in denen Frauen gemeinsam etwas *für sich* tun (nicht für andere). Oft finden sie hier erstmalig aus ihrer passiven fatalistischen und oft selbstzerstörerischen Umgangsweise mit eigenen Gesundheitsproblemen heraus und versuchen eine kollektive Problembearbeitung. Oft ist das Motiv für die Teilnahme Einsamkeit oder einfach fehlende Unterstützung von Seiten der Familie. In der Gruppe erleben sie "gemeinsam sind wir stärker", lernen oft zum ersten Mal, regelmäßig etwas für sich selbst zu tun, indem sie sich zum Beispiel die Zeit für wöchentliche Treffen nehmen. Sie erfahren, daß sie ernst genommen werden, wenn sie über sich sprechen, werden sich ihrer selbst bewußt und entwickeln dabei Selbstbewußtsein, und lernen, ihre Handlungsspielräume zu erweitern. Nach ein- bis zweijähriger regelmäßiger Arbeit in Gesprächsselbsthilfegruppen mit begrenzter Teilnehmerzahl (bis 12) können sich ähnliche Bewußtseins- und Verhaltensänderungen bei den Mitgliedern zeigen wie in einer professionell geleiteten analytischen Gruppentherapie (DAUM 1984). Auch in krankheits- und symptomorientierten Gesprächsgemeinschaften (z. B. von übergewichtigen Frauen) setzt sich sehr schnell ein nicht-medizinisches ganzheitliches Verständnis von Gesundheit und Krankheit durch. Das anfänglich oft ausschließliche Ziel der Symptombeseitigung wird im Prozeß des "Sich-selbst-akzeptieren-Lernens mit dem Symptom" zunächst unwichtiger. Statt dessen entsteht das Bedürfnis, das Symptom im Zusammenhang mit der eigenen biographischen und aktuellen Lebenssituation zu begreifen. Damit ändern sich auch die Vorstellungen von "Behandlung". Eine Übergewichtige hat das nach knapp einjähriger Teilnahme an einer Gesprächsgemeinschaft etwa so formuliert:

"Nach 20 Jahren Quälerei mit Diäten und 300 KG rauf und runter habe ich in meiner Gruppe vor allen Dingen das Ziel, zu begreifen, *warum* ich immer so viel essen muß. Wenn ich das weiß, wird das Essen irgendwann weniger wichtig sein. Für mich bedeutet Frau- sein Pflicht und Mann-sein Recht. Das habe ich in der Gruppe (nur Frauen) begriffen. Und dort kann ich mich endlich mal so zeigen, wie ich bin, statt den Erwartungen meiner Umwelt dauernd entsprechen zu wollen. Ein Grund für mein Übergewicht ist doch, daß ich mich ewig angepaßt habe an die Wünsche anderer, und alles, was mir nicht paßte, in mich reingefressen habe und mich trotzdem nie wohlgefühlt habe dabei..."

Für mich sehr verblüffend ist, daß sich bei den TeilnehmerINNEn solcher Gesprächsgemeinschaften nach längerer Zeit ein fast psychoanalytisches Verständnis ihrer Symptome durchsetzt und auch die Bearbeitung der Probleme in Richtung auf Entwicklung der Subjektivität und Aufdeckung der unbewußten, biographischen und sozialen Bedeutung der Symptome geht. Die Erkenntnis der zitierten Übergewichtigen entspricht der psychoanalytischen Auffassung, nach der Erkranken bedeutet, daß

"lebensgeschichtliche und/oder aktuelle Konflikte aufgrund einer von Betroffenen als Ohnmacht empfundenen Machtkonstellation vermittels Ausweichen in ein Phänomen mit klassischem Krankheitswert verwandelt werden". (HORN u.a. 1983, S. 33)

Schwer verstehbar und zum Teil auch deprimierend ist für mich die Feststellung, daß das ganze in den Gesprächsgemeinschaften zur Sprache kommende Wissen und die Erkenntnis der Funktion eigener Krankheiten als Vermeidung, Scheinlösung oder Anpassung in aller Regel keine Politisierung zur Folge haben. Wie bei sehr "selbsterfahrenen" oder "erfolgreich therapierten" Frauen beschränken sich die Folgen ihrer Selbsterkenntnis vorwiegend auf die individuelle private Lebenssituation. Subjektiv selbstbestimmter richten sie sich freiwillig in den als unveränderbar wahrgenommenen gesellschaftlichen Unterdrückungsverhältnissen ein und suchen sich soziale Nischen zu ihrer Selbstverwirklichung. Obwohl Frauen über Selbsthilfegruppen zum Teil viel Emanzipation für sich erreichen und ihre Beziehungen zu Familie, ArbeitskollegINNen und ÄrztINNen deutlich verändern, ändert sich doch kaum etwas an ihrer gesellschaftlichen Position, und von einer verallgemeinerten Handlungsfähigkeit (im Sinne von HOLZKAMP 1983, s. HAUG und HAUSER 1986) sind sie weit entfernt.

Professionelle Gesundheitsarbeit von Frauen

Beispielhaft sollen nur zwei Arbeitsbereiche von Frauen herausgegriffen werden: der Beruf der Krankenschwester und der der Ärztin.
Der *Pflegedienst* ist ein traditioneller Frauenarbeitsbereich, der lange Zeit für Männer uninteressant und in Gesundheits- und Humanisierungsforschung besonders vernachlässigt war (STAHN-WILLIG 1987). Das dürfte erklären, warum bisher keine Arbeitsschutzbestimmungen bestehen, die den Frauen körperliche Schwerstarbeit (wie Heben und Tragen von PatientINNen) verbieten wie in der Industrie, und sie vor ungünstigen Arbeitszeitregelungen schützen, wie vor Nacht- und Schichtarbeit und nicht-geregelten Ruhe- und Erholungspausen.

Den erheblichen gesundheitlichen Belastungen (vgl. BARTHOLOMEY-CZIK 1983) korrespondiert aus gleichem Grunde keine angemessen hohe Bezahlung. Nicht die Arbeitsinhalte stellen die Grundlage der finanziellen und sozialen Bewertung von Arbeit dar, sondern die Tatsache, daß es sich um einen Frauenberuf handelt, in dem frauenspezifische Fähigkeiten gefordert werden.

"Krankenpflege und Frau-sein werden gleichgesetzt. Demut, Unterordnung und Aufopferung zum Wohle der Pflegebedürftigen beschreiben traditionell das weibliche Selbstverständnis, zu dem Ansprüche auf angemessene Entlohnung, geregelte Arbeitszeit usw. im Widerspruch stehen." (STAHN-WILLIG 1987, S. 7)

In dem Moment, wo Männer in diese Berufsbereiche drängen, verändern sich Professionalisierungsgrad, Sozialprestige und die Entlohnungsformen. Sie müssen die von Frauen selbstverständlich erwarteten Fähigkeiten systematisch erlernen und dementsprechend bezahlt bekommen. Die Unterbewertung der Frauenarbeit in Haus und Familie setzt sich in der Unterbewertung weiblicher Fähigkeiten in Frauenarbeitsbereichen solange fort, bis Männer um diese Arbeitsplätze konkurrieren. Durch die gegenwärtige Sparpolitik und die Rationalisierungsmaßnahmen mit zunehmender Spezialisierung und Technisierung des Pflegebereiches verschlechtern sich die Chancen und Bedingungen weiblicher Pflegekräfte zusätzlich (vgl. GOTTSCHALL 1986). Der von ihnen in den 70er Jahren erhobene und gewerkschaftlich getragene Anspruch auf ganzheitliche qualifizierte Pflege, durch die eine Humanisierung für PatientINNen und Pflegepersonal erreicht werden sollte, blieb im Kampf um die Erhaltung von Arbeitsplätzen ziemlich auf der Strecke. Diesbezüglich haben Krankenschwestern kaum die Möglichkeit, ihre Tätigkeit entsprechend ihrem eher ganzheitlich psychosozialen Gesundheitsverständnis auszurichten, sondern sind auf partialisierte Pflegefunktionen am Patienten-(objekt) und Symptombeseitigung reduziert. Aus dieser Position ist für eine verständnisvolle Auseinandersetzung mit den Gesundheitsproblemen der PatientINNen kein Raum und eine Solidarisierung mit ihnen ist nahezu unmöglich (vgl. BRENNER in diesem Band).

Technisierung, Konkurrenz und arbeitsteilige Spezialisierung der Medizin bewirken auch für *Ärztinnen* verringerte Möglichkeiten, ihre eigenen Vorstellungen vom Dienst am Menschen zu verwirklichen. Vielmehr scheint die Vereinzelung in dieser Männerdomäne und das absolute Vorherrschen eines organismisch-naturwissenschaftlichen Krankheitsverständnisses sie in Berufsrollen zu zwingen, die besonders widerspruchsvoll und persönlich belastend und das heißt auch gesundheitsgefährdend sind. Der Druck auf Übernahme herrschender männlicher Normen und die Verleugnung ihrer mit der weiblichen Sozialisation erworbenen Fähigkeiten des einfühlenden Verstehens bei Gesundheitsproblemen beginnt für Frauen schon im Medizinstudium. Das anfängliche Fürsorgebedürfnis geht üblicherweise am Ende des Studiums über in eine unkritische, selbstbezogene, oft zynische Einstellung zur ärztlichen Tätigkeit. Während Frauen am Studienbeginn ehrgeiziger als Männer sind und ihr soziales Mitgefühl wächst, sind sie am Studienende deutlich problembeladener und depressiver als Medizinstudenten (HEIM und WILLI 1986, S. 13 f.). Manche sind sowohl im Bezug auf Erfolg als auch auf Mißerfolg ängstlicher. Um Erfolg zu haben, müssen sie mehr leisten, und riskieren dann, als unfraulich angesehen zu werden. Daher verwundert es nicht, daß unter den Studienabbrechern doppelt so viele Frauen wie Männer sind, obwohl sie diese leistungsmäßig übertreffen! Hauptgrund ist keineswegs Schwangerschaft und Familienarbeit, sondern:

1. die persönliche Motivation zum Studium (die Erfahrung schwerwiegender Erkrankung bei Menschen der eigenen Umgebung),
2. Kontaktschwierigkeiten zu anderen Medizinstudenten,
3. Prüfungsangst, depressive Reaktionen auf Durchfallen,
4. Angst vor der beruflichen Tätigkeit als Ärztin! (vgl. HEIM und WILLI 1986, S. 6).

Der in der Medizin übliche rationalisierende und intellektualisierende Umgang mit Menschen zeigt sich auch bei persönlichen und familiären Problemen. Ärztinnen wie Ärzte können sich selbst kaum als hilfsbedürftig und schwach sehen und verschieben das Bedürfnis nach Fürsorge und Liebe oft auf PatientINNen (beschrieben zum Beispiel im "Helfersyndrom" von SCHMIDBAUER 1977). Eigene Krankheitssymptome nehmen ÄrztINNeN verspätet wahr, so daß ihr Gesundheitszustand dementsprechend schlecht ist: koronare Herzerkrankungen, Apoplex, Diabetes, psychische Störungen, Suizide, Alkohol- und Medikamentensucht, sind bei ihnen häufiger als in der Normalbevölkerung. Im Vergleich zu ihren Kollegen haben Ärztinnen aber einen noch deutlich schlechteren Gesundheitszustand! Ihr häufigstes Sterbealter liegt zwischen 45 und 55 Jahren, das heißt es liegt 10 Jahre früher als das ihrer Kollegen und 30 Jahre früher als das der Frauen in der Bevölkerung (vgl. folgende Schaubilder aus FALCK und THIELS 1979).

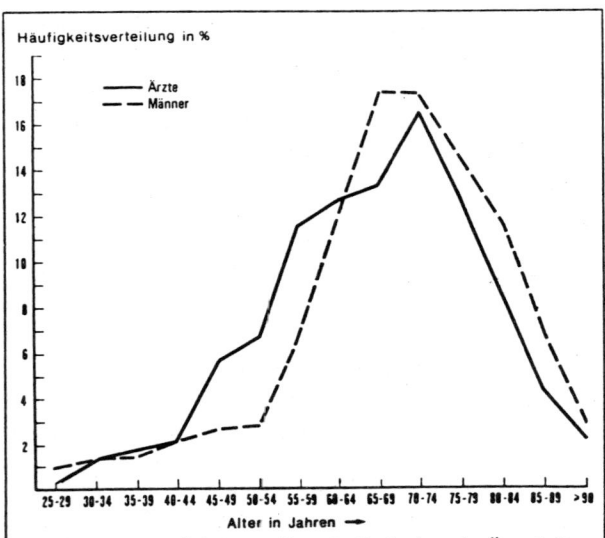

Abbildung 1a. Häufigkeitsverteilung des Sterbealters der Ärzte in Berlin-West 1965 bis 1976 und der Männer der bundesdeutschen Gesamtbevölkerung ab 25 Jahren 1970.

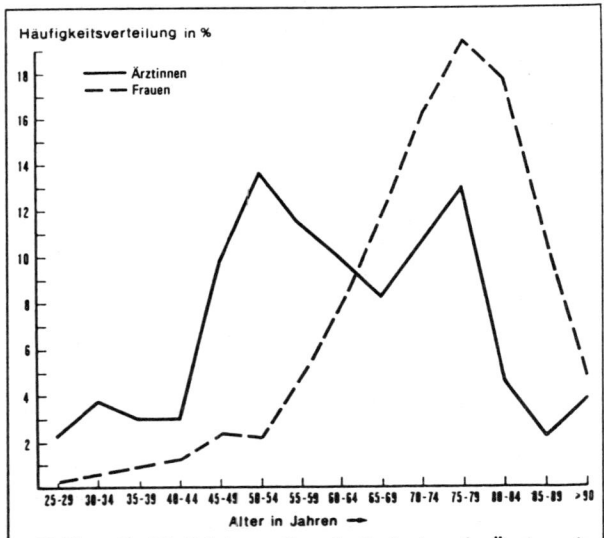

Abbildung 1b. Häufigkeitsverteilung des Sterbealters der Ärztinnen in Berlin-West 1965 bis 1976 und der Frauen der bundesdeutschen Gesamtbevölkerung ab 25 Jahren 1970.

Ihre Suizidrate ist ab dem Alter von 25 bis ins hohe Alter drei- bis viermal höher als die der Durchschnittsbevölkerung, während sie bei Ärzten nur in der Altersgruppe zwischen 45 bis 64 über der der Durchschnittsbevölkerung liegt (CLEMENS und PEINE 1981, zitiert nach WILLI und HEIM 1986).

"Ärztinnen gelten im Vergleich zu ihren Kollegen als einfühlsamer und offener für die psychosozialen Probleme ihrer Patienten. Entsprechend nehmen sie an deren Schicksal besonders intensiv Anteil, was - verbunden mit der Doppelbelastung als Hausfrau und Familienmutter - die verstärkte Neigung zur depressiven Verarbeitung erklären mag." (HEIM 1986, S. 454)

Die deutlich höhere Scheidungsrate von Ärztinnen als von Ärzten (ROSOW und ROSE 1972) verwundert danach nicht. Immerhin bekamen nach einer schweizerischen Untersuchung (ACKERMANN-LIEBRICH u.a. 1983) zwei Drittel der Ärztinnen Kinder und 80 - 90 % blieben trotz Familie im Beruf, allerdings dann oft in Randgebieten oder auf Teilzeitstellen, ohne jegliche Qualifizierungs- oder Aufstiegsmöglichkeit. Aber auch von den Ledigen streben nur sehr wenige überhaupt Krankenhaus- oder Universitätskarrieren an.

2. Ursachen der Unterdrückung - Frauen als Opfer und Mittäterinnen

Selbstverständlich wählen Frauen u.a. solche Berufe, für die sie durch ihre Sozialisation besonders gute Voraussetzungen mitbringen. Schon in der Familie werden sie darauf vorbereitet, sich um das leibliche und seelische Wohl anderer Menschen zu kümmern und dafür verantwortlich zu fühlen, die Bedürfnisse anderer Menschen sensibel wahrzunehmen und eigene Bedürfnisse zugunsten des Wohlbefindens anderer zurückzustellen. Mit dem traditionellen Ideal von Mütterlichkeit übernehmen sie damit eine ganzheitliche Zuständigkeit für die Gesundheit anderer, und zwar Gesundheit im Sinne der Weltgesundheitsorganisation. In den Berufen des Gesundheits- und Sozialwesens verbinden Frauen die Ausübung ihrer in der Familie üblichen weiblichen Helferfähigkeiten mit dem Anspruch auf Erwerbstätigkeit. Im Gesundheitssystem finden sie eine patriarchalische Herrschaftsstruktur vor, wo wie in der Familie Männer bestimmen, was Frauen zu tun haben ("Familiarisierung der Arbeit"). Die inhaltliche Nähe und Ähnlichkeit unbezahlter Familienarbeit und bezahlter Erwerbstätigkeit mag ein Grund für die Anspruchslosigkeit und Unterwerfungsbereitschaft sein, mit der Frauen vor allem in der Medizin arbeiten. Die Bezahlung steht im Widerspruch zum anerzogenen Altruismus und gibt Anlaß zu Schuldgefühlen. Sie scheint einen Beweis fehlender Selbstlosigkeit ihres "Dienstes am Nächsten" zu sein, der doch kaum in Geld aufzuwiegen ist. Nicht nur das in der Familie übliche Verhältnis zum Geld, das der Mann selbstverständlich verdient, über das er verfügt und auf das die Frau eigentlich keinen Anspruch hat, übertragen diese Frauen auf ihre Berufssituation, sondern auch ihr Verhältnis zur Arbeitszeit (vgl. ROMMELSPACHER 1986), weshalb sie sich weder gegen ungünstige Arbeitzeiten mit Überstunden, Schicht- und Wochenendarbeit, noch gegen geringe Entlohnung zur Wehr setzen. Vielleicht auch deshalb, weil viele die Arbeitszeit als erholsamer empfinden als die "freie" Zeit vorher oder nachher in der Familie. Nicht nur die Technisierung der Medizin und der sich verschärfende Arbeitsmarkt, zusammen mit einer frauenfeindlichen Sozial- und Familienpolitik (vgl. KICKBUSCH 1984), sind für die fehlende Gleichstellung von Frauen im Gesundheitswesen verantwortlich, sondern ganz wesentlich die Frauen selbst. Seitdem mehr Männer den Gesundheitsbereich als Arbeitsfeld für sich erschließen und dort ihr Bedürfnis nach Einfluß und Kontrolle durchsetzen, nehmen immer mehr Frauen abhängige untere Positionen ein (GOTTSCHALL 1986, S. 17). Sie folgen in der Wahl ihres Arbeitsplatzes oft "weiblichen Professionalisierungsmustern", was unter anderem bedeutet, daß sie eher abhängig als selbständig arbeiten wollen, daß sie mit Menschen zu tun haben möchten und Beziehungen wichtiger nehmen als Sachinteressen, Einkommen oder Karriere, daß sie sich scheuen vor Konkurrenz, Entscheidungsmacht und öffentlichem Auftreten (vgl. BECK-GERNSHEIM 1981). Sie tragen damit zur Stabilisierung patriarchalischer Herrschaftsverhältnisse ebenso bei wie zur fortschreitenden Familiarisierung der Arbeit.

Sieht man Gesundheit nicht nur als einen Zustand körperlichen, seelischen und sozialen Wohlbefindens, sondern auch als (Ideal-)Zustand der "vollständigen Verfügung eines Individuums über sich selbst" (HORN u.a. 1984), oder als einen Zustand erweiterter Handlungsfähigkeit (im Sinne von HOLZKAMP 1983), so ist klar, daß Frauen häufiger krank sind als Männer. Die gleichen Faktoren, die es der einzelnen Frau so außerordentlich schwer machen, gesund zu sein, verhindern auch die Durchsetzung einer feministischen Perspektive in der Gesundheitsarbeit bzw. in der Arbeit von Frauen in der Medizin. Eine Arbeit im wohlverstandenen Gesundheitsinteresse, durch das sich Wohlbefinden und Handlungsfähigkeiten von Frauen vergrößern und ihre Abhängigkeit verringern könnten, findet - wenn überhaupt - nur außerhalb der Medizin statt. Allein das Interesse, so zu artikulieren, setzt allerdings das Bewußtsein von der eigenen Unterdrückungssituation voraus - etwas, was weiblicher Identität in der Regel nicht entspricht. Die kritisch-psychologisch orientierten "Argument-Frauen" (z. B. HAUG und HAUSER 1986) versuchen mit ihrer Methode der kollektiven Erinnerungsarbeit die Entwicklung von weiblicher Identität nachzuzeichnen und dabei nach Widerstandspotentialen und behindernden Selbstkonstruktionen zu suchen, d. h. nach Voraussetzungen von Veränderung. Sie stellen fest, daß Frauen das Politikmachen kaum lernen konnten und daß noch wenig klar ist, wie Frauen eine politische Identität erwerben können. Fest steht, daß sie Politik für sich anders definieren als Männer, daß für sie die Grenzen zwischen Familie, Politik, Arbeit und Kultur unklar sind, und daß sie Politik weniger von einem feministischen Standpunkt aus begründen als von einem persönlich individualistischen. Eine vorrangige Aufgabe feministischer Politik wäre demnach, das Politikmachen von Frauen kollektiv zu vermitteln bzw. die Kompetenzen dafür.

"Damit weibliche Problematisierungen in Politik übersetzt werden können, braucht es wohl vor allem alternative Zusammenschlüsse, in denen es ein explizites Ziel ist, das "für sich" und das "für andere" zusammenzubringen" (INNSBRUCKER AUTORINNEN-KOLLLEKTIV 1986, S. 120).

Die Frage der Autorinnen nach Stützpunkten für Gesellschaftseingriffe und -veränderungen sollte auch an psychoanalytische Erklärungen weiblicher Identität gestellt werden. In ihnen wird die gesellschaftlich geprägte frühe Mutter-Kind-Beziehung für die Form der Identitätsbildung verantwortlich gemacht. Die nicht-autonome Mutter, auf die die Kinder in der Kleinfamilie hauptsächlich angewiesen sind, vermag auch die psycho-physische Autonomie der Tochter kaum zu fördern. Üblicherweise kontrollieren Mütter Sexualität, Handlungs- und Bewegungsspielräume von Mädchen weit mehr als den von Söhnen und verhindern auch deren Loslösung stärker. Mit der Vermittlung der eigenen selbstentwertenden inneren Struktur verhindern sie eine eigenständige psychosexuelle Identität der Töchter, und legen die Basis für eine Idealisierung der väterlichen Potenz und Unabhängigkeit und die Internalisierung patriarchalischer Herrschaftsverhältnisse.
In solchen psychoanalytischen Beschreibungen werden Frauen als Mütter für die fehlende Autonomie von Frauen als Töchtern verantwortlich gemacht. Dabei sind nahezu alle psychoanalytischen Beschreibungen und Erklärungen weiblicher Identität blind für ihre eigene patriar-

chale Prägung und liefern dadurch weder in der Theorie noch für die Praxis Überwindungswege patriarchaler Herrschaftsstrukturen und keine Grundlagen für feministische Politik. In der analytischen Literatur und leider auch von sehr vielen Analytikerinnen werden Frauen nicht als handelnde Subjekte gesehen, sondern werden weitgehend auf eine frauenfeindliche Mutterrolle festgelegt. Für die Entwicklungsbehinderungen der Kinder werden die Mütter verantwortlich gemacht, ihre eigenen Entwicklungsbehinderungen und -wünsche (!) werden ignoriert. REDDEMANN spricht in diesem Zusammenhang vom "Phänomen der Selbstsabotage" der Frauen, die es den Frauen erspart, sich mit ihrem Haß, ihrer Trauerarbeit und Nein-Sagen zu beschäftigen. Deshalb müßten sich gerade Therapeutinnen damit beschäftigen, "welche Spuren das Unbewußtmachen der Aggression gegen die Herrschenden in ihrem Unbewußten hinterlassen hat" (REDDEMANN 1988), mit der Folge, daß die wahren Herrschaftsverhältnisse verleugnet und idealisiert werden.

In der Helferrolle drehen die Frauen den Spieß um und wissen ihre Schützlinge von sich abhängig und üben auf subtile Weise Herrschaft aus (vgl. BRENNER in diesem Band). Diese Form der Beziehung, von SCHMIDBAUER im "Helfersyndrom" beschrieben, verhindert Entwicklung und Gesundheit auf beiden Seiten - auf Seiten der Helferin (Ärztin, Krankenschwester usw.), wie auf Seiten der Patientin. SCHMIDBAUER sieht in dem Bedürfnis, zu helfen, die Abwehr der eigenen Bedürftigkeit nach Liebe, Zuwendung und Anerkennung und führt dies auf die in der Kindheit erfahrene Ablehnung und narzißtische Kränkung zurück. Die Erfahrung schmerzhafter Abhängigkeit von den verwehrenden oder ablehnenden Eltern in der Kindheit führt zu einer Vermeidung gleichberechtigter oder weiterer abhängiger Beziehungen. Statt dessen suchen HelferINNEN nach Beziehungen, in denen sie andere von sich abhängig machen oder abhängig wissen und die Kontrolle über die Beziehung behalten. Das geringe Selbstwertgefühl wird durch die Dankbarkeit, Anerkennung, aber auch Abhängigkeit der PatientINNen weniger spürbar, aber kaum dauerhaft verändert.

SCHMIDBAUER ignoriert die Bedeutung geschlechtsspezifischer Sozialisation und ist sich der patriarchalen Prägung seiner eigenen Analyse offenbar nicht bewußt: Er schreibt ausschließlich von Helfern, wendet seine Theorie jedoch in Fallbeispielen genauso auf Frauen an. Er gesteht zwar zu, daß die gesellschaftlichen Verhältnisse nicht unwesentlich sind für die massenhafte Verbreitung von "Helfer-Schützling-Kollusionen" und die Medizin das Helfersyndrom geradezu fördert. Sein Lösungsvorschlag ist jedoch individualistisch: die Therapie der Helfer (was die Helferinnen bei ihm mit einschließt). Nach aller bisheriger Erfahrung - und sehr viele HelferINNEN unterziehen sich einer Psychotherapie - führt die Therapie nicht zur Emanzipation und Partnerschaftlichkeit der helfenden Beziehung. Schon gar nicht hat sich die Arbeitssituation von Frauen in der Medizin dadurch verbessert. Gar nicht so selten ziehen Helferinnen nach einer Therapie die Konsequenz, sich einen neuen Beruf außerhalb von Medizin und Gesundheitswesen zu suchen, das heißt, sie verändern lieber sich selbst radikal als die Verhältnisse.

Durch Therapie, Selbsterfahrung und Selbsthilfe erwerben Frauen zwar ein besseres "Selbst-Bewußtsein", sie nutzen dies jedoch in der Regel ausschließlich zur Besserung ihres eigenen Wohlbefindens und nicht zur Verbesserung der Gesundheit der Frauen (Beschäftigten wie Patientinnen) in der Medizin.

3. Das Verhältnis der Frauen zu ihrer Gesundheit

Arbeit für die Gesundheit anderer gehört zum Leben jeder Frau in jeder Gesellschaft. Das Ausmaß dieser Arbeit ist jedoch abhängig vom Grad der Vergesellschaftung des Reproduktionsbereiches, von der geschlechtsspezifischen Arbeitsteilung und von der herrschenden Gesundheits- und Sozialpolitik. Bei uns vollzieht sich in den achtziger Jahren eine verstärkte Privatisierung dieser reproduktiven Leistungen auf Kosten der Frauen.

In der Familie arbeiten sie bewußt *für das gesundheitliche Wohlbefinden anderer* und sind in ihrem eigenen Glück davon abhängig, daß ihnen das gelingt. Die vielfältigen Belastungen dieser Tätigkeit, verbunden mit gänzlich fehlender Autonomie, haben jedoch häufig Erkrankungen zur Folge. Zu deren Behandlung wenden sich Frauen in der Regel an die Medizin, da sie in der Familie selten Hilfe oder Pflege finden.

Die *"ehrenamtliche" Arbeit* richtet sich ebenfalls auf das Wohlbefinden anderer Menschen, wird von den Frauen selbst jedoch oft als beste Therapie *für ihr eigenes Wohlbefinden* gesehen, als ein Mittel gegen Depressionen, Einsamkeit, und das unerträgliche Gefühl der Nutzlosigkeit. Indem sie ihre Fähigkeiten für andere sinnvoll und anerkannt anwenden können und darüber in begrenztem Rahmen selbst bestimmen können, tun sie auch etwas für ihr eigenes Wohlbefinden, ihre Gesundheit.

Die Vorteile bezahlter *Erwerbstätigkeit* und ökonomischer Unabhängigkeit sind in der *professionellen Gesundheitsarbeit* von Frauen mit oft unbefriedigenden Arbeitsbedingungen, mangelndem Wohlbefinden, persönlichen Krisen und vielfältigen Erkrankungsrisiken verbunden. Weite Bereiche professioneller Frauenarbeit in der Medizin sind in hohem Maße fremdbestimmt, spezialisiert und partialisiert und lassen den Arbeitenden wenig Möglichkeiten zur Entfaltung ihrer Fähigkeiten (vgl. OHM 1986). Gerade im Medizinbetrieb leiden viele Frauen darunter, daß ihnen "für die eigentliche Arbeit am Kranken" viel zu wenig Zeit bleibt und von den eigenen Vorstellungen einer humanen Krankenversorgung erheblich abweicht (JUNG 1987). Der überaus häufige Berufsausstieg ist eine Folge. Die besten Chancen einer gesunden und zufriedenstellenden Arbeit scheinen Frauen im Gesundheitsbereich noch in den un- oder unterbezahlten Positionen von Ehrenamt oder Selbsthilfeinitiativen zu finden. Hier können sie ihre Tätigkeit am weitesten nach eigenen Vorstellungen strukturieren und - wenn es ihnen gelingt - diese mit einem kritischen oder feministischen Anspruch zu verbinden, auch Einfluß auf das Medizinsystem nehmen. Wenn sich überhaupt in den letzten Jahren in der Medizin etwas zugunsten der Gesundheit und Selbstbestimmung der Frau getan hat, so ist dies der Frauenbewegung und der öffentlichen Kritik durch Selbsthilfeinitiativen zu verdanken. Die Arbeit feministischer Frauengesundheitszentren und frauenfreundlicher Organisationen, wie pro familia zum Beispiel, haben nicht unwesentlich dazu beigetragen, daß Frauen ihr Selbstbestimmungsrecht im Bereich von Verhütung, Schwangerschaft und Geburt stärker wahrnehmen und die (überwiegend männlichen) Gynäkologen dazu zwingen, ihren Wünschen mehr und mehr zu entsprechen. Es stimmt sehr nachdenklich, daß die traditionell frauenfeindlichen Strukturen in der Frauenheilkunde (vgl. AMENDT 1985) weniger von den dort tätigen Frauen bekämpft wurden, als von außen durch Patientinnen und nicht-professionalisierte Gesundheitsarbeiterinnen. Gerade diese Arbeit in freien Initiativen und Verbänden, die gesamtgesellschaftlich das stärkste Ausbeutungsverhältnis darstellt, scheint daher der Gesundheit der arbeitenden wie der betroffenen Frauen am nützlichsten. Mit diesem Zustand können sich Frauen wohl kaum zufriedengeben. Ihn zu verändern erfordert jedoch die Auseinandersetzung mit der eigenen Rolle in der Medizin und die Bewußtmachung ihrer Mittäterschaft an der gegenwärtigen Situation.

4. Frauen und Medizin - vom wechselseitigen Mißbrauch zur Gesundheitsarbeit

Frauen sind durch die Medizin in dreifacher Weise benachteiligt: Die

Medizin arbeitet sozial ungerecht, naturwissenschaftlich und patriarchalisch.

1. Als *Klassenmedizin* benachteiligt sie sozial Schwache, chronisch Kranke, Alte und Behinderte, und zwar zunehmend in Zeiten ökonomischer Krisen. Da Frauen in allen Schichten die gesellschaftlich schlechteren Positionen einnehmen, sind sie durch soziale Ungerechtigkeit immer stärker betroffen als ihre Männer.

2. Die herrschende *naturwissenschaftliche Medizin* verhindert, delegiert oder grenzt psychosomatisches Denken und Handeln aus (s. Kap. 1 in diesem Band). Für ganzheitlich orientierte Frauen bietet sie nur entfremdete Arbeit. All die Menschen, deren Leiden sich dem naturwissenschaftlichen Dogma verschließen, werden von dieser Medizin nicht etwa nicht, sondern schlechter und mit weniger Aussicht auf Gesundung behandelt. Das trifft in viel höherem Maße Frauen, da sie die psychosozialen Aspekte ihrer Leiden deutlicher als Männer zum Ausdruck bringen.

3. Die *patriarchalische Medizin* benachteiligt die Frauen dadurch, daß sie den männlichen Patienten voraussetzt und nach wie vor ungebrochen in allen Lehrbüchern zum Bezugspunkt macht, während typisch weibliche Eigenarten ignoriert, abgewertet oder pathologisiert werden. Gleiche Beschwerden werden je nach Geschlecht verschieden diagnostiziert (vgl. FRANKE 1985), bei gleichen Diagnosen wird je nach Geschlecht unterschiedlich behandelt (psychisch kranke Frauen erhalten mehr Psychopharmaka, herzkranke Frauen werden seltener stationär und chirurgisch behandelt und kommen seltener in den Genuß von Anschlußheilbehandlungen).

Die herrschende Medizin sieht Frauen fast nur als Objekte: Entweder als Objekte der Behandlung oder als Objekte der institutionellen Struktur, hierarchischer Beziehungen und Sachzwänge. Subjekte sind - wenn vorhanden - überwiegend männlichen Geschlechts. Je weiter man in der Hierarchie nach unten kommt, je weniger Eigenständigkeit und je mehr Anpassungsfähigkeit die Berufsrolle erfordert, desto größer wird der Frauenanteil.
Diese systematische Benachteiligung der Frauen, die ich auch als Mißbrauch der Medizin an den Frauen bezeichnen möchte, hat tiefe Wurzeln. Schon früh mischt sich die Medizin in das Leben der Frauen -

als den eigentlichen Gesundheitsexpertinnen in Familie und Gesellschaft - ein und macht sie zu ihren Handlangern. Indem sie bestimmten weiblichen Lebensaspekten Krankheitswerte verleiht (z. B. Menstruation, niedrigem Blutdruck, Schwangerschaft, Klimakterium) und sie für behandlungsbedürftig erklärt, bestätigt sie die Rolle der Frau als schwaches hilfsbedürftiges Geschlecht und liefert die ideologische und scheinbar biologische Rechtfertigung für deren gesellschaftliche Benachteiligung.

Die Frauen sind an diesem Prozeß beteiligt. Sie mißbrauchen die Medizin als Patientinnen, um sich der aktiven Auseinandersetzung mit ihren Leidensbedingungen zu entziehen. (Vgl. OVERBECK in diesem Band) Mit der Übergabe der Behandlungskompetenz an die Medizin verzichten sie auf die selbständige Suche nach Lösungen und die Möglichkeit der aktiven Erweiterung ihrer Handlungsfähigkeiten. Statt sich gegen gesundheitsgefährdende Lebensbedingungen zu wehren, bevorzugen sie den gesellschaftlichen Schonraum der Krankenrolle und richten sich als behandlungsbedürftige Objekte in ihren Abhängigkeitsverhältnissen ein. Nur eine Minderheit sucht eigene Wege zur Gesundheit. In Frauengesundheitszentren und Selbsthilfebewegungen übernehmen sie für sich "Selbstverantwortung" und machen sich kompetent in Gesundheitsfragen. Als mündige Patientinnen stehen sie dann der Medizin kritisch gegenüber, machen sich jedoch selten die Mühe, an ihrer Verbesserung aktiv mitzuwirken. Häufiger wenden sie sich resigniert von ihr ab, suchen nach alternativen Heilmethoden und richten sich in gesellschaftlichen Nischen ein.

Die in der Medizin arbeitenden Frauen mißbrauchen die Medizin zur Unbewußthaltung ihrer eigenen Abhängigkeits- und Gesundheitskonflikte. In der Helferinnenrolle verschieben sie ihre Probleme auf die PatientINNen und können dadurch weder zu ihrer eigenen Emanzipation (sprich Gesundheit) noch zu der ihrer Patientinnen beitragen, geschweige denn durch Solidarisierung Einfluß erwerben.

Ohne die Frauen würde die gesamte Medizin nicht funktionieren. Wenn sich etwas verändern soll, dann geht dies nicht ohne die Mehrheit der Beschäftigten und Behandelten, und das sind zweifellos die Frauen. Und wenn sich bisher nichts verändert hat, dann liegt dies auch wesentlich mit an den Frauen.

Um ihr Verhältnis zur Medizin grundlegend zu verändern, müssen Frauen sich zunächst einmal mit den eigenen Behinderungen auseinandersetzen und ein Bewußtsein für ihre Mittäterschaft an der eigenen Unterdrückung durch diese Medizin entwickeln. Ein erster Schritt dazu wäre die Auseinandersetzung mit folgenden Fragen:

Warum arbeiten Frauen so viel häufiger f ü r andere als m i t anderen Frauen? Was verhindert die Solidarisierung der Frauen an ihrem Arbeitsplatz und über ihre Arbeitsfelder hinaus? Und was verhindert die Solidarisierung mit den - oft weiblichen - "Objekten" (Patientinnen, Pflegebedürftigen) ihrer Arbeit ? Warum fällt es ihnen so schwer, in der hilfsbedürftigen oder kranken Frau, f ü r die sie sich zuständig fühlen, ein Subjekt zu sehen; eine Frau, m i t der sie gemeinsame Interessen haben (z. B. an einer humanen Medizin) ? Wie können sie die in der Arbeit für sich erreichten Erkenntnisse und Entwicklungen auch für und mit anderen nutzen? Was hindert sie daran, gemeinsam Einfluß zu nehmen, politisch zu denken und zu handeln ? Wo überall machen sie sich, ohne es zu merken, zu Objekten patriarchaler Herrschaftsverhältnisse?
Und letztlich: Wie können sie Gesundheitsarbeit und feministische Politik so verbinden, daß sie selbst zu Subjekten der Medizin werden ?

LITERATUR

ACKERMANN-LIEBRICH, U. u.a.(1983): Schweizer Ärztinnen.Huber, Bern.
AMENDT, G. (1985): Die bevormundete Frau oder die Macht der Frauenärzte. Fischer-Verlag, Frankfurt.
BADURA, B.; v. FERBER, C. (Hrsg.) (1981): Selbsthilfe und Selbstor-ganisation im Gesundheits-wesen. Oldenbourg, München.
BARTHOLOMEYCZIK, S. (1983): Was kann sozialmedizini-sche Forschung zum Gesundheitszustand von Frauen sagen ? in: Arbeit Frauen, Ge-sundheit. Argument-Verlag, Berlin: 16 - 27.
BECK-GERNSHEIM, E. (1981): Der geschlechtsspezifische Arbeitsmarkt. Ideologie und Realität von Frauenberufen. Campus, Frankfurt.
CLEMENTS, W. M.; PAINE, R. (1981): The familiy physicians family. J. Fam Practice Nr. 13: 105 - 112.
DAUM, K.-W. (1984): Selbsthilfegruppen. Psychiatrie-Verlag, Rehburg-Loccum.
FALCK, H.; THIELS, C. (1979): Das Sterbealter der Ärzte in Berlin-West und Hessen 1964 - 1976. Med. Klin. 74: 1140 - 1143.
FRANKE, A. (1985): Die Gesundheit der Männer ist das Glück der Frauen. in: FRANKE, A., JOST, J. (Hrsg.): Das Gleiche ist nicht dasselbe. DGVT-Forum, München.
GOTTSCHALL, K. (1986): Frauen auf dem Arbeitsmarkt: Verdrängung statt Integration? WSI-Mitteilungen 8, 1986: 514 - 521.
HAUG, F.; HAUSER, K. (Hrsg.) (1986): Der widerspenstigen Lähmung. Argument-Verlag, Berlin.
HEIM, E. (1986): Die Arzt-Patient-Beziehung. in: HEIM, G.; WILLI, J. (Hrsg.) (1986): Psychosoziale Medizin. Gesundheit und Krankheit in biopsycho-sozialer Hinsicht. Band I und II., Springer Verlag, Berlin-Heidelberg, S. 444 ff.
HOLZKAMP, K. (1983): Grundlegung der Psychologie. Campus, Frankfurt.
HORN, K.; BEIER, C.; WOLF, M. (1983): Krankheit, Konflikt und soziale Kontrolle. Eine emp. Untersuchung subj. Sinnstrukturen. Westdeutscher Verlag, Opladen.

HORN, K.; BEIER, C.; KRAFT-KRUMME, D. (1984): Gesundheitsverhalten und Krankheitsgewinn. Zur Logik von Widerständen gegen gesundheitliche Aufklärung. Westdeutscher Berlag, Opladen.

INNSBRUCKER AUTORENKOLLEKTIV (1986): Widersprüche leben. Stützpunkte weiblicher Identität. in: HAUG u. HAUSER (s.o.): 77 - 121.

JUNG, K. (1987): Krankenschwestern: Mädchen für alles ? in: Demokratisches Gesundheitswesen 6, 1987: 11-14.

KANDEL, D. B.; DAVIES, M. & RAVEIS, V. H.: The Stressfulness of Daily Social Roles for Women: Marital, Occupational, and Household Roles. in: Journal of Health and Social Behaviour 26, 1985, 1: 64 - 78.

KICKBUSCH, I. (1984): Familie als Beruf - Beruf als Familie: Der segregierte Arbeitsmarkt und die Familiarisierung der weiblichen Arbeit. in: KICKBUSCH, I.; RIEDMÜLLER, B. (Hrsg.): Die armen Frauen. Frauen und Sozialpolitik. Suhrkamp, Frankfurt: 163 - 178

LEITNER, K.; PINDING, M. (1978): Repräsentativumfrage zur häuslichen pflegerischen Versorgung. Berlin: zit. nach Badura & v. Ferber, 1981.

NOTZ, G. (1985): Frauenarbeit zum Nulltarif. Von der ehrenamtlichen Tätigkeit zur Professionalisierung und zurück. in: FRANKE, A.; JOST, I. (Hrsg.) (1985): Das Gleiche ist nicht dasselbe. DGVT-Forum C, Steinbauer und Rau, München: 106 - 121.

OHM, C. (1986): EDV in der Pflege: Krise einer beruflichen Identität ? in: Technologie und Medizin. Argument-Verlag, Berlin: 97 - 123

ROMMELSPACHER, B. (1986): Zukunft des Helfens - Zukunft der Frauen? Zur professionellen Identität von Frauen in psycho-sozialen Berufen. in: KLEIBER, D., ROMMELSPACHER, B. (Hrsg.): Die Zukunft des Helfens. Beltz, Weinheim u. München: 161 -183

REDDEMANN (1988): Psychoanalytische Bemerkung zum Feminismus. Vortrag am Sigmund Freud-Institut, Frankfurt a.M.

ROSOW, I.; ROSE, K. D. (1972): Divorce among doctors. J. MARR. FAM. 34: 587.

SCHMIDBAUER, W. (1977): Die hilflosen Helfer. Über die seelische Problematik der helfenden Berufe. Rowohlt, Hamburg.

SIEBEL, M. (1985): Ehe und Familie. Zur Situation der Frau in der Familie. in: Emanzipation in der Krise ? Materialien zur Lebenslage der Frauen. Hrsg. vom Arbeitskreis Frauenfragen des IMSF. IMSF, Frankfurt: 210 - 225.

SÖRGEL, A. (1985): Frauenarbeit im informellen Sektor. in: Emanzipation in der Krise ? Materialien zur Lebenslage der Frauen. Hrsg. vom Arbeitskreis Frauenfragen des IMSF. IMSF, Frankfurt: 101 - 110.

STAHN-WILLIG (1987): Arbeitsbedingungen und Gesundheitsbelastungen von Frauen. Thesenpapier WSI-Kongreß, Gelsenkirchen, am 17.02.1987.

STEINBERG, A. (1985): Strukturdaten zur Frauenerwerbstätigkeit. in: Emanzipation in der Krise ? Materialien zur Lebenslage der Frauen. Hrsg. vom Arbeitskreis Frauenfragen des IMSF. IMSF, Frankfurt.

TROJAN, A. (1986a): Selbsthilfe - Eigenkompetenz - Mitbestimmung in der Gesundheitssicherung. Beitrag für das Gesundheitsmemorandum (unveröffentlicht).

TROJAN, A. (Hrsg.) (1986b): Wissen ist Macht. Eigenständig durch Selbsthilfe in Gruppen. Fischer-Verlag: Frankfurt

DAS "KRÜPPELPROBLEM":
Von der Ausgrenzung zur Integration Körperbehinderter.
- Ein Beitrag zur Sozialgeschichte der Orthopädie -

Klaus-Dieter Thomann

Die Integration Behinderter ist ein humanitäres und soziales Ziel, das auch heute noch nicht voll eingelöst ist. Neben der Beseitigung von individuellen und gesellschaftlichen Vorurteilen, der Bereitschaft, Menschen, die "anders" sind zu akzeptieren, gehören auch ökonomische und soziale Rahmenbedingungen dazu, die eine Entfaltung des Behinderten ermöglichen. Der folgende Beitrag soll den Blick auf die Anfänge der Orthopädie und Krüppelfürsorge richten. Er beleuchtet wirtschaftliche und politische Einflüsse, die neben humanitären Erwägungen für den Beginn der Integration der Körperbehinderten wesentlich waren.

Behinderung und Ausgrenzung

Vor der Ära der Sozialversicherung führte Krankheit und insbesondere Verkrüppelung zur Verarmung. Verarmung und Verkrüppelung bezeichnen einen Circulus vitiosus, aus dem es bis vor 100 Jahren kein Ausbrechen gab. Immerhin konnten Behinderte, die während des Mittelalters in ländlichen Regionen wohnten, ihr Leben einigermaßen fristen, da einfache Arbeiten in der Landwirtschaft verfügbar waren. In den Städten waren diese Verhältnisse ungünstiger. Eine kommunale Gebrechlichenfürsorge existierte nicht, die Behinderten waren sich selbst überlassen und auf Bettelei angewiesen (Fischer 1933, S.77). Die Verhältnisse sollten sich aber zur Zeit der Industrialisierung erheblich verschlechtern. Die Bevölkerung nahm von 1800-1845 um 45 % zu, gleichzeitig erfolgte eine Umschichtung in den beruflichen Tätigkeiten. Die Zahl der gewerblichen Arbeiter nahm um 80 % zu. Handwerk und Industrie integrierten damit den wesentlichen Anteil des Bevölkerungswachstums ohne den Menschen ein ausreichendes Einkommen gewährleisten zu können (Sachße & Tennstedt 1980, S.191). Verbunden war die Umschichtung der Bevölkerung mit einer ausgeprägten Landflucht, die in Deutschland um 1830 einsetzte und ab 1860 deutlich zunahm. 1907 lebten im Deutschen Reich 29 Millionen Menschen - das waren 48 % - außerhalb der Gemeinde ihrer Geburt. In den Großstädten waren um 1900 57 % aller Einwohner "Zugezogene" (Sachße & Tennstedt 1980, S.195).

Die schlechten und auszehrenden Lebens- und Arbeitsbedingungen der mittellosen Bevölkerung in der Städten sind oft beschrieben worden. Die Industriealisierung war verbunden mit einer erheblichen Verschlechterung des Gesundheitszustandes der Bevölkerung (vgl. Mosse & Tugendreich 1913 sowie Fischer 1925). Die immer weitere Ausdehnung des Arbeitstages, unzureichende Ernährung, schlechte Wohnverhältnisse, große Kinderzahl und die mangelnde Hygiene müssen als einige der Faktoren angesprochen werden. Ursächlich waren die schlechten materiellen Verhältnisse. Salomon Neumann (1819-1908) stellte 1848 fest:

"Dass der größte Teil der Krankheiten, welche entweder den vollen Lebensgenuss stören oder gar einen beträchtlichen Teil der Menschen vor dem natürlichen Ziel dahinraffen, nicht auf natürlichen, sondern auf künstlich gezeugten gesellschaftlichen Verhältnissen beruht, bedarf keines Beweises." (zitiert nach Mosse & Tugendreich 1913, S. 195)

Wenn schon Gesunde unter diesen Bedingungen Schaden litten, wie sah es erst mit den Körperbehinderten aus? Sie wurden ausgegrenzt. So forderte der Göttinger Prof. Karl Friedrich Heinrich Marx (1796-1877):

"Mitleid mit Krüppeln und Personen, die an ekelhaften Übeln laborieren, hat sich darauf zu beschränken, für deren angemessenen Aufenthalt in Siechenhäusern mit Garten, die sie jedoch nie verlassen dürfen, zu sorgen. Der widrige Anblick solcher Unglücklichen muß dem öffentlichen Verkehr entzogen bleiben...". (Marx 1876, zitiert nach Valentin 1961, S.219)

Marx dürfte mit seiner Aussage dem "allgemeinen Zeitgeist" entsprochen haben. Menschen mit orthopädischen Leiden galten weithin als unheilbar - und Unheilbare genossen nicht die Pflege in allgemeinen Krankenhäusern. Für sie kam eine Unterbringung allerhöchstens in Heimen mit aufbewahrendem Charakter in Frage. Diese Siechenhäuser waren zum Teil von konfessionellen Einrichtungen, zum Teil von den Kommunen getragen. Nach den verschiedenen Quellen war die Betreuung "damals noch nicht von dem sozialen Geist der Jetztzeit" durchdrungen, wie der preußische Medizinaldirektor Eduard Dietrich 1908 feststellte. Die Unterbringung und Fürsorge der orthopädischen Kranken beschränkte sich

"auf den augenblicklichen Bedarf der Bewahrung und Unterhaltung. Die Krüppel waren Sieche, wertlose Teile der Bevölkerung, an denen man schon genug getan zu haben glaubte, wenn sie vor dem Verhungern und der größten Verwahrlosung geschützt wurden." (Dietrich 1908, S. 80)

Der Anstaltsarzt des Berliner Arbeitshauses, in dem auch orthopädische Patienten untergebracht waren, berichtete um 1850 von der Überfüllung, es

"standen in einem Schlafsaal über 100 Betten dicht aneinander, so daß eigentlich alle in einem Bett lagen, und in der männlichen Hospitalitien-Abteilung waren ungefähr 30 Personen in einem Keller untergebracht".(Leubuscher 1852, zitiert nach Sachße & Tennstedt 1980, S. 317)

Angesichts derartiger Verhältnisse erscheint die Beschreibung eines Reporters der "Gartenlaube" über das gleiche Haus verständlich:

"In einem Winkel (der Totenkammer) standen 2 ärmliche, schwarz angestrichene Särge, welche die sterblichen Reste zweier Tote enthielten, die heute noch begraben werden sollten. Sie hatten ausgerungen, ein Leben voller Elend und Jammer beschlossen; bald werden sie in der kühlen Erde auf dem Armenkirchhof ruhen. Nicht der Tod, sondern das Leben unter solchen Verhältnissen ist das Schrecklichste." (Ring 1857, zitiert nach Sachße & Tennstedt 1980, S. 319)

Der in der Rehabilitation tätige katholische Pädagoge Peter Josef Briefs schrieb, daß man die Verhältnisse nicht als "Vorwurf" gegen die Caritas gelten lassen dürfe, da eine moderne Körperbehindertenfürsorge nicht möglich gewesen wäre. Die Fürsorge im SiNNe der Eingliederung der Behinderten in das Erwerbsleben setze eine leistungsfähige Volkswirtschaft und eine Arbeitsteilung voraus (Briefs 1955). Briefs koppelte damit die effektive Therapie orthopädischer Erkrankungen an die wirtschaftliche Entwicklung. In der Tat führte die Industrialisierung zu einer Konzentration von "ökonomisch nutzlosen" Körperbehinderten in den Städten (vgl. Kaup 1913). Sie wurden für die Bürger zu einem lästigen und häßlichen Problem. Dieses eigentlich inhumane Prinzip der Aussonderung trug in sich bereits "die Lösung" des Behindertenproblems und bereitete ihrerseits den Siegeszug der Orthopädie vor. Durch die Konzentration von Behinderten wurde das Problem überhaupt erst sichtbar. Tausende von Krüppeln lassen sich nicht "Verstecken", sie müssen wenigstens notdürftig ernährt und unterstützt werden und sie fallen ökonomisch auf der "Sollseite" ins Gewicht. Die Verkrüppelung untergrub individuell die soziale Existenzsicherung und belastete die Allgemeinheit. Durch diese doppelte Beeinträchtigung und die Ausgrenzung wurde überhaupt erst ein Anlaß gegeben, den Behinderten effektiv zu rehabilitieren.

Wesentliche Voraussetzungen für die Beseitigung körperlicher Behinderung war die Entwicklung der Orthopädie, die sich ausschließlich das Ziel der Verhinderung oder Heilung von Körperbehinderung gesetzt hatte. Sie konnte nur entstehen, weil Anatomie, Pathologie und Chirurgie die Grundlage bildeten, auf der sich das neue Fach etablieren konnte.

Die Anfänge der Orthopädie

Der therapeutische Nihilismus gegenüber angeborenen orthopädischen Leiden wurde erst mit der Aufklärung überwunden. In ihm spiegelte sich die religiöse Befangenheit, die den menschlichen Körper als ausschließliches, unmittelbares und direktes Werk Gottes ansah. Die eigentliche Geschichte der Orthopädie wurde erst durch die Überwindung derartiger Vorstellungen während der Aufklärung und durch die Abwendung von einem fatalistischen Menschenbild ermöglicht. 1741, ein Jahr vor seinem Tod, prägte der Arzt Nicolas Andry (1658-1742) den Namen "Orthopaedia". Seine Biographie ist charakteristisch für diese Zeit: bis zum 32. Lebensjahr war Andry Geistlicher, erst dann wandte er sich dem Medizinstudium zu (De Palma 1961, Erstausgabe 1743).
In den folgenden Jahrzehnten entstanden in ganz Europa vereinzelt orthopädische Heilanstalten, die auf den Vorstellungen und Empfehlungen Andrys beruhten. Im Jahre 1816 gründete der Messerschmied Johann Georg Heine in Würzburg die erste dieser Einrichtungen in Deutschland.
Die Betreiber dieser Anstalten waren nicht im eigentlichen Sinne "Orthopäden", oft handelte es sich um Kinderärzte, Geburtshelfer, Chirurgen oder auch Laien, die aus der geistigen Strömung ihrer Zeit die Anregungen für ihre orthopädische Tätigkeit nahmen. In den Einrichtungen wurden Kinder mit Klumpfüßen, Schiefhälsen, O-Beinen, Skoliosen und anderen Deformitäten aufgenommen. Durch die Konstruktion von Apparaten, die eine richtende Wirkung auf das wachsende Skelett ausübten, konnten Fehlbildungen langsam, ganz oder teilweise ausgeglichen werden.
Wie sah nun das Patientengut der orthopädischen Einrichtungen bis zur Gründung der späteren "Krüppelheime" aus. Die Berichte der Heilanstalten ermöglichen vielfach eine Analyse der sozialen Zusammensetzung, da die Krankengeschichten häufig mit Namensnennung und Angabe des Berufes des Vaters versehen waren. So ergab sich bei einer Auswertung von Fällen der Orthopädischen Klinik von Julius Konrad Werner (1798-1852) in Danzig, daß 80 % der Patienten aus wohlhabenden Kreisen stammten. Es handelte sich überwiegend um Kinder von Gutsbesitzern, Beamten, Fabrikbesitzern und Kaufleuten (Werner 1852). Nicht anders war die Zusammensetzung des Patientengutes

in der Scheveninger Klinik von J.G. Heine, in der er von 1829 bis 1834 90 Kranke behandelte. Die soziale Herkunft läßt sich eindeutig den herrschenden Kreisen zuordnen, so handelte es sich um Grafen, Bankiers, Barone, Advokaten, Gutsbesitzer, Rentiers, Professoren, Schiffskapitäne, Ober-Einnehmer, Stadträte...usw (Heine 1834). Viele Orthopäden waren sich bewußt, daß die sozialen Verhältnisse die Wirksamkeit ihrer neuen Disziplin hochgradig beeinträchtigten. War es doch nicht nur die soziale Auslese, die lediglich einer kleinen privilegierten Patientenzahl die Errungenschaften der Orthopädie zukommen ließ. Darüber hinaus untergrub die Armut die Gesundheit breiter Teile der Bevölkerung. In vermehrtem Maße waren sie der Rachitis, der Tuberkulose und anderen Infektionskrankheiten ausgesetzt. In einer grundlegenden wissenschaftlichen Arbeit des Orthopäden John Bishop, den "Untersuchungen über das Wesen und die Behandlung der Deformitäten des menschlichen Körpers", die 1853 ins Deutsche übersetzt wurde, umschrieb der Autor diese Problematik:

"...dass unzureichende Nahrung die Gesundheit nachtheilig berührt, giebt jedermann gern zu... . Eine hinreichende Versorgung mit Luft und Wasser in einem erträglich reinen Zustand ist zur Gesundheit ebenso wesentlich, als animalische und vegetabilische Nahrungsmittel. Reine Luft, wiewohl in solchem Überfluß vorhanden, ist nicht allen Personen so zugänglich, als auf den ersten Blick vermutet werden möchte. Die unteren Klassen auf dem Lande wohnen häufig in überfüllten Hütten, niedrigen und feuchten Lagern, umgeben von Pfützen, faulen Vegetabilien und in den großen Städten sind die selben Klassen auf Kellern und engen schlecht ventilierten Zimmern zusammengedrängt. Solche Plätze von Schmutz und Elend sind gewöhnlich die Geburtstätten von Rachitis und Caries und allgemeiner Entformung des Knochensystems." (Bishop 1883, S. 237)

Die Therapie konnte sich in solchen Fällen nicht auf orthopädische Maßnahmen beschränken. Zumindest mußte gleichzeitig die Verbesserung der sozialen Verhältnisse angestrebt werden, denn sonst wären alle rein medizinischen Bemühungen vergebens gewesen.

Noch 40 Jahre später belastete die mangelhafte soziale Situation die Arbeit der Orthopäden. Albert Hoffa (1859-1907), der Begründer der wissenschaftlichen Orthopädie in Deutschland, mußte noch 1891 die Feststellungen Bishops bestätigen (Hoffa 1891, S.46).

Medizinische und soziale Voraussetzungen für eine breite Entwicklung der Orthopädie

Die sozialen Auseinandersetzungen der kommenden Jahrzehnte und das zunehmende Gewicht der Arbeiterbewegung schafften die Voraussetzungen für eine langsame Hebung der Lebens- und Arbeitsbedingungen des 4. Standes und damit der Gesundheit der Betroffenen. Auch die Medizin leistete einen wesentlichen Beitrag zur Überwindung der sozialen Schranken, die ihr bis jetzt gesetzt waren. Der Hauptmangel in der Behandlung orthopädisch Kranker war die lange Verweildauer in den Heilanstalten. Welche Möglichkeiten zu einer Verkürzung konnte es geben? Einerseits wäre eine weitere ambulante Therapie denkbar gewesen, andererseits ließ sich die spezielle orthopädische Behandlung nur effektiv stationär durchführen. Damit wurde eine wirkungsvolle Ausdehnung der Orthopädie erst durch die Einführung des operativen Eingriffs möglich. Georg Friedrich Stromeyer (1804-1876) und Johann Friedrich Dieffenbach (1792-1847) wandten die operative Sehnendurchtrennung in breitem Maße an. Durch eine besondere Operationstechnik konnten sie in der Regel Heilungen ohne Wundinfektionen erzielen. Nach dem Eingriff schloß sich die Apparateversorgung an. Die Konsequenzen waren sowohl medizinisch, als auch sozial 'revolutionär'. Dauerte die Behandlung eines Kindes mit Schiefhals früher zum Teil in stationärer Therapie mehrere Jahre, so konnte das gleiche Leiden jetzt in wenigen Wochen komplett geheilt werden. Stromeyer war sich der Bedeutung des neuen Behandlungsverfahrens für die ärmeren Bevölkerungsschichten vollkommen bewußt. So schrieb er über die Kritiker des operativen Verfahrens:

"Vor einiger Zeit machte mir ein junger Graf den Vorwurf, daß ich zur Heilung der Klumpfüße einer Operation bedürfe, während mein seeliger Vater es verstanden habe, dieselben ohne Operation zu heilen, indem er mir seine völlig wohlgebildeten Füße zeigte, die bei der Geburt ein Paar Klumpfüße gewesen und durch meines Vaters Hilfe auf das Vollkommenste geheilt worden waren. Ich erwiderte ihm indes, daß auch ich noch nie einem neugeborenen Grafen die Achillessehne durchschnitten habe, und daß es diesem so leicht nicht an einem Wundarzte fehlen werde, der ihm auch ohne Operation Klumpfüße heile. Diese kleine Anekdote bezeichnet so ziemlich den gegenwärtigen Stand der Chirurgie in Bezug auf die Contracturen der Füße." (Stromeyer 1838, S. 24)

Stromeyer stellte fest, daß die Kranken, die über einen Wundarzt vefügten und sich dessen Anforderungen unterwarfen auch früher geheilt werden konnten

"während die Mehrzahl ungeheilt bleibt, weil diese Bedingungen fehlen". Selbst wenn der Wundarzt die Kur bei armen Patienten unentgeltlich durchführen würde, so sei der Erfolg bei konservativer Behandlung nicht zu erwarten, er scheitere an der "Indolenz der geringen Classen". (Strohmeyer 1838, S.24)

In der folgenden Zeit erweiterte sich das operative Spektrum.

Einige Jahre später wurde es leichter, Patienten zu operativen Eingriffen zu motivieren; durch die Einführung der Äthernarkose und die Ausschaltung des Schmerzes wurde die Chirurgie "patientenfreundlich". Dieffenbach schrieb 1847:
"Der schöne Traum, daß der Schmerz von uns genommen, ist zur Wirklichkeit geworden. Der Schmerz, dies höchste Bewußtwerden unserer irdischen Existenz, diese deutlichste Empfindung der Unvollkommenheit unseres Körpers, hat sich beugen müssen vor der Macht des Ätherdunstes. Wohin wird, oder wohin kann diese große Entdeckung noch führen. Durch sie ist die halbe Todesbahn zurückgelegt, der Tod hat nur noch sein halbes Grauen". (Dieffenbach 1847, S.1)
Mindestens gleich groß war der Einfluß auf den operativen Eingriff selbst: Mußte der Operateur in der anästhesielosen Zeit größten Wert auf extrem schnelle Eingriffe legen, so erlaubte das neue Verfahren ein sorgfältigeres anatomisches Darstellen und die Vervollkommnung der operativen Technik. Die Chirurgen griffen das Verfahren rasch auf und Dieffenbach konnte 1847 über eine größere Anzahl von orthopädischen Eingriffen berichten, die in vollständiger Schmerzlosigkeit ausgeführt worden waren. Mit der seit 1854 von Friedrich von Esmarch (1823-1908) eingeführten Blutleere, bei der die Extremität ausgewickelt und der Blutstrom durch eine Druckmanschette unterbrochen wird, verbesserten sich die Bedingungen für die Extremitäten-Chirurgie weiter. Den Durchbruch erbrachte die Entdeckung der antiseptischen Eigenschaften der Karbolsäure durch den englischen Chirurgen Joseph Lister (1827-1912) in den 60iger Jahren. Er senkte die Infektionsrate durch Versprühen der Karbolsäure während der Operation. Das Verfahren wies auf die Bedeutung der Keimreduktion hin, die sich durch direkte Keimausschaltung, die Asepsis, noch wirkungsvoller und besser erzielen ließ. In den 80iger Jahren wurde das aseptische Verfahren von Curt Schimmelbusch (1860-1895) ausgebaut. Der Medizinhistoriker Erwin Ackerknecht beschrieb den damit erreichten Fortschritt:
"Antisepsis und Asepsis führten zu einer völligen Erneuerung der Chirurgie und verwandelten die chirurgischen Abteilungen nach Jahrhunderten des Hospitalbrands in Orte, die man in der Hoffnung, sie lebend wieder zu verlassen, betreten konnte." (Ackerknecht, 1967, S.167).

Mit den neuen Entwicklungen der operativen Medizin wurde die konservativen Verfahren zurückgedrängt. Allerdings läßt sich bis in das 20. Jahrhundert hinein eine lebensfähige konservative Orthopädie nachweisen.

Einer der ersten, die operative und konservative Orthopädie miteinander verband war Heimann Wolff Berend (1809-1873), der über 31 Jahre, von 1840 bis 1871 ein orthopädisches Institut in Berlin betrieb. In seiner letzten Mitteilung 1870 zeichnete er noch einmal das ganze Dilemma der Orthopädie nach: Er selbst hatte in den vorausgegangenen Jahren durch Operationen, gymnastische und mechanische Therapie über 4000 stationäre und noch mehr ambulante Patienten geheilt, dabei den Bedarf aber nicht decken können. An den Universitäten gäbe es zwar genügend orthopädisch Kranke, aber kaum "Lehrmittel und Lehrmeister". Es fehlten in den Krankenhäusern Gymnastiksäle, noch nicht einmal Laufbarren wären üblicherweise vorhanden gewesen. Die Patienten mit Erkrankungen und Gelenkverletzungen, bei denen nicht selten eine Ankylose (Versteifung des Gelenkes) eingetreten war, fänden "bei dem Mangel heilgymnastisch-orthopädischer Einrichtungen" kaum je eine Heilung und er resümierte:

"Mit Arbeitsunfähigkeit tritt der Kranke hinaus wenn nicht irgend ein sachkundiger Arzt sich nachträglich seiner annimmt. Nach den "vorliegenden wahrheitsgemäß constatierten therapeutischen Erfolgen heilgymnastisch-orthopädischer Kuren" gäbe es "für den oben geschilderten mangelhaften Standpunkt der Krankenhaushilfe keine Entschuldigung". Dabei stünde die Orthopädie "in ihrer Leistungsfähigkeit keiner anderen Spezialität der Medizin nach." (Berend 1870, S.4)

Es gab kaum einen Orthopäden, der nicht auf die dringende Notwendigkeit hinwies, neue staatliche oder öffentlich unterstützte Institute für alle Bevölkerungskreise zu schaffen und die Orthopädie in Forschung und Lehre an den Universitäten zu verankern. Mit der breiten Anwendung der Orthopädie wären auch günstige volkswirtschafliche Auswirkungen verbunden gewesen. Auch 1890 hatte sich die Situation kaum verändert. Die Orthopäden boten weiterhin die intensive Mitarbeit beim Ausbau ihrer Disziplin im Interesse der Patienten und der Volksgesundheit an, ein Erfolg war ihnen nicht beschieden. Der spätere erste ärztliche Leiter der Hüfferstiftung in Münster, Christoph Temmink, berechnete den volkswirtschaftlichen Verlust, der der Gesellschaft durch Körperbehinderte, die ohne Ausbildung auf Almosen angewiesen waren, entstanden. Er schätzte 500 000 Körperbehinderte in Deutschland, von denen 25 000 arm und pflegebedürftig waren und berechnete die Kosten auf jährlich rund siebenunddreißig Millionen Mark. Er folgerte:

"Diese Zahlen weisen aber mit einer erschreckenden Deutlichkeit auf eine ernste Gefahr hin, von welcher das sozial-politische Leben des Volkes bedroht ist, sie zeigen den Grad der Reduktion an, welchen die Volkskraft erlitten hat, ebensowohl in der Arbeit des Friedens, als in der Wehrhaftigkeit im Kriege. Gewiss, ein Heer von 500 000 Krüppeln im Lande, von denen der zwanzigste Teil zugleich arm und arbeitsunfähig ist,

muß als ein Übel schlimmster Art, als ein Krebsschaden für Staat und Gesellschaft angesehen werden, geeignet, die Macht und den Wohlstand des Volkes tief zu schädigen. Was hilft einem solchen geradezu kolossalen Material gegenüber der winzige Heilapparat von 23 orthopädischen Privatheilanstalten? Während nur der Wohlhabende die Kosten in einer solchen Anstalt zu erschwingen vermag, muß der Arme von vornherein hoffnungslos auf Heilung verzichten.....So fristen die Bedauernswerten ein ödes, trostloses, durch die gezwungene Unthätigkeit verkümmertes und vergiftetes Leben, bis sie ein meist frühzeitiger Tod mitleidig erlöst. Wenn man doch wenigstens begreifen möchte, um wieviel klüger es ist, die einmaligen Kurkosten für einen arbeitsunfähigen Menschen herzugeben, als die Unterhaltskosten für die Dauer eines Lebens zu zahlen." (Temmink 1888, S.IV)
Temmink sah als einzige Lösung die Gründung öffentlicher Heilanstalten, die die "Forderung der Humanität" und das "volkswirtschaftliche Kalkül" in Übereinstimmung bringen könnten. Gleichzeitig forderte er ein "Recht auf Arbeit" für die armen Krüppel. Vielleicht läßt sich die Rolle die Temmink und seine Mitstreiter für den Ausbau der Orthopädie spielten mit der von Ignaz Philipp Semmelweis (1818-1865) vergleichen, der die Bedeutung der Asepsis für die Infektionsverhütung 1847 formulierte, aber, da die Zeit für seine Entdeckung nicht reif war, mit seiner Aussage kein Gehör fand. Zumindest lagen die Gründe für das Schattendasein der Orthopädie nicht in der Medizin, sondern in den sozialen Rahmenbedingungen.

Eine Reihe von Faktoren müssen erwogen werden:

1. Die Landflucht hatte ihr größtes Ausmaß noch nicht erreicht, das Problem der Körperbehinderten in den Städten erschien noch nicht so bedeutend.
2. Der Arbeitsmarkt der Städte konnte den Bedarf an industriellen Arbeitskräften noch durch den Zuzug vom Lande decken, eine intensive Ausschöpfung des Arbeitskräftepotentials war noch nicht erforderlich und wirtschaftlich vergleichsweise zu teuer.
3. Die Einführung der Krankenversicherung (1883) der Unfallgesetzgebung (1884) und der Invalidenversicherung (1889) brachte erst langsam die Bedeutung einer optimalen Behandlung der Erkrankten und Verletzten zum Bewußtsein der Versicherungsträger und der Öffentlichkeit.
4. Militärische Aspekte, der prozentuale Anteil der Untauglichen an dem jeweils ausgehobenen Jahrgang, spielten nach dem gewonnenen Krieg gegen Frankreich keine so wesentliche Rolle, gewannen aber später zunehmend an Bedeutung.

5. Die sozial-politische Diskussion und die diesbezüglichen Auseinandersetzungen hatten noch keine solche Qualität erreicht, daß von daher ein Druck zur Einführung von Behandlungsstätten für Behinderte vorhanden gewesen wäre.

In dem Maße in dem sich nach 1900 die sozialen und wirtschaftlichen Gegebenheiten veränderten, gewann auch das Behindertenproblem an Aktualität, die Öffentlichkeit und die staatlichen Institutionen wurden für die von Temmink 1888 formulierten Lösungsvorschläge aufnahmebereit.

"Aus Almosenempfängern werden Steuerzahler"

Die weitere Entwicklung der Orthopädie und ihre gesellschaftliche Anerkennung ist mit zwei Namen verbunden: Albert Hoffa und Konrad Biesalski. Hoffa gründete 1892 die 'Zeitschrift für orthopädische Chirurgie' und veröffentlichte ein umfassendes Lehrbuch der Orthopädie, in dem er das Wissen seiner Zeit zusammenfaßte. 1901 initiierte er die Gründung der 'Deutschen Gesellschaft für orthopädische Chirurgie'. Hoffa befreite die Orthopädie sowohl von der einseitig konservativen Orientierung, der Übermechanisierung, als auch der unreflektierten Operationstätigkeit.

Etwa das Jahr 1900 muß als der Wendepunkt in der nur schleppenden Entwicklung der Orthopädie und damit auch der Körperbehindertenfürsorge und -Therapie gelten. 1902 wurde Hoffa auf den Lehrstuhl für Orthopädie nach Berlin berufen. Nur sechs Jahre später starb Hoffa, bis dahin hatte sich die untätige Haltung der staatlichen Institutionen umgekehrt. Wie groß das staatliche Interesse war geht daraus hervor, daß die Berliner medizinische Fakultät den orthopädischen Lehrstuhl nicht mehr besetzen wollte, da argumentiert wurde, die Orthopädie wäre ein Bestandteil der Chirurgie. Die Besetzung des Lehrstuhls wurde selbst im preußischen Abgeordnetenhaus diskutiert. Dieses entschied eindeutig gegen die Universität und besetzte die Stelle neu.

Es stellt sich jetzt natürlich die Frage, warum die Öffentlichkeit, die Abgeordneten und die Regierungen sich relativ rasch (etwa ab 1903 bis 1905) den Belangen der Orthopädie annahmen. Hatten nicht seit 1860-1870 alle wesentlichen Orthopäden auf die dringende Notwendigkeit der Gründung von öffentlichen Heilanstalten, der Schaffung von Lehrstühlen und der Behandlung der unbemittelten Bevölkerung hingewiesen? Es wurde bereits weiter oben auf die sozialen Faktoren auf-

merksam gemacht die noch nicht so ausgreift waren, um der Orthopädie im 19. Jahrhundert eine breite Entfaltung zu gewährleisten.
Nun, 30 Jahre später hatten die sozialen Faktoren ein stärkeres Gewicht bekommen. Die Konzentration von arbeitsunfähigen Behinderten in den Städten, und die damit verbundenen Kosten hatten ein solches Ausmaß erreicht, daß ein Ignorieren dieses Problems unmöglich war. Der Arbeitskräftebedarf wuchs weiter an, die Invaliden-Versicherung legte zunehmend Wert auf eine bestmögliche Wiederherstellung der Unfallopfer. Hinzu kam, daß die weltpolitische Lage (Kampf um den "Platz an der Sonne") dem Deutschen Reich den Aufbau einer hochentwickelten, zahlenmäßig großen Armee sinnvoll erscheinen ließ. Gleichzeitig wurde die Sozialdemokratie von Jahr zu Jahr stärker, sozialpolitische Forderungen wurden mit immer größerer Macht artikuliert. Während die Einführung des 8-Stunden-Tages, die Gewährung von Mindestlöhnen, die gesetzliche Festlegung von gesundheitsfördernden Arbeitsbedingungen mit erheblichen Eingriffen in die Sozialstruktur verbunden gewesen wären, so konnte mit dem Ausbau der Orthopädie und der Behindertenfürsorge eine sozialpolitisch "neutrale" Reform größeren Ausmaßes verwirklicht werden, die dem Wilhelminischen Staat in keiner Weise negativ tangierte, sondern eher eine innenpolitisch stabilisierende Funktion hatte.

Konrad Biesalski, der die Zählung der Körperbehinderten im Deutschen Reich im Jahre 1906 mit Unterstützung der preußischen Regierung durchführte, umriß den Grundgedanken der Krüppelfürsorge mit wenigen Worten:

"Wie jede soziale Arbeit ist die Krüppelfürsorge der Dienst am Individuum, gesehen durch das Interesse der Allgemeinheit. Denn ihr letzter Zweck ist ebenso sehr, die Person des Kranken von seinem unverschuldeten Leiden zu befreien, als der Allgemeinheit die Last abzunehmen, daß sie für ihn sorgen muß. Erwerbsfähig soll der Krüppel gemacht werden. Aus einem Unsozialen soll ein Sozialer werden, oder, wenn man das in die Form eines zwar übertriebenen aber immerhin doch sofort einleuchtenden Schlagwortes kleiden will, es soll aus einem Almosenempfänger ein Steuerzahler werden". (Biesalski 1908, S.11/12)
Nachdem sich das "Krüppelproblem" in den Jahren zuvor immer weiter zugespitzt hatte, erzwang die Staatsräson eine Hinwendung zur Orthopädie und zur Krüppelfürsorge. Die Orthopädie schaffte erstmals die Voraussetzungen für eine erfolgreiche Wiedereingliederung und diese Aufgabe wurde vom Staat anerkannt. Die Krüppelfürsorge wurde zu einer Form der materiellen Wertschöpfung. Eine konsequente Krüppelfürsorge, so wurde berechnet, würde "in Deutschland einen jährlichen Zuwachs des

Nationalvermögens von 90 Millionen Mark bringen". Biesalski folgerte, daß die Krüppelfürsorge somit ein Gebiet sei, dessen "volle Erschließung.....aus rein menschlichen, wissenschaftlichen, ethischen, staatlichen und national-ökonomischen Gründen dringend notwendig" wäre. (Biesalski 1909, S.6)

Die am Anfang unseres Jahrhunderts mit dieser Entwicklung sichtbaren Ansätze zur Integration der Körperbehinderten beruht nur zu einem kleinen Teil auf humanitären Erwägungen. Wirtschaftliche und staatliche Interessen erwiesen sich als ausschlaggebende Faktoren für den Beginn der Integration und Rehabilitation der Behinderten.
Entsprechend nahm die Zahl der Betten in orthopädischen Heilanstalten innerhalb kürzester Zeit um ein Vielfaches zu. Betrug diese im Jahre 1899 erst 500, so nahm sie bis 1906 auf 3000 und bis 1912 auf über 5000 zu. Gleichzeitig mit dem Aufbau dieser Einrichtungen wuchs auch die Bedeutung der Orthopädie, deren Existenzberechtigung nun nicht mehr ernsthaft angezweifelt werden konnte.

LITERATUR

Ackerknecht, EH (1967)
    Kurze Geschichte der Medizin. Stuttgart
Berend H W (1870)
    Bericht Nr. 1 (1842) bis Nr. 14 (1870) über das gymnastisch-orthopädische Institut zu Berlin.
Biesalski K (1908)
    Was ist ein Krüppel? Z. Krüppelfürs. 1, S. 11-12
Biesalski K (1909)
    Umfang und Art des jugendlichen Krüppeltums und der Krüppelfürsorge in Deutschland. Hamburg
Bishop J (1883)
    Untersuchung über das Wesen und die Behandlung der Deformitäten des menschlichen Körpers. Stettin
Briefs P (1955)
    Körperbehindertenfürsorge im Geiste der Caritas. Bigge/Ruhr
De Palma A F (1961)
    Introduction in Orthopaedia. Faksimiledruck der englischen Erstausgabe 1743. Philadelphia
Dieffenbach J F (1847)
    Der Aether gegen den Schmerz. Berlin
Dietrich (1908)
    Krüppelfürsorge und Staat. Z. Krüppelfürsorge 1
Fischer A (1925)
    Grundriß der Sozialen Hygiene. Karlsruhe
Fischer A (1933)
    Geschichte des deutschen Gesundheitswesens. Bd.I. Berlin

Heine J G (1834)
    Copie von einem tabellarischen Verzeichnis der Krankheiten in der orthopädischen Seebadanstalt bey Scheveningen und Gravenhage. In Haag

Hoffa A (1891)
    Lehrbuch der orthopädischen Chirurgie. Stuttgart

Kaub J (1913)
    Was kosten die minderwertigen Elemente dem Staat und der Gesellschaft? Arch. Rassen- und Gesellschaftbiol. 10

Marx K F H (1876)
    Aussprüche eines Heilkundigen über Vergangenes, Gegenwärtiges und Zukünftiges. Göttingen, S.118

Mosse M & Tugendreich G (1913)
    Krankheit und soziale Lage. München

Sachße C & Tennstedt F (1980)
    Geschichte der Armenfürsorge in Deutschland. Stuttgart, S.191

Stromeyer G F L (1838)
    Beiträge zur operativen Orthopädik. Hannover

Temmink C (1888)
    Aus meiner orthopädischen Praxis. Münster

Valentin B (1961)
    Geschichte der Orthopädie. Stuttgart

Werner J K (1852)
    Grundzüge einer wissenschaftlichen Orthopadie. Berlin

DIE FRANKFURTER ABTEILUNG FÜR SEXUALWISSENSCHAFT

Volkmar Sigusch

I. Geschichte

Plötzlich, im Winter 1972, schrieb die Johann Wolfgang Goethe-Universität Frankfurt am Main eine Professur für Sexualwissenschaft im Fachbereich Humanmedizin aus. Offenbar hatte sich dort eine rare Konstellation ergeben: Der Kultusminister war, was selten ist, gebildet und informiert, hatte seine Dissertation in den von Hans Bürger-Prinz und Hans Giese begründeten und zum damaligen Zeitpunkt von Gunter Schmidt und mir redigierten »Beiträgen zur Sexualforschung« veröffentlicht und zuvor (und jetzt wieder) das berühmte Horkheimer-Adorno-Institut für Sozialforschung in Frankfurt am Main geleitet; der Dekan des Fachbereichs Humanmedizin hatte Verständnis für die Anliegen der revoltierenden Studenten der sechziger Jahre; der Prodekan schließlich, ein Neurologe, der die Gründung vorantreiben sollte, hatte früher in Hamburg mit Hans Giese zusammengearbeitet. Kurzum: In Hessen war nicht nur dank der Studentenbewegung das politische Klima bereitet, sondern es waren auch Personen so vorurteilslos und mutig, in die Lehre und Praxis der Universität offiziell etwas einzuführen, was es bis dahin nur halboffiziell, das heißt »an der Universität«, in Hamburg mit Giese gegeben hatte. Zu Gieses Lebzeiten verfügte das »Institut für Sexualforschung an der Universität Hamburg« über keine einzige Planstelle. Seine Assistenten, Gunter Schmidt, Eberhard Schorsch und ich, die mit ihm behandelten, begutachteten und forschen, hielten sich entweder als psychiatrischer Stationsarzt oder als vom Chef der Psychiatrischen Universitätsklinik »Ausgeliehener« oder aber mit spärlich tröpfelnden Forschungsmitteln über Wasser.

Auf Anraten meiner Hamburger Kollegen, denen Frankfurt zu grau und die ausgeschriebene Professur zu mager war, bewarb ich mich, ein 31jähriger Privatdozent für Sexualwissenschaft, der in Berlin (Ost), Frankfurt am Main und Hamburg Philosophie, Psychologie und mit allen Abschlüssen Medizin studiert hatte, danach einige Jahre in der Kinder- und Jugendpsychiatrie, in der Gynäkologie und Geburtshilfe, in der Inneren Medizin und Chirurgie praktiziert und daneben immer Sexualforschung betrieben hat, um sich dann schließlich einer psychiatrischen und psychotherapeutischen Weiterbildung zu unterziehen und

den Hamburger Fachbereich für Medizin mit dem sonderbaren Ansinnen zu konfrontieren: Habilitation für Sexualwissenschaft.
Von Ludwig von Friedeburg berufen, begann ich bereits im Wintersemester 1972/73 mit der Lehre. Die Abteilung selber wurde offiziell mit einem Erlaß vom 12. April 1973 gegründet. Bei der zügigen Aufnahme der Lehre ging es dem Fachbereich nicht um die Sexualwissenschaft, sondern um jene Disziplinen, die der Bundesgesetzgeber als Pflichtfächer erstmalig in den medizinischen Ausbildungsgang eingefügt hatte. Anders als alle anderen Fachbereiche in der Bundesrepublik und in Berlin (West) entschied sich der Frankfurter Fachbereich Humanmedizin dafür, die vorgeschriebenen Fächer Medizinische Psychologie und Medizinische Soziologie mit den Fächern Sexualwissenschaft und Psychosoziale Arbeitsmedizin in einem »Zentrum der Psychosozialen Grundlagen der Medizin« zusammenzufassen. Hauptaufgabe der vier Gebiete und der vier Abteilungen des Zentrums ist es, den nach der Approbationsordnung für Ärzte vom 28. Oktober 1970 für alle Medizinstudenten obligatorischen »Kursus der Medizinischen Psychologie« abzuhalten, welcher nur in Frankfurt am Main als »Kursus der Psychosozialen Grundlagen der Medizin« von den genannten vier Disziplinen zu etwa gleichen Teilen in Seminarform im ersten Semester veranstaltet wird.
Durch diese Entscheidung ist die Sexualwissenschaft erstmalig geregelt und dauerhaft in der medizinischen Pflichtlehre verankert. Das bedeutet allerdings nicht, daß es an der Universität Frankfurt am Main einen Studiengang Sexualwissenschaft gäbe. Diesen gibt es nirgendwo. Wer Sexualwissenschaftler werden will, muß nach wie vor ein anderes, für diese Tätigkeit relevantes Hochschulstudium abschließen, wobei nach unseren Erfahrungen die Chancen am größten sind, wenn diejenige oder derjenige, die oder der sich in einer Abteilung für Sexualforschung auf diesem Gebiet qualifizieren will, vorher Soziologie, Medizin, Psychologie oder Philosophie studiert hat.
Daß der Gegenstand Sexualität eine interdisziplinäre Betrachtung erfordert, wurde in Frankfurt am Main von Anfang an anerkannt. Der Leiter der Abteilung für Sexualwissenschaft gehört seit 1973 als Hochschullehrer sowohl dem Fachbereich Humanmedizin als auch als sogenanntes Doppelmitglied dem Fachbereich Gesellschaftswissenschaften an. Diese Entscheidung garantiert in Frankfurt eine dauerhafte Zusammenarbeit von Medizinern und Sozialwissenschaftlern auf sexualwissenschaftlichem Gebiet, die mir ganz besonders am Herzen liegt. Unsere Vorlesungen und Seminare werden regelmäßig von Studierenden beider Fachbereiche besucht; Sozialwissenschaftler können sich auf sexualwissenschaftlichem Gebiet prüfen lassen; soziologische Diplomarbeiten sowie medi-

zinische und philosophische Dissertationen können von dem Professor für Sexualwissenschaft ebenso angenommen werden wie Habilitationsschriften.

Die Vorzüge des Frankfurter Modells sind enorm, die Nachteile sind zu ertragen. Durch die Verankerung in der Medizin ist die Sexualwissenschaft den Erkrankungen, Konflikten und Nöten der Menschen sehr nahe. Sie kann unmittelbar in medizinische Entscheidungsprozesse eingreifen. Allein ihre Anwesenheit bewirkt immer wieder, daß die großen medizinischen Disziplinen behutsamer operieren. Hat die Medizin eine neue Disziplin installiert, neigt sie eher dazu, deren Kompetenz zu überschätzen als in Zweifel zu ziehen. Damit ist bereits einer der Nachteile des Frankfurter Modells benannt: Die klassischen Disziplinen schieben gerne Patienten mit einer sexuellen Symptomatik, die immer hervorsticht, an die sogenannte Sexualmedizin ab, statt sich des sexualmedizinischen Aspektes klinisch und therapeutisch selber anzunehmen. Ein Nachteil ist selbstverständlich auch die Doppelbelastung, welche aus den Anforderungen zweier großer Fachbereiche resultiert und mich zu der Forderung gebracht hat, eine solche Abteilung von vornherein mit zwei Hochschullehrerstellen auszustatten.

Letzteres ist bisher in Frankfurt nicht gelungen, steht aber inzwischen immerhin in den mittelfristigen Stellenplänen. Gelungen ist dagegen der personelle, finanzielle und räumliche Ausbau der Abteilung. Die Gründungsausstattung war, wie berichtet, mager: Der »Lehrstuhl« verfügte über eine Sekretärin (Gudrun Amler, später Völker) und über eine Planstelle für einen wissenschaftlichen Mitarbeiter, auf die ich Reimut Reiche holte, den ehemaligen Bundesvorsitzenden des SDS, Diplom-Soziologe, später Psychoanalytiker. Heute verfügt die Abteilung neben der Professur über eine Hochschulassistentenstelle (Martin Dannecker), zwei Planstellen für wissenschaftliche Mitarbeiter beziehungsweise Mitarbeiterinnen, die in der Poliklinik eingesetzt und aus organisatorischen Gründen halbiert sind (Manfred Eckstein, Renate Franke, Isidor Kaminer und Angelika Ramshorn-Privitera), eineinhalb Stellen für Sekretärinnen (Annemarie Diefenbach und Britta Lauterbach), eine Stelle im Bibliotheks- und Dokumentationsdienst (Agnes Katzenbach) sowie, je nach der Anzahl der abzuhaltenden Pflichtkurse, über zwei bis drei im Semester bezahlte studentische Hilfskräfte, die wir immer noch »Tutoren« nennen. Daneben gab und gibt es wissenschaftliche Mitarbeiter, die über Forschungsgelder bezahlt werden (zur Zeit Michael Albaum und Herbert Gschwind).

In den ersten Jahren nach der Gründung der Abteilung verschlangen unabweisbare Aufgaben den größten Teil der Zeit, der Kraft und des

Geldes: inhaltlicher und organisatorischer Aufbau der Pflichtlehre auf dem Gebiet der Psychosozialen Grundlagen der Medizin; Entwicklung der sexualwissenschaftlichen Lehre; inhaltliche und organisatorische Gestaltung der Fortbildung für Ärzte, Psychologen, Berater sowie das Krankenpflegepersonal; Klärung vieler theoretischer, methodologischer, therapeutischer und anderer praktischer Fragen; Ordnung des Bereichs der forensischen und Gutachtertätigkeit; Aufbau der Bibliothek, eines sexualwissenschaftlichen Archivs und einer Sonderdruckbibliothek, die heute zusammen etwa 17.000 Einzelstücke umfassen.

Besonders wichtig war mir von Anfang an die Eröffnung einer Poliklinik. Da ich selber vor meiner Berufung an der Psychiatrischen Universitätsklinik und am Institut für Sexualforschung in Hamburg Patienten beraten und behandelt hatte, war ich aus eigener Anschauung von der Unabweisbarkeit einer solchen Tätigkeit überzeugt. Wie in Hamburg sprachen in Frankfurt jeden Tag Patienten, Kliniken, niedergelassene Ärzte, Sozialarbeiter, Behörden, Gerichte und so weiter mit dringlichen Anliegen vor, von denen keiner wußte, wer sie mit Kompetenz hätte behandeln sollen. Da die Frankfurter Abteilung im theoretischen Teil der Medizin angesiedelt worden war, galt die Eröffnung einer Poliklinik als ausgeschlossen. Trotzdem gelang es Mitte 1975 nach zahllosen Gesprächen mit Gremien, Ministern, Politikern und Ärztefunktionären, bei denen mich die damalige Abgeordnete und spätere Staatssekretärin Dorothee Vorbeck in einzigartiger Weise unterstützt hat, eine Poliklinik mit einer Sexualmedizinischen Ambulanz zu eröffnen. Obwohl Sexualmedizin oder Sexualwissenschaft keine Facharztgebiete sind und daher auch nicht über eigene Abrechnungsziffern verfügen, wurden vom zuständigen Ministerium, vom Verwaltungsdirektor und von der Kassenärztlichen Vereinigung alle Probleme gelöst. Die Abteilung verfügt heute über eigene Abrechnungsziffern, über den so mächtigen Kassenarztstempel und alle Rechte und Pflichten einer poliklinischen Einrichtung.

Im folgenden gebe ich noch einen kleinen Einblick in die verschiedenen Arbeitsbereiche der Abteilung.

II. Lehre

Nachdem die medizinische Pflichtlehre und damit ein Curriculum für das Gebiet der Psychosozialen Medizin auf die Beine gestellt worden war, wobei die ersten studentischen Tutoren bis heute nachwirkende Verdienste erwarben und deshalb genannt seien: Bernd Hontschik,

Margarete Raschig, Dora Spyth und Martin Teising, gingen Reimut Reiche und ich daran, die sexualwissenschaftliche Lehre aufzubauen. Rückblickend kann ich sagen, daß es sich bewährt hat, Vorlesungen für Hörer aller Fachbereiche nur in größeren Abständen, Seminare dagegen regelmäßig anzubieten. Im Laufe der Semester haben wir in zeitlicher Abfolge folgende Seminare veranstaltet:
- Die Aufgaben der Sexualwissenschaft in der medizinischen Ausbildung (Sigusch und Reiche).
- Sexualmedizinische Poliklinik I und II (Sigusch und Reiche)
- Arbeit und Sexualität (Reiche)
- Grundprobleme des integrierten psychosozialen Kurses für Mediziner (alle Wissenschaftler des Zentrums)
- Neuere Ergebnisse der Sexualforschung I, II und III (Sigusch)
- Freuds Abhandlungen zur Sexualtheorie (Reiche)
- Theorie und Praxis der Sexualberatung I und II (Sigusch und Reiche)
- Natur und Sexualität (Sigusch und Reiche)
- Das Bild vom Menschen in der hiesigen Medizin (Sigusch und Reiche)
- Soziologische und psychologische Theorien abweichenden Verhaltens (Dannecker)
- Studien zur Sittengeschichte der Neuzeit (Sigusch und Reiche)
- Ausgewählte gemeinsame Probleme von Kriminologie und Sexualwissenschaft (Herbert Jäger und Sigusch)
- Die Kategorie des Sozialcharakters. Zur Diskussion um den »Neuen Sozialisationstyp« (Dannecker)
- Theorie und Praxis der Paartherapie (Reiche)
- Sozialpsychologische Aspekte der Sexualität im Alter (Dannecker)
- Frühkindliche Entwicklung I und II (Norbert Boller)
- Der Begriff des Sexuellen (Sigusch)
- Sexualität und Moral I und II (Dannecker)
- Ausgewählte Probleme der Sexualwissenschaft I und II (Sigusch)
- Kriminalpolitik und Sexualwissenschaft (Jäger und Sigusch)
- Frühkindliche Entwicklung aus psychoanalytischer Sicht I und II (Inge Hochscheid-Ingersoll)
- Dialektik der Sexualwissenschaft (Sigusch)
- Theorien der Sexualität I und II (Dannecker und Sigusch)
- Anfänge der Sexualwissenschaft (Dannecker und Sigusch)
- Aids in der Sicht der Sexualwissenschaft (Dannecker und Sigusch)

Neben diesen Seminaren, die ganz überwiegend für Studierende verschiedener Fachbereiche zugänglich waren, veranstalteten wir etliche

Seminare für einen ausgewählten Kreis (zum Beispiel Diplomanden und Doktoranden, Wissenschaftler mit speziellen therapeutischen oder fachlichen Vorerfahrungen oder Interessen).
Hierher gehören auch einige interne Seminare, die laufende Forschungsprojekte oder Therapieprogramme theoretisch oder supervidierend begleiteten.

III. Fortbildung

Als die Abteilung gegründet wurde, war der sexualmedizinische Aspekt gerade erst zu einem Thema in der Medizin geworden (vergleiche Nummer 9 der Literaturliste am Ende des Beitrags). Wir waren daran nicht ganz unbeteiligt, hatten wir doch Anfang der siebziger Jahre durch empirische Studien nachgewiesen, daß die Ausbildung der Medizinstudenten in dieser Hinsicht vollkommen im argen lag, daß sie kaum über Kenntnisse verfügten und daß niedergelassene Ärzte ganz überwiegend ideologisch im Nebel herumstocherten (vergleiche Nummer 15, 17). Die Resultate unserer Studien wurden in der allgemeinen und medizinischen Öffentlichkeit heftig diskutiert: Ich selber trage seither den Ehrentitel eines »Nestbeschmutzers«.
Nachdem wir die Misere bewußt gemacht hatten, mußten wir unter dem Druck gutwilliger Ärzte, Psychologen, Sozialarbeiter, Krankenschwestern und so weiter allzu früh in den sauren Apfel der Fortbildung beißen. Wir taten das zunächst vier Semester lang, vom Wintersemester 1973/74 bis zum Sommersemester 1975, im Rahmen eines Seminars, das forscherisch begleitet wurde und für Ärzte und teilweise auch für Studenten unseres Klinikums geöffnet war (vergleiche den Bericht in Nummer 17). 1974 begannen wir dann damit, im Rahmen der Krankenpflegeausbildung pro Semester sechs Doppelstunden auf unserem Gebiet zu unterrichten. Die theoretische Reflexion des Fortbildungs- und Forschungsseminars und die praktischen Erfahrungen, über die wir mittlerweile verfügten, ließen uns 1977 ein überregionales Seminar installieren, welches wir »Frankfurter Fortbildungskurs für Sexualmedizin« nannten und zehn Jahre lang veranstaltet haben. An diesem Kurs, der jeweils einige Tage lang im Anschluß an das Wintersemester stattfand, konnten Ärzte und Psychologen teilnehmen, die häufig mit sexuellen Konflikten und Störungen konfrontiert wurden. Wir wählten von Anfang an eine Vorgehensweise, die sowohl der Theorie als auch der Praxis einen festen Platz garantierte. An den Vormittagen erörterten die Mitarbeiter der Abteilung klinische, theoretische und sexualpolitische Fragen

in kurzen Referaten, die dann im Plenum diskutiert wurden; an den Nachmittagen arbeiteten wir in kleinen Gruppen patientenorientiert in enger Anlehnung an die Methode Balints. Im Februar 1986 haben wir den letzten Kurs dieser Serie veranstaltet; im Augenblick gönnen wir uns und den Teilnehmern zumindest eine Verschnaufpause.
Was die Mitarbeiter der Abteilung ansonsten noch für die Fortbildung getan haben, läßt sich gar nicht aufzählen. Im Laufe der Jahre haben wir vor Gott und der Welt gesprochen und mit den unterschiedlichsten Gruppen gearbeitet: Richter und Gefangene, Psychoanalytiker und Patientengruppen, Allgemeinärzte, Psychiater, Urologen, Internisten, Therapeuten der verschiedenen Richtungen, Psychologen, Sozialarbeiter, Sozialhelfer, Bewährungshelfer, Mitarbeiter und Mitarbeiterinnen der Pro Familia, der Aids-Hilfen und so weiter. Die Mitglieder der Abteilung haben Hunderte von Vorträgen gehalten, die der Information, Diskussion und Fortbildung dienen sollten.

IV. Poliklinische und konsiliarische Tätigkeit

Nachdem einige wesentliche theoretische, sexualpolitische und methodologische Klärungen erreicht worden waren und die Ausbildungs- und Fortbildungsfrage ausführlich erörtert worden war, wandten wir uns verstärkt der besonders drückenden Therapie- und damit der Versorgungsfrage zu. Wir hatten zu begreifen, daß es uns schon allein wegen unserer Winzigkeit nicht einmal möglich sein würde, das sexuelle Elend, das sich in einer Stadt versammelt, beratend und behandelnd zu mildern. Methodisch entschieden wir uns von Anfang an für die psychoanalytische Psychotherapie, ohne jedoch das Medizinisch-Körperliche zu vernachlässigen und ohne andere Behandlungsverfahren auszuschließen. So entwickelten wir, organisiert vor allem von Inge Rieber und Horst Kipphan, über einige Jahre im Anschluß an die Paartherapie von Masters und Johnson zusammen mit etlichen Ko-Therapeuten ein Verfahren, das sowohl psychodynamische als auch lerntheoretische Aspekte berücksichtigte und beide Elemente enthielt. Auch entwickelten Bernd Meyenburg, Reimut Reiche und ich ein eigenes Untersuchungs- und Behandlungsprogramm für transsexuelle Patienten, welches körpermedizinische Anforderungen mit psychotherapeutischen Anliegen verbindet (Nummer 13, 17).
Damit ist bereits gesagt, daß wir uns viele klinische Fragen und Probleme neu vorlegen mußten, um zu eigenen Entscheidungen kommen zu können. Im Laufe der Jahre sichteten wir ein Gebiet nach dem ande-

ren oder beforschten es: von der hormonalen Kontrazeption bei jungen Mädchen (Nummer 17) über die mechanische Empfängnisverhütung, darunter speziell das Kondom (Nummer 17), über die Auswirkungen der Neufassung des Paragraphen 218 StGB (Nummer 17) zur Zeugungsverhütung, das heißt, einer kritischen Erörterung der auf den Mann bezogenen Kontrazeption (Dissertation Nummer 7), von der körpermedizinischen und seelentheoretischen Ordnung der sexuellen Funktionsstörungen (Nummer 13, 17) über die Kritik somatischer Behandlungsmethoden wie Kastration (Nummer 13, 21), Antiandrogen-Behandlung (Nummer 13), chirurgische Implantation von Penisprothesen bei Männern mit Erektionsstörungen (Nummer 17), psychochirurgische Hirnoperationen an Menschen mit abweichendem Sexualverhalten (Nummer 14, 21) bis hin zu eigenen Gedanken zur Krankheitslehre, insbesondere sexuelle Abweichungen, Perversionen und Geschlechtsidentitätsstörungen betreffend, und schließlich der Ordnung des gesamten Feldes im Stile eines Lehrbuchs (Nummer 13).

Da nur zwei »ganze« Mitarbeiter regelmäßig in unserer Poliklinik arbeiten konnten und da die psychoanalytisch orientierte Vorgehensweise sehr viel mehr Zeit benötigt als irgendeine Ratschlägerei, war es uns in den vergangenen zehn Jahren nur möglich, im Durchschnitt pro Jahr etwa 200 Patienten neu aufzunehmen und pro Jahr etwa 1.200 Behandlungen vorzunehmen. Als ständige Belastung kommt eine ausgedehnte Konsiliar- und Supervisionstätigkeit hinzu. Pro Jahr werden von den Mitarbeitern der Abteilung Hunderte von Beratungen für innerhalb und außerhalb unseres Fachbereichs tätige Ärzte und klinische Psychologen sowie für Kinder- und Schulpsychologen, für Sozialarbeiter, Sozialhelfer und von Gerichten bestellte Bewährungshelfer vorgenommen.

V. Forensische und Gutachtertätigkeit

Im Gegensatz zur Hamburger Abteilung für Sexualforschung war die Frankfurter Abteilung auf diesem Gebiet nur sehr begrenzt tätig. Während wir als Gutachter in Straf- und Zivilprozessen nur selten in Erscheinung traten, haben wir uns aber regelmäßig und mittlerweile in Hunderten von Gutachten zu der Frage geäußert, ob bei jungen homosexuellen Männern die Bedingungen für eine Freistellung vom Dienst in der Bundeswehr vorliegen und bei transsexuellen Menschen die Voraussetzungen für eine Änderung des Vornamens oder des Personenstandes.

Außerhalb der Gerichtsbarkeit waren wir auf Wunsch von Parlamenten, Bundesbehörden, Organisationen und so weiter immer wieder und zu den unterschiedlichsten Fragen als Gutachter tätig. Als selbsternannte Sachverständige haben wir zusammen mit der Deutschen Gesellschaft für Sexualforschung insbesondere zu sexualpolitischen Fragen und Fehlentwicklungen in der Medizin öffentliche Erklärungen abgegeben (vergleiche zum Beispiel die Nachdrucke in Nummer 20).

VI. Forschung

Die größeren theoretischen, klinischen und empirischen Studien, die wir bisher abgeschlossen haben, können der Liste der Monographien entnommen werden, die sich am Schluß des Beitrags befindet.
Gegenwärtig sind wir mit folgenden umfangreichen Projekten befaßt:
- Studien zur Theorie der Sexualität des Menschen
- Studien zur Geschichte der Sexualforschung (gefördert von der Hamburger Stiftung zur Förderung von Wissenschaft und Kultur Jan Philipp Reemtsma)
- Theoretische und klinische Studien zum Verhältnis von Mann und Frau
- Theoretische und klinische Studien zur Psychodynamik und Therapie funktioneller Sexualstörungen
- Sexualwissenschaftliche Studien zur HIV-Infektion und zu Aids, darunter eine empirische Replikationsstudie zum Lebensstil und Sexual-verhalten homosexueller Männer (gefördert vom Bundesgesundheits-ministerium).

Mit den Forschungsaktivitäten eng verbunden ist die internationale Zusammenarbeit in wissenschaftlichen Organisationen und Zeitschriften. Erwähnenswert ist vielleicht die »International Academy for Sex Research«, welche Richard Green Anfang der siebziger Jahre gegründet hat. Seit dieser Zeit gehöre ich der »Academy« und auch dem Editorial Board der beiden englischsprachigen Fachzeitschriften »The Journal of Sex Research« und »Archives of Sexual Behavior« an. Martin Dannecker nimmt seit einiger Zeit dieselbe Funktion im »Journal of Homosexuality« wahr. Hierzulande habe ich viele Jahre lang die Ärzte-Zeitschrift »Sexualmedizin« wissenschaftlich beraten und zwischen 1979 und 1986 insgesamt sieben Hefte des unwillkürlichen Periodikums »Sexualität konkret« herausgegeben. Jetzt freue ich mich über eine eigene wissenschaftliche »Zeitschrift für Sexualforschung«, welche wir zusammen mit

Hamburger Kollegen im Ferdinand Enke Verlag, Stuttgart, herausgeben. Sieht man von der nur im Jahr 1950 von Hans Giese herausgegebenen Zeitschrift ab, ist es die erste, die seit 1933 wieder in deutscher Sprache erscheint.

VII. Wichtigste Veröffentlichungen

A. Monographien

1. Schmidt, Gunter und Volkmar Sigusch: Zur Frage des Vorurteils gegenüber sexuell devianten Gruppen. Stuttgart: Ferdinand Enke 1967 (= Beiträge zur Sexualforschung, Heft 40)
2. Gäng, Peter und Reimut Reiche: Modelle der kolonialen Revolution. Beschreibung und Dokumente. Frankfurt am Main: Suhrkamp 1967 (= edition suhrkamp, Band 228); 3. Auflage 1969
3. Reiche, Reimut: Sexualität und Klassenkampf. Zur Abwehr repressiver Entsublimierung. Frankfurt am Main: Verlag Neue Kritik 1968 (= Probleme sozialistischer Politik, Band 9), 3. Auflage 1969, 4. Auflage 1970; durchgesehene Taschenbuchausgabe: Frankfurt am Main und Hamburg: Fischer Bücherei 1971 (= Bücher des Wissens, Band 6082), 2. Auflage 1972, 3. Auflage 1974, 4. Auflage 1976 (übersetzt in viele Sprachen vom Englischen bis zum Japanischen)
4. Die Linke antwortet Jürgen Habermas. Mit Beiträgen von Wolfgang Abendroth, Peter Brückner, Reimut Reiche und anderen. Frankfurt am Main: Europäische Verlagsanstalt 1968
5. Hack, Lothar, Oskar Negt und Reimut Reiche: Protest und Politik. Frankfurt am Main: Verlag Neue Kritik 1968 (= Probleme sozialistischer Politik, Band 10)
6. Sigusch, Volkmar: Exzitation und Orgasmus bei der Frau. Physiologie der sexuellen Reaktion. Stuttgart: Ferdinand Enke 1970 (= Beiträge zur Sexualforschung, Band 48)
7. Schmidt, Gunter, Volkmar Sigusch und Eberhard Schorsch (Herausgeber): Tendenzen der Sexualforschung. Stuttgart: Ferdinand Enke 1970 (= Beiträge zur Sexualforschung, Band 49)
8. Schmidt, Gunter und Volkmar Sigusch: Arbeiter-Sexualität. Eine empirische Untersuchung an jungen Industriearbeitern. Neuwied und Berlin: Luchterhand 1971 (= Soziologische Texte, Band 75)
9. Sigusch, Volkmar (Herausgeber): Ergebnisse zur Sexualmedizin. Arbeiten aus dem Institut für Sexualforschung an der Universität Hamburg. Köln: Wissenschafts-Verlag 1972; 2., durchgesehene Auflage Basel und andere: S. Karger 1973
10. Die Zukunft der Monogamie. Analysen und Entwürfe. Mit Beiträgen von Gion Condrau, Friedrich E. Freiherr von Gagern, Guido N. Groeger, Jean-G. Lemaire, Rainer Mackensen, Volkmar Sigusch, Gunter Schmidt und Günter Struck. Bern: Haupt; Tübingen: Katzmann 1972 (= Veröffentlichungen des Instituts für Ehe- und Familienwissenschaft, Zürich, Band 2)
11. Sigusch, Volkmar und Gunter Schmidt: Jugendsexualität. Dokumentation einer Untersuchung. Stuttgart: Ferdinand Enke 1973 (= Beiträge zur Sexualforschung, Band 52)
12. Dannecker, Martin und Reimut Reiche: Der gewöhnliche Homosexuelle. Eine soziologische Untersuchung über männliche Homosexuelle in der Bundesrepublik. Frankfurt am Main: S. Fischer 1974; 2. Auflage 1974

13. Sigusch, Volkmar (Herausgeber): Therapie sexueller Störungen. Stuttgart und New York: Georg Thieme 1975; 2., neubearbeitete und erweiterte Auflage 1980
14. Sigusch, Volkmar: Medizinische Experimente am Menschen. Das Beispiel Psychochirurgie. Beilage zum Jahrbuch für Kritische Medizin, Band 2. Berlin (West): Argument-Verlag 1977 (= Argument-Sonderband 17); Neuausgabe: Argument-Studienheft 12. Berlin (West): Argument-Verlag 1978
15. Pacharzina, Klaus: Moralwächter im weißen Kittel. Zur Sexualmedizin in der Allgemeinpraxis. Lollar: Achenbach 1978
16. Dannecker, Martin: Der Homosexuelle und die Homosexualität. Frankfurt am Main: Syndikat 1978; 2. Auflage 1978; 3. Auflage 1986; englische Ausgabe: Theories of Homosexuality. London: Gay Men's Press 1981
17. Sigusch, Volkmar (Herausgeber): Sexualität und Medizin. Arbeiten aus der Abteilung für Sexualwissenschaft des Klinikums der Universität Frankfurt am Main. Köln: Kiepenheuer & Witsch 1979
18. Sigusch, Volkmar (Herausgeber): Die sexuelle Frage. Hamburg: Konkret Literatur Verlag 1982
19. Sigusch, Volkmar, Ingrid Klein und Hermann L. Gremliza (Herausgeber): Sexualität konkret. Sammelband 2. Frankfurt am Main: Zweitausendeins 1984
20. Dannecker, Martin und Volkmar Sigusch (Herausgeber): Sexualtheorie und Sexualpolitik. Ergebnisse einer Tagung. Stuttgart: Ferdinand Enke 1984 (= Beiträge zur Sexualforschung, Band 59)
21. Sigusch, Volkmar: Vom Trieb und von der Liebe. Frankfurt am Main und New York: Campus 1984; 2., durchgesehene Auflage 1984
22. Sigusch, Volkmar: Die Mystifikation des Sexuellen. Frankfurt am Main und New York: Campus 1984
23. Brecht, Karen, Volker Friedrich, Ludger M. Hermanns, Isidor J. Kaminer und Dierk H. Juelich (Herausgeber): »Hier geht das Leben auf eine sehr merkwürdige Weise weiter...«. Zur Geschichte der Psychoanalyse in Deutschland. Hamburg: Kellner 1985; 2., verbesserte Auflage 1985
24. Briebach, Thomas: Das Konstanzprinzip im theoretischen Werk Sigmund Freuds. Ein Beitrag zur Aktualität der Metapsychologie. Frankfurt am Main und New York: Campus 1986 (= Campus Forschung, Band 500)
25. Eckstein, Manfred: Psychische Verarbeitung der Brustamputation. Verlaufsuntersuchungen bei Mamma-Ablatio und Probeexzision. Gießen: Ferber'sche Universitätsbuchhandlung 1986 (Klinische Psychosomatik und Medizin-Psychologie, Studien zur Krankheitsverarbeitung)
26. Sigusch, Volkmar und Hermann L. Gremliza (Herausgeber): Operation Aids. Hamburg: Gremliza Verlags GmbH 1986 (= Sexualität konkret, Heft 7)
27. Hontschik, Bernd: Theorie und Praxis der Appendektomie. Eine historische, psychosoziale und klinische Studie. Köln: Pahl-Rugenstein 1987
28. Dannecker, Martin: Das Drama der Sexualität. Frankfurt am Main: Athenäum 1987
29. Sigusch, Volkmar (Herausgeber): Aids als Risiko. Über den gesellschaftlichen Umgang mit einer Krankheit. Hamburg: Konkret Literatur Verlag 1987

B. Soziologische Diplomarbeiten, medizinische und philosophische Dissertationen

1. Meyenburg, Bernd: Empirische Untersuchungen und Analysen zur sexualmedizinischen Ausbildungssituation in der Bundesrepublik Deutschland. Medizinische Dissertation, 1973.
2. Maack, Tönnies: Ejakulationsstörungen. Klinik und Kritik. Medizinische Dissertation, 1975
3. Fritz, Ursula und Alexandra von Streit: Psychosoziale Bedingungen weiblicher Homosexualität. Soziologische Diplomarbeit, 1978

4. Pacharzina, Klaus: Zur Sexualmedizin in der Allgemeinpraxis. Medizinische Dissertation, 1978 (vergleiche Nummer 15 oben)
5. Zeh, Barbara: Ist das Interaktionsmodell von Lorenzer anwendbar auf die Erklärung der Entstehung von psychosomatischen Krankheiten? Soziologische Diplomarbeit, 1980
6. Grünwald, Ursula Katharina: Auswirkungen der Neufassung des § 218 StGB. Ergebnisse einer empirischen Untersuchung an 941 Frauen in Frankfurt am Main. Medizinische Dissertation, 1982
7. Leiblein, Helmut: Zeugungsverhütung. Praxis und Kritik. Medizinische Dissertation, 1984
8. Briebach, Thomas: Das Konstanzprinzip im theoretischen Werk Sigmund Freuds. Medizinische Dissertation, 1985 (vergleiche Nummer 24 oben)
9. Hontschik, Bernd: Theorie und Praxis der Appendektomie. Eine historische, psychosoziale und klinische Studie. Medizinische Dissertation, 1987 (vergleiche Nummer 27 oben)
10. Heyder-Schmidt, Birgit: Liebe und Sexualität im Trivialroman. Eine sexualwissenschaftliche Analyse des bundesdeutschen Heftromans der Gegenwart. Medizinische Dissertation, 1987
11. Kreuzer, Margot: Die Entwicklung der heterosexuellen Prostitution in Frankfurt am Main von 1945 bis heute. Medizinische Dissertation, 1988
12. Klein, Ingrid: Feminismus und sexuelle Tabus. Eine Analyse des »Falles Hecker«. Philosophische Dissertation, 1988
13. Zeh, Barbara: Hans Giese als Sexualforscher. Philosophische Dissertation 1988
14. Hinz, Stefan: Sexualität und Öffentlichkeit. Eine Analyse der Berichterstattung des Nachrichtenmagazins »Der Spiegel«. Medizinische Dissertation, in Vorbereitung
15. Frevert, Pierre: Die Entwicklung der italienischen Sexualwissenschaft im 19. Jahrhundert. Medizinische Dissertation, in Vorbereitung
16. Härdtle, Roland: Kritik der Kritischen Psychologie. Medizinische Dissertation, in Vorbereitung
17. Irmer, Klaus: Die Bedeutung der Kategorie der Arbeit für eine Theorie der Sexualität des Menschen. Philosophische Dissertation, in Vorbereitung
18. Holy, Michael: Die zweite deutsche Homosexuellenbewegung. Philosophische Dissertation, in Vorbereitung
19. Gooß, Ulrich: Theorien der Bisexualität. Medizinische Dissertation, in Vorbereitung
20. Rühmann, Frank: Der Einfluß von Konzepten zur Bekämpfung von Geschlechtskrankheiten auf die gesellschaftliche Normierung der Sexualität am Beispiel der Tätigkeit der Deutschen Gesellschaft zur Bekämpfung der Geschlechtskrankheiten zwischen 1900 und 1933. Eine Untersuchung zum Verhältnis von Prävention und Sexualität. Philosophische Dissertation, in Vorbereitung.
21. zur Nieden, Sabine: Theoretische und empirische Studien zur sogenannten weiblichen Ejakulation. Medizinische Dissertation, in Vorbereitung
22. Gschwind, Herbert: Medizin, Homosexualität und Aids. Ergebnisse einer empirischen Studie. Medizinische Dissertation, in Vorbereitung

C. Periodika

1. **Beiträge zur Sexualforschung.** Organ der Deutschen Gesellschaft für Sexualforschung. Stuttgart: Ferdinand Enke 1952ff. Begründet 1952 von Hans Bürger-Prinz und Hans Giese. Von Band 50 an herausgegeben von Hans Bürger-Prinz, Gunter Schmidt, Eberhard Schorsch und Volkmar Sigusch. Von Band 58 an herausgegeben von Martin Dannecker, Gunter Schmidt, Eberhard Schorsch und Volkmar Sigusch. Bisher sind insgesamt 63 Bände erschienen.

2. **Sexualität konkret.** Hamburg: Neuer Konkret Verlag (Hefte 1 bis 3) beziehungsweise Gremliza Verlags GmbH (Hefte 4 bis 7) 1979 bis 1986. Herausgegeben von Volkmar Sigusch und Hermann L. Gremliza. Redaktion: Ingrid Klein. Insgesamt sind 7 Hefte erschienen. Das 1. Heft ist 1980, die Hefte 2 bis 4 sind 1984 (vergleiche Nummer 19) als Buch bei Zweitausendeins, Frankfurt am Main, erschienen.
3. **Zeitschrift für Sexualforschung.** Stuttgart: Ferdinand Enke seit 1988. Herausgeben von Martin Dannecker, Friedemann Pfäfflin, Gunter Schmidt, Eberhard Schorsch und Volkmar Sigusch. Das erste Heft ist im März 1988 erschienen.

DIE PSYCHOSOZIALE AMBULANZ DER UNIVERSITÄTS-KLINIK FRANKFURT

Cornelia Krause-Girth

Die psychosoziale Ambulanz ist gedacht für Menschen, die aufgrund schwerer körperlicher Erkrankungen, chronischer oder unheilbarer Leiden und Behinderungen oder aufgrund von Lebenskrisen mit psychosozialen Problemen konfrontiert sind. Sie wurde im Mai 1984 an der Abteilung für Medizinische Psychologie und auf Wunsch des kurz zuvor berufenen Abteilungsleiters, Prof. Dr. med. Michael Lukas Moeller, neu eingerichtet. In seinen Berufungsverhandlungen hatte er die Ambulanz zusammen mit einer Beratungsstelle für Selbsthilfegruppen gefordert, um dort in der polyklinischen Arbeit psychoanalytische Fachleistung und Selbsthilfe miteinander zu verbinden.

Drei weitere psychoanalytisch orientierte Ambulanzen arbeiten schon länger in der Universitätsklinik:
Die *psychotherapeutische Ambulanz* am Zentrum der Psychiatrie, mit einer zusätzlichen Beratungsstelle für Studierende, und dem Funktionsbereich Psychosomatik,
die *psychosomatischen Ambulanz* sowie
die *sexualmedizinischen Ambulanz* an der Abteilung für Sexualwissenschaft (siehe den Beitrag von SIGUSCH in diesem Band).

Die psychosoziale Ambulanz versteht sich als eine Art Vermittlungsinstanz zwischen Medizin und Selbsthilfe. Sie arbeitet mit vier psychoanalytisch ausgebildeten therapeutischen Mitarbeitern (1 Ärztin, 1 Arzt, 1 Psychologin, 1 Psychologe) und fünf Zivildienstleistenden, die die angegliederte Beratungsstelle für Selbsthilfegruppen tragen. Die Besonderheit der Arbeit mit PatientINNen liegt in der Orientierung an ihren Selbsthilfemöglichkeiten und ihrer sozialen und familiaren Situation. Schon bei der Anmeldung wird auf die Möglichkeit aufmerksam gemacht, mit Angehörigen oder PartnerINNEn gemeinsam zum Erstgespräch zu kommen. Nach Problemanalyse und meist schon während des Erstgesprächs wird überlegt, ob fachliche psychotherapeutische Hilfe erforderlich und/oder ob Selbsthilfe möglich ist. Bei Therapieindikation werden die PatientINNen je nach Problemlage über Einzel-, Paar-, Familien- oder Gruppentherapie und die infragekommende Therapierichtung informiert. Auf der Grundlage einer jährlich aktualisierten, differenzierten Kartei sämtlicher psychosozialen Institutionen und praktizierenden PsychotherapeutINNen werden sie dann in der Regel an niedergelassene KollegINNen weiterverwiesen. Kurzberatung (bis 15 Stunden) und Krisenintervention ist bei Bedarf in der Ambulanz möglich, längere Therapien können aufgrund des Personalmangels nicht durchgeführt werden.

Gewinnen wir den Eindruck, daß die Selbsthilfemöglichkeiten der PatientINNen nicht ausgeschöpft sind, versuchen wir zur Selbsthilfe anzuregen und zur Gruppenselbsthilfe zu ermutigen. Ängste und Zweifel können in weiteren (sog. Ambivalenz-)Gesprächen bearbeitet werden. Entscheiden sich die PatientINNen für die Teilnahme an einer Selbsthilfegruppe, so werden sie zunächst durch Mitarbeiter der Beratungsstelle über bestehende Gruppen und deren Arbeitsweise informiert. Zur Arbeit der Beratungsstelle gehört daher die kontinuierliche Sammlung von Informationen über Selbsthilfegruppen und -initiativen im Rhein-Main-Gebiet und deren jährliche Veröffentlichung im Rhein-Main-Selbsthilfespektrum.

Sollte es für das Problem der Betroffenen (z. B. Neurodermitis oder Migräne, oder Verlust eines Kindes) noch keine entsprechende Gruppe geben, so versucht die Beratungsstelle durch Aufrufe in der regionalen Presse, genug Betroffene zu finden, um eine neue Gruppe in der Ambulanz zu gründen. Auf diese Weise entstehen pro Jahr 9 bis 16 neue Selbsthilfegruppen in Form von Gesprächsgemeinschaften allein in unserer Ambulanz. So wie überall löst sich ein Teil der Gruppen in kürzerer Zeit wieder auf, während sich andere Gruppen über Jahre regelmäßig einmal pro Woche in der Ambulanz treffen. Die Betreuung der entstandenen Gruppen durch uns TherapeutINNen ist unterschiedlich. Allen in der Ambulanz entstandenen Gruppen bieten wir ein monatliches Gesamttreffen an zur Beratung von Gruppenproblemen mit einem therapeutischen Mitarbeiter, einem Mitarbeiter der Beratungsstelle und Teilnehmern anderer Gruppen zum gleichen Problemkreis. So gibt es Gesamttreffen für Medizinstudenten, für Paargruppen, für Übergewichtsgruppen, für Gruppen zur seelischen Gesundheit oder Trennung vom Partner usw. Seit einiger Zeit geben wir bestimmten Gruppen (z.B. zur Bulimie) in den ersten vier Sitzungen therapeutische Anleitung, um den Prozeß der Gruppengründung zu erleichtern. Bei Bedarf kommen ganze Gruppen zur Beratung in die Ambulanz (oft Gruppen von außerhalb) oder ein(e) TherapeutIN nimmt kurzfristig an einer Gruppe teil, um die entstandenen Gruppenschwierigkeiten lösen zu helfen. Die meisten Gruppen werden jedoch ausschließlich im Rahmen des monatlichen Gesamttreffens therapeutisch begleitet.

Selbsthilfe auf Krankenschein

Wie alle Ambulanzen der Universitätsklinik müssen wir von unseren PatientINNen einen Überweisungsschein vom niedergelassenen Arzt (oder aus der Universitätsklinik) verlangen - egal, ob der/die PatientIN zum Erstgespräch, zur Kurzberatung oder zu Selbsthilfegruppe und monatlichem Gesamttreffen kommt. Alle Überweisungsscheine werden mit der gleichen Pauschale abgerechnet, nur bei Privatzahlern müssen wir unsere medizinisch-therapeutische Fachleistung entsprechend der Gebührenordnung für Ärzte bzw. dem einheitlichen Bewertungsmaßstab aufschlüsseln. Die Abrechnungsform zwingt uns dazu, aktuelle Listen aller SelbsthilfegruppenteilnehmerINNEN zu führen und die Gruppenmitglieder im Rahmen einer Einverständniserklärung darum zu bitten, uns pro Quartal einen Überweisungsschein zu übergeben. Sind die Gruppen damit nicht einverstanden, müssen sie sich einen anderen Tagungsort suchen und können nicht mehr am Gesamttreffen teilnehmen. Sie haben die Möglichkeit, zum Beispiel bei der Selbsthilfekontaktstelle Frankfurt für ein geringes Entgelt einen Raum zu mieten und dort auch an Gesamttreffen teilzunehmen. Die Verortung in der Universitätsklinik, zusammen mit dieser Abrechnungsform, ist ganz sicherlich mitverantwortlich für ein spezifisch selegiertes Klientel. Andererseits geben wir niedergelassenen ÄrztINNEN mit unserer Abrechnungsweise ein Modell, nach dem sie (bei entsprechender Qualifikation) auch in ihren Praxen die Initiierung und Betreuung von Selbsthilfegruppen abrechnen können. Darüberhinaus hat unsere Arbeitsweise, die vorwiegend diagnostisch beratend und wenig therapeutisch behandelnd ist, zur Folge, daß ein Großteil der PatientINNen nur einmal kommt und wir nur durch Katamnesestudien erfahren, ob sie unseren therapeutischen Empfehlungen nachgekommen sind und ob ihnen das Gespräch von Nutzen war.

Erste Ergebnisse einer katamnestischen Befragung

Von 1984 bis 1987 kamen 810 Patienten, davon 61 % Frauen, erstmalig in die Ambulanz. Das Altersspektrum geht von 17 bis 75 Jahre, die Männer sind mit 35,8 Jahren im Durchschnitt gut zwei Jahre älter als die Frauen mit durchschnittlich 33,5 Jahren. Knapp zwei Drittel aller Patientinnen sind zwischen 20 und 40 Jahre alt.

Mehr als die Hälfte der Männer sind ledig (56 % im Vergleich zu 43 % der Frauen), dafür ist ein wesentlich größerer Teil der Frauen getrennt, geschieden oder verwitwet (22 % im Vergleich zu 13 % der Männer). Bei beiden Geschlechtern ist etwa ein Drittel verheiratet. Der Bildungsstand der Männer ist, gemessen am Schulabschluß, deutlich höher als der der Frauen und insgesamt weitaus höher als in der Normalbevölkerung. Der häufigste Schulabschluß ist bei den Patienten (mit 43 %) das Abitur, bei den Patientinnen (mit 37 %) die Mittlere Reife. Umgekehrt haben die Partner der Frauen häufig Abitur und die Partnerinnen der Männer häufiger Mittlere Reife. Weniger als ein Drittel unserer PatientINNen haben einen Grundschulabschluß.
Die Vermutung eines sehr spezifischen Klientels wird bestätigt durch die Beantwortung der Fragen nach vorausgegangener psychotherapeutischer oder nervenärztlicher Behandlung und der Teilnahme an einer Selbsthilfegruppe:
Etwa die Hälfte unserer PatientINNen war schon in psychotherapeutisch-nervenärztlicher Behandlung und gut ein Fünftel hat schon einmal an einer Selbsthilfegruppe teilgenommen (keine Unterschiede zwischen Männern und Frauen !). Bei den Problembereichen sind am häufigsten: Sucht, Depression, Angst, Partnerkonflikte und erst an fünfter Stelle körperliche Erkrankungen. Mehr als zwei Drittel unseres Klientels hält seine Beschwerden für überwiegend oder allein seelisch bedingt.

Nach der ersten katamnestischen Befragung (von 600 PatientINNen) gaben von den 245 Rückmeldern 45 % an, daß ihnen eine Selbsthilfegruppe von uns empfohlen worden sei. Etwas mehr (48 %) hatte eine professionelle Therapie empfohlen bekommen. 47 % der Rückmelder hatte eine psychotherapeutische Behandlung begonnen, 34 % waren einer Selbsthilfegruppe beigetreten.

Abschließende Einschätzung und Ausblick

Überraschend war die Feststellung, daß die Ambulanz nur selten von Patienten der Universitätsklinik in Anspruch genommen wird. Trotz einer Reihe persönlicher Vorstellungsgespräche, dem wiederholten Versenden von Informationsblättern und Aushängen werden PatientINNen nur äußerst selten durch das Uniklinikspersonal auf unsere Existenz aufmerksam gemacht bzw. an uns überwiesen. Dies mag daran liegen, daß es auf vielen Stationen üblich ist, bei infragekommenden PatientINNen ein psychosomatisches Konsil anzufordern. Während die Ambulanz erwartet, daß die PatientINNen nach Terminvereinbarung selbst kommen, geht der psychosomatische Konsiliarius auch auf die Stationen. Ein noch wichtigerer Grund ist nach meinem persönlichen Eindruck jedoch die in der Universitätsklinik noch sehr verbreitete Skepsis gegenüber Selbsthilfe insgesamt, die unsere Arbeit mit dem Ruch des Dilettantismus versieht. Dort, wo Selbsthilfeorganisationen selbst tätig sein dürfen, z. B. die Frauenselbsthilfe nach Krebs in der Gynäkologie oder das Aktionskomitee Kind im Krankenhaus in der Pädiatrie, verhindern auch sie manchmal die Kontaktaufnahme mit uns, entweder, weil sie Kritik oder Einmischung fürchten oder weil sie sich selbst für ausreichend kompetent halten.

Hier verändert sich die Situation langsam dadurch, daß nicht nur mehr PatientINNen, sondern auch zunehmend MedizinstudentINNen und Pflegepersonal eigene Gesprächsgemeinschaften in der Ambulanz besuchen, an Blockseminaren teilnehmen und so Vorurteile abbauen helfen.

Die niedergelassenen Kollegen, die regelmäßig PatientINNen an uns weiterverweisen, sind in der Regel sowohl Psychotherapie als auch Selbsthilfegruppen gegenüber recht aufgeschlossen. Mit zunehmendem Bekanntheitsgrad kommen mittlerweile immer mehr PatientINNen auch aus eigener Initiative, weil sie eine Selbsthilfegruppe suchen, überlegen, ob und welche Psychotherapie für sie in Frage käme, oder weil sie eine Paarberatung wünschen (letzteres, weil der Abteilungsleiter als Paartherapeut recht bekannt ist). Insgesamt ist das Klientel hoch selektiv, das Bildungsniveau liegt über dem Durchschnitt, ein großer Teil hat Psychotherapie- und/oder Selbsthilfegruppenerfahrung. Wir sind zu einer Fachambulanz für Selbsthilfe- und Psychotherapiefragen geworden. Seltener ist es bisher gelungen, die Mehrzahl der PatientINNen oder KollegINNen zu erreichen, die erhebliche Bedenken und Vorurteile gegenüber Psychotherapie und Selbsthilfe hegen.
An sie richtet sich unsere Öffentlichkeitsarbeit die von Anfang an ein wichtiger Tätigkeitsbereich war. In Kooperationsgesprächen werden KollegINNen und andere psychosoziale Institutionen persönlich über die Arbeitsweise der Ambulanz informiert und Möglichkeiten der Zusammenarbeit erörtert. In vierteljährlichen Blockseminaren bieten wir an Selbsthilfe interessierten Laien und Professionellen kostenlos Gelegenheit, Probleme der konkreten Tätigkeit in und mit Selbsthilfegruppen zu bearbeiten. Einzelne niedergelassene ÄrztINNeN und psychosoziale Einrichtungen haben - dem Modell unserer Arbeitsweise folgend - begon-

nen, selbst Selbsthilfegruppen zu initiieren und in Gesamttreffen zu betreuen.

Einmal pro Jahr organisieren wir in Zusammenarbeit mit der Selbsthilfekontaktstelle Frankfurt und dem Verein zur Koordination und Entwicklung von Selbsthilfe die Frankfurter Selbsthilfegruppentage, um die Öffentlichkeit über die konkrete Selbsthilfegruppenarbeit im Rhein-Main-Gebiet zu informieren. Dem dient auch das jährlich aktualisierte Rhein-Main-Selbsthilfespektrum, das Dank der finanziellen Unterstützung von DPWV und dem Hessischem Sozialministerium seit 1987 an alle niedergelassenen ÄrztINNeN kostenlos versandt werden konnte.

Seither nehmen telefonische Anfragen und Überweisungen durch niedergelassene ÄrztINNeN stetig zu. Es bleibt jedoch ein Hauptziel unserer Arbeit, gerade in der Organmedizin das Bewußtsein für psychosoziale Probleme von PatientINNen zu vergrößern und das Wissen um ihre Bewältigungsmöglichkeiten in Selbsthilfe oder professioneller Therapie weiterzuvermitteln. Mit der begleitenden empirischen Erforschung unserer Tätigkeit hoffen wir, weitere Argumente für die Verbreitung unseres Arbeitsmodells in anderen Kliniken, Praxen und psychosozialen Einrichtungen zu liefern.

LITERATUR

Bücher

MOELLER, M. L.: Selbsthilfegruppen. Selbstbehandlung und Selbsterkenntnis in eigenverantwortlichen Kleingruppen (1978) Reinbek: Rowohlt-Verlag

ders.: Anders helfen. Selbsthilfegruppen und Fachleute arbeiten zusammen (1981). Stuttgart: Klett-Cotta Verlag (Konzepte der Humanwissenschaften)

ders.: mit Karl-Werner DAUM und Jürgen MATZAT: Psychologisch-therapeutische Selbsthilfegruppen. Ein Forschungsbericht. Schriftenreihe des Bundesministers für Jugend, Familie und Gesundheit (1984) Stuttgart: Kohlhammer-Verlag

DAUM, Karl-Werner: Selbsthilfegruppen - Eine empirische Untersuchung von Gesprächs-Selbsthilfegruppen. Psychiatrie-Verlag, Rehburg-Loccum 1984

Aufsätze (eine Auwahl)

MOELLER, M. L.: Das demokratische Arbeitsbündnis in Selbsthilfegruppen. Einige Folgen der Deprofessionalisierung für die therapeutische Beziehung. Psychosozial (1979) 2: 36-66, Reinbek: Rowohlt-Verl.

ders.: Gruppenpsychotherapie und Selbsthilfegruppen. Gruppenpsychothera. Gruppendynamik (1983)19:142-157
ders.: Selbsthilfegruppen in der Organmedizin. Eine neue Kooperation zwischen Kranken und Kliniken. Internistische Welt (1982) 5: 155-164
ders.: Machen Selbsthilfegruppen unselbständig ? Aktuelle Diskussion. Ärztliche Praxis, XXXVIII, Jahrgang 4, 14.01.1986, S. 60, München-Gräfelfing, Werk-Verlg Dr. Banaschewski
ders.: Bedeutung und Überlastung familiärer Selbsthilfe. in: Pro Familia 2 (1986): 11-13
ders.: Selbsthilfegruppen - Hoffnung auf eine persönliche Medizin ? in: PETZOLD, H.; FRÜHMANN, R. (Hrsg.) (1986): Modelle der Gruppe in Psychotherapie und psychosozialer Arbeit, Bd. II. Paderborn: Junfermann-Verlag:229-270
ders.: Chancen und Grenzen von Selbsthilfegruppen. in: KLEIBER, D., ROMMEL-SPACHER, B. (Hrsg.) (1986): Die Zukunft des Helfens. Neue Wege und Aufgaben psychosozialer Praxis. Weinheim, München: Psychologie-Verlags-Union, Beltz-Verlag: 264-282
ders.: Krankheitsverarbeitung in Selbsthilfegruppen. in: HUPPMANN, G., WILKER, F.W. (Hrsg.): Medizinische Psychologie. Ein Handbuch in Schlüsselbegriffen. München: Urban & Schwarzenberg, 1985.
DAUM, Karl-Werner: Die empirische Untersuchung einer Gesprächs Selbsthilfegruppe. in: Gruppenpsychotherapie und Gruppendynamik 22, 4 (1987): 338 - 354
Krause-Girth, Cornelia: Gibt es geschlechtsspezifische Unterschiede bei der Inanspruchnahme einer Psychosozialen Ambulanz? - Erste Ergebnisse einer explorativen Studie - Vortrag, Berlin 1988 V

Ein vollständiges Literaturverzeichnis und Informationsbroschüren zur Arbeit der Ambulanz können angefordert werden bei der:
Psychosozialen Ambulanz der Abteilung für Medizinische Psychologie
Zentrum der Psychosozialen Grundlagen der Medizin,
Klinikum der Johann Wolfgang Goethe-Universität,
Theodor-Stern-Kai 7, 6000 Frankfurt am Main 70.

AKTUELLE PROBLEME HUMANGENETISCHER BERATUNG

Elke Brude

Vorbemerkungen

Als ich mich 1979 für eine Stelle bewarb, die zur Einrichtung und Durchführung humangenetischer Beratung an den Gesundheitsämtern in Südhessen ausgeschrieben war, war ich mir durchaus der Brisanz des Projektes bewußt. Befand sich doch die angewandte Humangenetik nicht in einem luftleeren Raum von Wertfreiheit - im Gegenteil - sie und die Gesundheitsämter hatten eine gemeinsame Geschichte. Die Gesundheitsämter waren ein wichtiges Instrument zur Verbreitung und Durchführung rassenhygienischen Gedankengutes im Nationalsozialismus gewesen. Trotz dieses historischen Bezuges, der den Kritikern des Vorhabens äußerlicher Anlaß war, das gesamte Projekt abzulehnen, schien mir der organisatorische Rahmen günstig. Die dezentrale Lage in den Kreisstädten erlaubte es, ländlichen Bevölkerungskreisen ein Beratungsangebot zur Verfügung zu stellen, das sonst nur in den Universitätskliniken vorhanden war. Durch die personelle Trennung - ich war dem Institut für Humangenetik zugeordnet - war gewährleistet, daß ich weisungsungebunden beraten konnte. Die Akten würden nicht im Gesundheitsamt aufbewahrt, sondern im Institutsarchiv. Meine Ausbildung als Biologin und die Erfahrungen aus meiner Psychotherapie erlaubten es mir, recht offen und experimentierfreudig an die Beratungstätigkeit heranzugehen. Durch die beratenden Vorbilder im Institut wurde aufgezeigt, welchen Stellenwert die ärztliche Diagnose, die Risikovermittlung, aber auch das soziale Umfeld und die psychische Lage der Ratsuchenden haben. Meine Kollegen halfen mir bei der Beurteilung medizinischer Probleme, eine Gruppensupervision ermöglichte es mir, mich in schwierigen Beratungssituationen auf die Ratsuchenden einlassen zu können, ohne von deren Problemen überwältigt zu werden. Ich habe den Aufbau der Beratungsstelle als wichtig angesehen, da die Aufklärung über die Existenz von und die Auseinandersetzung mit genetischen Risiken für die Lebensführung des Einzelnen oder des Paares von großer Bedeutung ist. Häufig existieren rational unbegründete Ängste oder Schuldzuweisungen in Familien über die Entstehung von Behinderungen oder Krankheiten, die durch diese Beratung auf eine Ebene gebracht werden können, in der die Ratsuchenden lernen, damit umzugehen. REED (1974) schlug den Begriff "genetic counselling" 1947 erstmals vor. Er sah darin ein Gespräch zwischen einem in Genetik ausgebildeten Arzt und einem ratsuchenden Ehepaar über individuelle Probleme im Zusammenhang mit Erbkrankheiten. In diesem Sinne halte ich humangenetische Beratung für einen wichtigen Bereich der Vorsorgemedizin, allerdings nicht in einem volkswirtschaftlichen oder "Krankheit ausrottenden" Kontext, sondern mit einem eigenverantwortlichen, individuellen Bezug: Wie können wir/ich mit einem möglichen erhöhten Risiko für angeborene Fehlbildungen oder erbliche Krankheiten umgehen, welches unser Kind oder uns selbst betrifft. Mit diesen Vorstellungen habe ich in acht Jahren ca. 1600 Beratungen durchgeführt, deren Problemstellung aus folgenden Bereichen kam: Die Eltern waren besorgt wegen ihres erhöhten Alters, wegen einer Erkrankung, die in ihrer Familie nach den Mendel'schen Gesetzen vererbt wurde, wegen multifaktoriell vererbter Erkrankungen, wegen Chromosomenstörungen, die in der Familie auftraten (zum Beispiel der Cousin mit Down-Syndrom), wegen Medikamenteneinnahmen oder Röntgenuntersuchungen in der Schwangerschaft, weil sie verwandt miteinander waren oder die kamen, um sich allgemein beraten zu lassen.

Praxis humangenetischer Beratung

Humangenetische Beratung ist eine zeitaufwendige Tätigkeit, die meist nur nach Voranmeldung durchführbar ist. Es ist wichtig, ärztliche Befunde der erkrankten Personen mitzubringen und einen Familienstammbaum bis zu den Großeltern aufzustellen, unter dem Aspekt angeborener Fehlbildungen, erblicher Erkrankungen, chronischer Krankheiten, Fehlgeburten usw. Für das Erstgespräch sind 1 1/2 Stunden eingeplant. Nach der Aufnahme der Personalien in das Beratungsblatt werden die Ratsuchenden gebeten, ausführlich ihre Gründe und Probleme zu schildern, die sie zur Beratung führen. Da die Fragestellungen häufig komplex sind und in verschiedenste Fachgebiete hineinreichen, wird zunächst versucht, die genetische Fragestellung herauszuarbeiten und zu formulieren. Die Befragung der Familie beginnt mit der Anamnese beider Partner, führt über die gynäkologische Anamnese zu den bisherigen Schwangerschaften und dann zur Stammbaumanalyse. Hierbei wird bei jedem einzelnen Verwandten gefragt, über die Geschwister der Eltern, deren Kinder und Enkel, bis zu den Großeltern - ob er/sie gesund ist, wieviele Kinder da sind, ob Fehlgeburten aufgetreten sind, woran der einzelne gestorben ist und in welchem Alter. Sind schwerwiegende Krankheiten aufgetreten, die durch Erbanlagen bedingt oder mitbedingt sind, müssen hierüber ärztliche Befunde eingeholt werden - oder, falls noch keine Untersuchung stattgefunden hat, wird der Betroffene an einen entsprechenden Facharzt zur Diagnosestellung weitervermittelt. Liegt die Diagnose vor und sind keine weiteren Untersuchungen oder Literaturrecherchen nötig, wird das Erstgespräch mit einer Einschätzung des Wiederholungsrisikos abgeschlossen. Dieses kann gering sein (bis 5 %), tolerabel (bis 10 %) oder hoch (über 10 %). Zur Einschätzung und Wertung des Risikos gehört die Erläuterung in nicht-medizinischer Sprache über die wahrscheinliche Entstehung der Krankheit oder Fehlbildung, über den Schweregrad der Erkrankung und die mögliche Variabilität der Ausprägung, über die Möglichkeit vorgeburtlicher Diagnostik sowie über Therapiemöglichkeiten. Es ist wichtig, den Konflikt der Familie, der zum Beispiel in Schuldgefühlen oder Schuldzuweisungen, Aggressionen gegen den Partner, starkem Kinderwunsch bei dem einen und Ängstlichkeit bei dem anderen besteht, mit in das Gespräch einzubeziehen und davon ausgehend Lösungsmöglichkeiten durchzuspielen. Hierbei ist eine psychologisch-therapeutische Ausbildung durchaus von Nutzen. Welche Entscheidung die Eltern treffen, hängt von ihren Wertvorstellungen über Krankheit, Schwangerschaft, das eigene Kind, und letztendlich den Sinn des Lebens ab. Meistens ist es jedoch so, daß wichtige Befunde beim Erstgespräch fehlen bzw. eine Diagnose nicht vorliegt oder überprüft werden muß, oder daß weitere Untersuchungen erst angeregt werden. Oft müssen vor einer Aussage aufwendige Literaturrecherchen - in genetischer, aber auch in klinischer Literatur mit genetischen Hinweisen - durchgeführt werden, da es sich bei erblichen Erkrankungen vorwiegend um seltene Krankheiten handelt. In diesen Fällen wird ein Zweitgespräch in ein bis zwei Monaten vereinbart. Manche Familien werden über Jahre hinaus betreut, was im Wesen unserer Arbeit liegt. Ein Beispiel soll das Vorgehen bei der Beratung verdeutlichen.

Die 22jährige Ratsuchende befindet sich in der 16. Woche ihrer dritten Schwangerschaft. Erst jetzt berichtet sie dem Frauenarzt, daß ihre Schwester und ihre Tante ein Kind mit Down-Syndrom haben. Der Arzt empfiehlt eine Fruchtwasseruntersuchung. Die Frage, die nun schnellstens geklärt werden muß, lautet: Liegt in dieser Familie die erbliche Form des Down-Syndroms (Translokationstrisomie) vor mit einem 10- bis 15 %igen Wiederholungsrisiko oder sind die beiden Betroffenen unabhängig voneinander durch eine zufällige Chromosomenverteilungsstörung (Non-Disjunktion) entstanden. Die Probandin hätte dann nur das ihrem Alter entsprechende Risiko von 0,04 % für ein Kind mit Down-Syndrom. Bei dem Gespräch mit dem Paar zeigt sich, daß beide - im Gegensatz zu dem Gynäkologen, der wohl auch unter dem Zeitdruck (16. Schwanger-

schaftswoche) für eine Amniocentese war - nur dann eine Fruchtwasseruntersuchung durchführen lassen wollten, wenn ein erhöhtes Risiko bestünde. Im Einzelfall muß von dem Berater auch das kleine Risiko des Eingriffs berücksichtigt werden. So wurde zunächst mit den Eltern besprochen, daß das Down-Syndrom durch ein drittes Chromosom 21 entsteht und daß es zufällige und vererbte Formen gibt. Diese Formen lassen sich einfach durch die Chromosomenanalyse bei dem betroffenen Kind unterscheiden. Die junge Frau wußte nicht, ob diese Untersuchungen durchgeführt worden waren, da sie seit langem keinen Kontakt mehr zur Schwester hatte. Allerdings war ihr bekannt, daß die Schwester bei ihrer zweiten Schwangerschaft eine Fruchtwasseruntersuchung hatte durchführen lassen. Von der Tante wußte sie, daß sie bei der Geburt des Kindes über 40 Jahre alt war. Dies ist ein Indiz für eine zufällige Verteilungsstörung, da diese mit zunehmendem Alter der Mutter häufiger werden (im Alter von über 40 Jahren ca. 3 - 4 %). Die telefonische Nachfrage in dem Institut, das die Fruchtwasseranalyse durchgeführt haben sollte, ergab, daß eine Chromosomenanalyse der Schwester vorlag. Sie hatte ein normales Chromosomenbild. Damit war ausgeschlossen, daß die beiden Kinder durch die Weitergabe eines Translokationschromosoms entstanden sind. Zur Absicherung wurde eine Chromosomenanalyse aus dem Blut der jungen Frau angesetzt. Eine erste Inspektion fünf Tage später ergab keinen Anhalt für ein Translokationschromosom. Nach dem Gespräch hatten sich die Eltern entschieden, auf eine Fruchtwasseruntersuchung zu verzichten, da ihr Risiko für ein Kind mit einer Chromosomenstörung nicht höher war als das der Durchschnittsbevölkerung.

Probleme der routinemäßigen Fruchtwasseruntersuchung

Im Zusammenhang mit der Fruchtwasseruntersuchung wegen Altersrisikos (ab dem 35. Lebensjahr der Frau bzw. dem 50. des Mannes) stellt sich mir die Frage, ob nicht die Häufigkeit dieser Untersuchung eine Veränderung im gesellschaftlichen Bewußtsein zeigt: Es wird gemacht, was machbar ist. Nach den Erhebungen von SCHRÖDER-KURTH (1987) ließen 1986 mehr als 50 % der Schwangeren im Altersrisikobereich (ohne zusätzliche genetische Risiken) eine Fruchtwasseruntersuchung durchführen. Berücksichtigt man, daß das Risiko, ein Kind mit einer Chromosomenstörung zu gebären, mit 35 Jahren nur 0,5 % beträgt, so kann man sich vorstellen, daß sich die Schwangere und ihr Partner bei genauer Abwägung aller Motive auch durchaus häufiger gegen eine Fruchtwasseruntersuchung entscheiden könnten. Ich selbst habe immer wieder erlebt, daß sich Eltern in der Beratung gegen eine Fruchtwasseruntersuchung entschieden haben oder nach der Beratung eine Bedenkzeit erbaten. Wenn heutzutage die Hälfte aller Schwangeren im Altersrisikobereich untersucht wird - in den USA liegt die Zahl regional bei 23 % (GOODWIN et al. 1987), in Dänemark regional unterschiedlich bei 57 - 80 % (MIKKELSEN et al. 1983) - so könnte dieser Befund dafür sprechen, daß die Vorberatung mit den Risikoabwägungen vernachlässigt wird, daß Eltern nicht genügend Zeit haben, alle Aspekte zu erwägen, daß Eltern ängstlicher geworden sind, daß jetzt allen Eltern die Untersuchung angeboten wird - was aus Kapazitätsgründen in den vergangenen Jahren noch nicht möglich war -, daß vielleicht auch der gesellschaftliche Druck: auszuschließen, was ausschließbar ist, um verantwortlich gehandelt zu haben, stärker geworden ist. Falls sich vor allem der letztere Aspekt als die treibende Kraft herausstellen sollte, werden Kinder mit Down-Syndrom bald als vermeidbare "Betriebsunfälle" angesehen werden und die Eltern, die eine Fruchtwasseruntersuchung ablehnen, als unverantwortlich Handelnde angeprangert - nicht nur dem Kind, der eigenen Familie, sondern auch der Gesellschaft gegenüber. Vertreter von Behindertengruppen (SIERCK & Radke 1984, WEß 1986, KLEE 1987) äußern immer wieder, daß die Arbeit der humangenetischen Beratungsstellen und vor allem die vorgeburtliche Untersuchung nur dazu diene, "Behinderte zu verhindern", um dadurch die "Gesundheitskosten zu senken" sowie die "Volksgesundheit zu verbessern". Leider haben Humangenetiker selbst immer wieder Gründe für diese Einschätzung geliefert, indem sie zum Beispiel Kosten-Nutzen-Analysen zusammen mit Wirtschaftswissenschaftlern (Passarge 1979; v. Stackelberg 1980) für die Einführung pränataler Diagnostik erarbeitet haben. Wenn diese Analysen im Gesundheitswesen auch durchaus üblich sind, so finde ich es unwürdig, die Existenz oder Nicht-Existenz eines Menschen nur unter seinem volkswirtschaftlichen Wert zu analysieren. Vollends unakzeptabel wird es, wenn mit ökonomischen Gründen, zum Beispiel über eine Einschränkung von Versicherungsleistungen versucht werden sollte, die Entscheidung der Eltern für oder gegen pränatale Diagnostik zu beeinflussen (VAN DEN DAELE 1985). Die "Verbesserung der Volksgesundheit" hatte WENDT 1969 im Sinne, als er schrieb:

"Das Ansteigen der Mutationsrate und der Rückgang der natürlichen Auslese bedeuten sehr wahrscheinlich eine Gefahr für Erbgesundheit und Leistungsfähigkeit künftiger Generationen. Das Selbstverständnis des Arztes, der sich in diesem Sinne auch der Gesellschaft verantwortlich fühlt, muß überdacht werden"

Die Befürchtung, daß die Menschheit "degeneriere", wurde immer wieder geäußert. Es gibt jedoch bisher kaum Beweise, daß zum Beispiel die Mutationsrate wirklich anstiege oder daß erbliche Erkrankungen zunehmen. Auch der "Rückgang der natürlichen Auslese", zum Beispiel durch moderne Therapieformen, ist ohne Belang, weil einerseits erbliche Krankheiten, die heute therapierbar sind, auch morgen geheilt werden können, und andererseits die Zunahme der Häufigkeit eines defekten Genes in der Bevölkerung durch die Fortpflanzung therapierter Kranker so gering ist, daß sie sich kaum fassen läßt. PFEIFFER (1986) faßt es so zusammen:

"Von Erfolgen der Therapie genetisch bedingter Krankheiten sind jedoch nur geringfügige dysgenische, von der Verbreitung und Annahme humangenetischer Erkenntnisse nur geringfügige eugenische Wirkungen zu erwarten".

Ein Aspekt, der selten gewürdigt wird, ist folgender: Wir wissen derzeit noch so wenig über das Zusammenwirken von Genen miteinander und mit der Umwelt, daß wir nicht abschätzen können, inwieweit "negative" Erbanlagen nicht auch positive Wirkungen haben. Es gibt jedoch eindeutige Hinweise, daß "defekte" Erbanlagen im heterozygoten Zustand den Trägern Überlebensvorteile gewähren. Nach diesen Argumenten gibt es auch heute immer noch keine vernünftige, wissenschaftlich haltbare Begründung für eugenische Gedankengänge, und eine Verpflichtung des genetischen Beraters "in diesem Sinne der Gesellschaft gegenüber" muß abgelehnt werden.

Gen-Diagnostik bei Chorea Huntington

In einem weiteren Beispiel möchte ich auf die individuelle Problematik im Umgang mit genetischen Krankheiten zurück kommen. Hierbei möchte ich verdeutlichen, wie schwierig und folgenreich, aber auch notwendig es ist, das Recht auf freie Entscheidung im Zusammenhang mit genetischem Wissen zu verteidigen. Seit 1983 ist es im Prinzip möglich, Gen-Träger der Chorea Huntington innerhalb einer betroffenen Familie zu identifizieren. Diese Erkrankung beginnt in der Regel zwischen dem 40. und 50. Lebensjahr. Sie ist gekennzeichnet durch unwillkürlich einschießende Bewegungen der Gliedmaßen, psychische Veränderungen, einen zunehmenden geistigen Abbau und führt nach 10- bis 20jährigem Verlauf zum Tode. Sie erfordert über viele Jahre eine intensive Betreuung und Pflege der Erkrankten, die häufig von Familienangehörigen geleistet wird und nicht selten diese psychisch und physisch überfordert. Eine Heilung ist derzeit nicht möglich, aber durch medikamentöse Therapie können die Symptome gemildert werden. Wenn nun

in einer Familie die Diagnose Chorea Huntington gestellt wird, müssen sich alle Personen dieser Familie, jedoch in unterschiedlicher Weise, damit auseinandersetzen. Für den Ehepartner heißt es, sich auf das Leben mit einem zunehmend geistig und körperlich behinderten Gefährten einzustellen. Die Kinder haben die Erbanlage, die dominant weitergegeben wird, mit einer Wahrscheinlichkeit von 50 % erhalten. Das ist auch ihr Erkrankungsrisiko. Dieses Risiko zu akzeptieren und in den Lebensplan zu integrieren, erfordert viel Kraft von den Risikopersonen, die bei Krankheitsbeginn des Elters meist noch Jugendliche sind. Da einerseits ja auch eine 50 %ige Chance besteht, nicht zu erkranken, stellt sich bei einigen im Verlauf der Zeit ein seelisches Gleichgewicht ein, das es ihnen ermöglicht, ihr Leben bewußter zu führen. Andere sind nicht in der Lage zu dieser Auseinandersetzung und Verarbeitung, sondern verdrängen die Problematik oder verlieren ihren Lebensmut. Es ist deshalb wichtig, daß ich mich als genetische Beraterin nicht hinter den Risikozahlen "verschanze" und damit meine Arbeit als erledigt ansehe, sondern offen bin für den seelischen Prozeß des Ratsuchenden. Die Äußerung einer Ratsuchenden "wenn ich vor 50 Jahren gelebt hätte, so wäre ich sterilisiert worden, wenn ich erkrankt wäre, wahrscheinlich ermordet" deutet an, welche Probleme für das Selbstwertgefühl entstehen können. Hinzu kommen heute auch die Probleme der Familienplanung. Wenn ich selbst ein 50 %iges Risiko habe, dann hat mein Kind ein 25 %iges. Kann ich hierfür die Verantwortung tragen, darf ich ein solches Erkrankungsrisiko bewußt meinem Kind zumuten? Aber ist nicht auch ein Leben in Gesundheit bis zum 40. Lebensjahr ein sinnvolles Leben, zumal es vielleicht in zehn Jahren eine Therapie geben wird? Kann oder darf man überhaupt Kriterien für das lebenswerte Leben aufstellen?
Diese Fragen schienen plötzlich mit der Entdeckung einer Gen-Sonde, die das Chorea Huntington-Gen auf dem kurzen Arm des 4. Chromosoms lokalisierte, in den Hintergrund zu treten. Jetzt könnte jede Risikoperson über ihren Gen-Status aufgeklärt werden und sich demgemäß "vernünftig" entscheiden. Nach einer anfänglichen Euphorie werden jedoch die obigen Fragen heftiger denn je diskutiert. Einerseits hat sich für einige Risikopersonen herausgestellt, daß sie mit dem 50:50-Verhältnis eine seelische Stabilität erreicht haben, die durch die Sicherheit, gesund zu bleiben - im Sinne des Überlebenden-Syndroms -, genauso gefährdet ist wie durch die Sicherheit, zu erkranken. Einige haben sich für das Wissen um ihren Gen-Status entschieden. Hier treten nun weitere Probleme auf, die in der derzeitigen Beschränktheit der Methode liegen. Da die Analyse über die Bestimmung eines gekoppel-

ten Genes geht, bleibt ein ca. 5 %iges Risiko, daß das Ergebnis nicht stimmt (z.B. durch cross over usw.), und es müssen mehrere betroffene und nicht-betroffene Familienangehörigen untersucht werden. Willigt einer nicht ein, so ist die ganze Analyse dadurch nicht durchführbar. Hieraus resultiert natürlich ein massiver Druck, so daß gefragt werden muß, ob die Freiheit der Entscheidung für das einzelne Familienmitglied wirklich gewährleistet ist. Eine bessere Situation wird geschaffen, wenn das Gen isoliert ist und nur noch die Risikoperson selbst untersucht werden muß. Mit der Identifizierung des Gen-Ortes ist für einige Wissenschaftler wieder einmal die "Auslöschung einer genetisch bedingten Krankheit" als ein' erstrebenswertes Ziel vor Augen gekommen. So möchte SHAW (1987) nicht mit Zwang, aber wohl mit moralischem und juristischem Druck Risikopersonen mit Kinderwunsch dahingehend beeinflussen, daß sie sich einem Gen-Test unterziehen. Nur Personen, die nicht Dritten durch ihre Entscheidung einen "möglichen Schaden" zufügen, sollen nach ihrer Meinung frei über die Teilnahme am Gen-Test entscheiden können. Dieser Meinung wurde an anderer Stelle heftigst widersprochen (HAYDEN 1987).

Schlußbemerkungen

Wenn ich auch selbst der Meinung bin, daß Ratsuchenden nach bestem Wissen über alle technischen Hilfsmittel, die zu einer eigenverantwortlichen Lösung genetischer Probleme beitragen können, aufgeklärt werden sollen, habe ich jedoch große Probleme damit, daß die Art der Entscheidung justiziabel werden könnte. Das kann bedeuten, daß eine Frau ihren Partner verklagen kann, den Gen-Test durchführen zu lassen unter Androhung der Scheidung, oder daß ein Kind seine Eltern wegen der Übertragung einer "schädigenden Erbanlage" verklagen kann. Hiermit werden Grenzen überschritten, die das "Nicht-Kranksein" zum alleinigen Maßstab menschlichen Lebens machen. Wenn diese Denkweise verbunden wird mit ökonomisch orientierten Kosten-Nutzen-Analysen, sind wir wieder bei einem Menschenbild, das der Ideologie der Rassehygieniker entspricht. Es ist beruhigend und erfreulich, daß in allen gesellschaftlichen Gruppen, vor allem in Selbsthilfegruppen der Betroffenen, eine heftige Diskussion über diese Fragen entbrannt ist und ermutigend für mich ist es, daß viele Humangenetiker im In- und Ausland an dieser Diskussion teilnehmen und sich gegen das Eindringen eugenischen Gedankengutes in ihre Beratung wehren (ZERRES & WOLFF 1987).

LITERATUR

GOODWIN, B. A. et al. (1987)
: Revised Estimates and Projections of Down Syndrome Births in the United States, and the Effects of Prenatal Diagnosis Utilization, 1970-2002
Prenatal Diagnosis, Vol.7, Nr.4, S. 261-272

MIKKELSEN, M. et al. (1983)
: The impact of legal termination of pregnancy and of prenatal diagnosis on the birth prevalence of Down Syndrome in Denmark
Ann. Hum. Genet. 47, S. 121-131

HAYDEN, M. (1987)
: Effical Issues in Preclinical Testing in Huntington Disease: Response to Margery Shaw's Invited Editorial Comment
Ann. Journ. of med. Genetics 28, S. 761-763

KLEE, E. (1987)
: Angst vor dem ErbrisikO, DIE ZEIT Nr. 6

PASSARGE, E. (1979)
: Elemente der klinischen Genetik
Gustav Fischer-Verlag, Stuttgart, S. 152-157

PFEIFFER, R.A. (1986)
: Eugenische und dysgenische Konsequenzen der modernen Medizin.
Therapiewoche 36, 2900-2903

REED, S.C. (1974)
: A short history of genetic counselling, Soc. Biol. 21, S. 332-339

SCHRÖDER-KURTH, T. (1987)
: Versorgung der Bevölkerung mit humangenetischen Leistungen: Genetische Beratung und humangenetische Diagnostik.
20. Tagung der Gesellschaft für Anthropologie und Humangenetik Gießen, vom 30.9. - 3.10.1987

SIERCK, U., RADKE, N. (1984)
: Vom Erbgesundheitsgericht zur humangenetischen Beratung. Hamburg

SHAW, M. (1987)
: Testing for the Huntington Gene: A Right to know, a Right not to know, or a Duty to know

VAN DEN DAELE, W (1985)
: Genomanalyse, genetische Tests und 'Screening'.
Materialien der Studiengruppe 'Gesellschaftliche Folgen neuer biotechniken' der Vereinigung Deutscher Wissenschaftler (e.V.), Universität Bielefeld

VON STACKELBERG, H.H. (1980)
: Probleme der Erfolgskontrolle präventiv-medizinischer Programme - dargestellt am Beispiel einer Effektiv- und Effizienzanalyse genetischer Beratung
Dissertation Marburg

WENDT, G.G. (1970)
: Genetik und Gesellschaft. Marburger Forum Philippinum 1969.
Wissenschaftliche Verlagsgesellschaft, Stuttgart

WEß, L. (1986)
: Aktuelle Programme der Humangenetik. Moderne Methoden - altbekannte Ziele
Dokumentationsstelle zur NS-Sozialpolitik,
Mitteilungen 2. Jg., Heft 11/12

ZERRES, K., WOLFF, G. (1987)
: Behinderung verhindern ?
DIE ZEIT Nr. 10

ZUR ROLLE DER PFLEGEKRÄFTE IM KRANKENHAUS

Renate Brenner

Einleitung

Spätestens seit Beginn der Diskussion um das inhumane Krankenhaus Anfang der siebziger Jahre steht auch das Pflegepersonal im Mittelpunkt von wissenschaftlichen Beobachtungen und Interpretationen. Das Faktum, daß es sich hier um die quantitativ größte Personalgruppe der Institution handelt, spielt hierbei ebenso eine Rolle wie die Tatsache, daß sowohl die Öffentlichkeit als auch die Medizin der Pflege spezifische Funktionen zugewiesen haben. In den folgenden Ausführungen soll zu einigen Aspekten dieser Funktionszuschreibungen etwas gesagt werden. Meine Perspektive ist die der berufserfahrenen Beobachterin. Der Hinweis auf diese Perspektive erscheint nicht unwesentlich, weil Einschätzungen der am Prozeß der Pflege direkt Beteiligten selten mit Analysen und reflexiven Überlegungen verbunden sind, weil der Arbeitsalltag zu belastend ist.

Strukturelle Bedingungen der Krankenhauspflege

Strukturen, im besonderen Ausbildungs- und Arbeitsbedingungen, bestimmen die Möglichkeiten und Grenzen beruflichen Handelns in entscheidendem Maße. Das individuelle Pflegeverhalten einzelner Krankenschwestern/-pfleger, z.B. das Ausmaß einfühlsamen Verhaltens dem Patienten gegenüber, ist zu einem hohen Anteil durch die Arbeitsbedingungen des Tätigkeitsfeldes bestimmt. Unter welchen Bedingungen arbeiten Pflegekräfte? Aus jüngster Zeit liegen dazu erfreulicherweise einige Untersuchungen vor (Bartholomeyczik 1987, Albrecht u.a. 1982, Bäcker 1987).

Die Situation in Schlagworten:
-Krankenpflege ist ein Frauenberuf mit einem Frauenanteil von 80 %, wobei die Anzahl der Frauen mit Kindern und Familie, insbesondere auch die der alleinerziehenden, zunimmt.
-Krankenpflege ist harte körperliche Arbeit, die man in solchem Ausmaß Frauen in anderen Berufsbereichen, zum Beispiel der Industrie nicht zumutet.

- Im Pflegeberuf arbeitet frau (man) in der Regel im Schichtdienst oder gar in Dauer-Nachtarbeit.

Die physischen, psychischen und sozialen Auswirkungen von Schicht- und Nachtarbeit sind durch arbeitsmedizinische und sozialpsychologische Untersuchungen belegt (Karmaus 1980, Burisch 1987): Das Ergebnis ist der vorschnelle Verschleiß der Gesundheit. Der Schichtdienst im Krankenhaus stellt eine besonders extreme Belastung dar (z.B. wenn Spät- und Frühdienst hintereinander gemacht werden). Dauernachtarbeit wird insbesondere von Frauen mit Kindern häufig geleistet - die Zeit zum Regenerieren ist in beiden Fällen nicht ausreichend. Hätte die allgemeine Arbeitszeitregelung entsprechend der Arbeitszeitordnung für das Krankenhaus Gültigkeit, wären solche Arbeitszeitregelungen nicht möglich.

Da in den meisten Bereichen der Pflege auch am Wochenende gearbeitet werden muß, ist die Folge für die Pflegekräfte häufig ein 12- bzw. 14-tägiger Arbeitszusammenhang ohne freie Tage. In jüngster Zeit wird von einigen Krankenhausträgern versucht, den sogenannten geteilten Dienst wieder einzuführen. Das bedeutet: in der Mitte des Arbeitstags, wenn wenig Arbeit anfällt, werden einige Stunden Freizeit verordnet, wodurch der Arbeitstag dann insgesamt meist über 12 Stunden dauert.

Das Krankenpflegepersonal leidet an einer Reihe von Befindlichkeitsstörungen und Beschwerden, die von den Betroffenen meist heruntergespielt werden. Bei den körperlichen Beschwerden spielen Rückenschmerzen eine dominante Rolle.

Bei den psychischen Belastungen steht der Druck durch die Konfrontation mit Leid und Tod, der ständige Anforderungswechsel, der hohe Verantwortungs- und Konzentrationsdruck im Vordergrund (Burnout-Syndrom, siehe Burisch 1987).

Überstunden sind im Pflegedienst sehr häufig, vor allem die 14-tägig zugedachten freien Wochenenden werden häufig eingeschränkt.

Die Verdienstmöglichkeiten in der Pflege sind schlecht; z.B. verdient eine Krankenschwester im Stationsbereich ohne besondere Funktion trotz Schicht- und Nachtarbeit derzeit unter DM 2.000 netto.

Zu diesen Belastungen kommen weitere, die durch die Funktionsweise des Krankenhauses, der dort praktizierten, vorherrschenden Medizin sowie durch die Berufsgeschichte der Pflegeberufe gegeben sind.

Das Krankenhaus weist die Merkmale der "totalen Institution" auf, wie sie Goffman (1977) beschrieben hat. Zur Illustration seien einige wesentliche Punkte hier zusammenfassend referiert:

- Alle Aktivitäten finden an einer Stelle, in einem geschlossenen Raum, unter einer Autorität statt;
- die Mitglieder der Institution führen ihre Arbeit in Gesellschaft von Schicksalsgenossen aus;
- alle Phasen des Arbeitstages sind genau festgelegt, nach einem System formaler Regeln;
- die verschiedenen, erzwungenen Tätigkeiten dienen einem Ganzen, vereinigen sich in einem Plan, der angeblich dazu dient, die offiziellen Ziele der Institution zu erreichen.

Es besteht eine Trennung zwischen Beschäftigten und Patienten, nach Goffman zwischen Personal und Insassen, die vielfältige Auswirkungen hat. Einige Aspekte, scheinen mir auch für das "Organ-Krankenhaus" zutreffend.

Das rangniedrige Personal (geringe Ausbildung, schlechte Bezahlung und Arbeitsbedingungen) hat dafür zu sorgen, die Interessen der Institution gegenüber den Insassen/Patienten durchzusetzen. Diese Aufgabe erfüllt das Pflegepersonal u.a. mit der Folge, daß der Ärger der Patienten über das Krankenhaus viel eher an das Pflegepersonal gerichtet wird als zum Beispiel an Ärzte oder Verwaltungspersonal; hierauf reagieren viele Pflegekräfte ungehalten, da sie sich nicht verantwortlich fühlen, obgleich sie so handeln als ob. Hierarchische Verhältnisse geben dem mittleren Glied (dem Pflegepersonal) häufig die Aufgabe, dem dritten Glied (Patient) beizubringen, was das erste Glied (Arzt) erwartet und wünscht. Man kann häufig beobachten, daß das Pflegepersonal im Krankenhaus diese Position einnimmt (Raspe 1983).

Das Pflegepersonal hat dem Patienten gegenüber eine Machtposition. Die Patienten spüren dies und fürchten diese Macht. Siegrist (1976) hat in seinen Untersuchungen festgestellt, daß Krankenhauspatienten Angst davor haben, vom Pflegepersonal schlecht behandelt zu werden. Krankenhauspatienten sind in der Regel sehr bemüht, beim Pflegepersonal nicht unangenehm aufzufallen.

Meiner Meinung nach ist die institutionelle Machtlosigkeit, die im Kontrast zu der Macht gegenüber dem Patienten steht, ein Katalysator für die Ausübung von Macht gegen den Patienten. Das Pflegepersonal ist ja quantitativ die stärkste Berufsgruppe im Krankenhaus; dieses Faktum spiegelt sich jedoch qualitativ keineswegs wider. Bestimmend für die Institution sind Ärzte (Medizin) und Verwaltung (Administration). Nach meiner Beobachtung läßt sich allerdings feststellen, daß dort, wo Pflegepersonal sich organisiert und damit Stärke demonstriert, sich das Verhalten dem Patienten gegenüber verändert. (Man sieht dann schnell, daß es im Krankenhaus viele Beschäftigte in ähnlicher Lage gibt - auch viele Mediziner wollen die institutionellen Mechanismen nicht mehr so, wie sie sind, aufrechterhalten - die totale Institution hat ausgedient!)

Obgleich die meisten Pflegepersonen angeben, unter der Hierarchie und den Verhältnissen im Krankenhaus zu leiden, leisten jedoch verhältnismäßig wenige Widerstand. Das gemeinsame Organisieren von gleichen Interessen in der Gewerkschaft wird auch heute erst von ca. 30% der Pflegepersonen vollzogen, wobei vor 10 Jahren der Anteil noch bei 15% lag. Die Berufsgeschichte, die vom karitativen Berufsverständnis und vom bürgerlichen Frauenbild weithin geprägt ist, hat einen nicht unwesentlichen Anteil an diesem Verhalten (Bischoff 1984, Steppe 1985, Jahrbuch für Kritische Medizin AS 86/1982, Ostner Krutwa-Schott 1981, Krause-Girth in diesem Band).

Eine Machtdemonstration nach dem Motto, "im Krankenhaus steht alles still, wenn das Pflegepersonal es will", findet nicht statt, obwohl das Krankenpflegepersonal die größte Berufsgruppe im Krankenhaus ist: 47 % einschließlich der Auszubildenden. Die Träger der Krankenhäuser und die Verantwortlichen der Gesundheitspolitik demonstrieren ihre Macht jedoch derzeit erfolgreicher: Sparmaßnahmen und Kostendämpfung treffen Patienten und Beschäftigte; das Pflegepersonal ist hier meist besonders betroffen.

Ein Blick in die Daten einer x-beliebigen Klinik veranschaulicht die Fakten. An der Uniklinik Frankfurt betrug 1987 die durchschnittliche Verweildauer der Patienten 12,5 Tage, d.h. in absoluten Zahlen, daß in einem Jahr 36.000 Patienten stationär behandelt werden. Der immer kürzer werdenden Verweildauer wurde bislang auf personeller und struktureller Seite kaum positiv Rechnung getragen, was ja möglich und sinnvoll wäre. Denn in der Krankenhauspolitik wird nach ökonomischen Gesichtspunkten versucht, Kosten einzusparen (meist trotzdem erfolglos), die Belange von Patienten und Beschäftigten stehen dabei nicht zur Diskussion, es kommt allenfalls zu Lippenbekenntnissen. Seit Jahren ist das Pflegepersonal ständig bedroht von Stellenkürzungen und anderen Sparmaßnahmen. Die personelle Ausstattung im Krankenhaus wird immer knapper, gemessen an der zu leistenden Pflegearbeit, die sich zunehmend verdichtet aufgrund ständig sinkender Verweildauer der Patienten (Breddemann 1980).
Die vorherrschende Pflegeorganisation der Funktionspflege entspricht nicht dem Interesse der Beschäftigten, geschweige denn dem der Patienten (Elkeles 1985, Hampel 1983, Siegrist 1978, Müller 1983).

Zur Funktion des Pflegepersonals im Krankenhaus

Sind die Krankenschwestern und -pfleger die Helfer/innen des Arztes oder des Patienten? Kann die Frage so gestellt werden? Engelhardt u.a. (1973) haben aufgrund einer empirischen Erhebung die Frage so formuliert und den Tatbestand, auf den ich ausführlich eingehen werde, als "Dilemma der Krankenschwester" formuliert.
Die Pflegekraft ist in der vorherrschenden Medizin des Krankenhauses im Laufe ihrer Berufstätigkeit dazu gezwungen, sich entweder für den Arzt oder für den Patienten zu entscheiden. Die Entscheidung für den Arzt geht einher mit der Entscheidung gegen den Patienten, was m. E. nicht weniger aussagt, als daß sich die herrschende Medizin nicht am Interesse (Bedürfnis) des Patienten als Person orientiert, sondern vielmehr an einer naturwissenschaftlichen Objektmedizin, in der der Patient nicht mehr als ein "Fall" ist, für den es eine Diagnose und ein geläufiges Behandlungsschema gibt. An dieser Medizin hat sich seit 1973 nichts grundlegend verändert trotz vieler punktueller Änderungen und einer neuen Diskussionslage in der Medizin sowie des einen oder anderen Projekts oder Modells. Wie weit die jetzige Krankenhausmedizin von den Belangen und Bedürfnissen der Patienten entfernt ist, hat Raspe (1983) in seinen Untersuchungen über die ärztliche Visite anschaulich belegt. Selbst dann, wenn der Arzt dem Patienten sozusagen von Mensch zu Mensch begegnet - in der Regel nicht mehr als wenige Minuten pro Tag - findet keine Kommunikation mit dem Patienten statt, sondern es wird über ihn, häufig sogar gegen ihn gesprochen.
Wenn nun die Krankenschwester / der -pfleger sich am beruflichen Verhalten des Arztes orientiert, so bedeutet dies eine hohe Wertschätzung von ärztlichen bzw. arztnahen, d.h. wiederum patientenfernen Aufgaben und Verhaltensweisen sowie eine Geringschätzung von Aufgaben, die direkt am Patienten zu erledigen sind. Die ständig anwachsenden administrativen und technischen Aufgaben in der Pflege sowie die Auswirkungen von Rationalisierung und Kostendämpfung verstärken diesen Effekt bzw. geben ihm neue Schubkraft (Engelhardt 1973). Die Arzthörigkeit des Pflegepersonals im Sinne der autoritären Unterordnung ist nicht mehr das Hauptproblem; die normative Kraft des Faktischen, könnte man sagen, trat an ihre Stelle, so daß keine Lücke entstehen konnte. Aufgrund sehr verschiedener Ausgangslagen ist die Solidarisierung zwischen Pflegepersonal und Ärzten z.B. auf der Station im Krankenhaus eher schwierig, jedoch immer häufiger anzutreffen. (Auch die Krankenhausärzte begreifen sich immer mehr als Lohnabhängige einerseits und psychosozial engagiert andererseits.)

Zurück zum Dilemma: Entscheidet sich die Pflegekraft für den Arzt, so bekommt sie von der ärztlichen Seite Anerkennung, diese scheint mehr wert zu sein als die Anerkennung durch den Patienten. Ein weiterer Vorteil der Arztorientierung ist das reibungslose Einpassen in den Betrieb, denn die moderne Krankenschwester ist die an der Medizin orientierte, die technisch orientierte. Der Patient bleibt außen vor. Der Mechanismus funktioniert nicht mehr so reibungslos bei psychosozial handelnden Ärzten, diese sind jedoch nicht die Regel.

Das Dilemma ist auch nicht zu lösen durch die Orientierung am Patienten nur von Seiten der Pflegekräfte in der vorherrschenden Objektmedizin. Pflegekräfte, die diesen Weg zu gehen versuchen, scheitern häufig bzw. werden von ideellen Werten geleitet, die in ihrer Summe eher dem alten Schwesternbild des Dienens nahekommen. Entwicklungen in dieser Richtung werden in jüngster Zeit oft mit dem Terminus "patientengerecht" belegt, und es scheint mir wichtig, hier eine Abgrenzung vorzunehmen. Es kann nicht um eine Neuetablierung des karitativen Pflegeverständnisses gehen, gerade nicht in einer Zeit, wo von politischer Seite aus durchsichtigen Motiven hierzu aufgefordert wird. Opfer bringen, nein danke!

Engelhardt (1973) hat festgestellt, daß die meisten Pflegekräfte sich für den Arzt entscheiden, daß jedoch diese Entscheidung immer mit negativen Gefühlen und Erscheinungen verbunden ist - und dies aus mehreren Gründen.

Zum einen kommen Pflegekräfte überwiegend mit der Motivation in den Beruf, "(kranken) Menschen helfen zu wollen" (nicht etwa Ärzten oder der Verwaltung!). An diesem Punkt bringt schon die Berufsausbildung Dauerfrustration, da die Pflegekräfte ständig erleben, daß die Belange des Patienten wenig Relevanz haben. Zum anderen werden Pflegekräfte von den Patienten in menschlicher, kommunikativer Hinsicht stark gefordert. Das Pflegepersonal hat den zeitlich umfangreichsten Kontakt zum Patienten; der Patient richtet sein Anliegen - wenn überhaupt - am ehesten an die Pflegekraft. Diesem berechtigten Anliegen des Patienten kann die Pflegeperson nicht entsprechen, auch dann meist nicht, wenn sie es als einzelne Person gerne möchte, denn die herrschende emotionslose Medizin ist ja nicht menschlicher Mangel einzelner Krankenschwestern und Ärzte, sondern sie ist geplantes und organisiertes Manko und methodisches Ideal, wie in einem Artikel zum "Ulmer Modell" die Objektmedizin treffend charakterisiert wird.

Das Interesse am Patienten und die Kommunikation mit ihm werden im Krankenhaus nicht gefördert; diese Erfahrung machen Krankenschwestern/-pfleger ebenso wie psychosozial engagierte Ärzte. Die Folgen

dieser Nichtförderung sind für das Pflegepersonal aufgrund der Nähe zum Patienten jedoch andere als für die Ärzte.
Die Reaktion der Pflegekräfte im Umgang mit den Patienten ist häufig spontan emotional, d.h. sie teilen für sich nach Sympathie und Antipathie, wobei aufgrund hoher Berufskonformität häufig alle die gleichen Patienten sympathisch, was aber tragisch ist, auch die gleichen unsympathisch finden (Rohde 1974b, Jürgens-Becker 1987).
Pflegekräfte reagieren besonders empfindlich, wenn der Patient durch seine Wünsche der Schwester unbewußt klarmacht, welche Position sie in der Institution Krankenhaus hat: so z.B., wenn ein Patient die Schwester herklingelt und dann darum bittet, sie möge den Arzt holen - oder auf der anderen Seite der Tätigkeitsskala, wenn der Patient von der Schwester pure Dienstleistung erwartet: "Schwester, öffnen Sie das Fenster!" Hier liegt häufig ein Verhalten vor, welches Watzlawick (1969) als paradoxe Interaktion bezeichnet. Denn wenn der Patient die Schwester herklingelt (was übrigens nur mit dieser Berufsgruppe gemacht werden kann, ansonsten ist der Patient darauf angewiesen, daß die Helfer, z.B. Arzt, Beschäftigungstherapeut, Krankengymnast etc. kommen), um sie zu fragen, welche Untersuchung am folgenden Tag geplant ist und mit welchen Problemen eventuell zu rechnen sei, verweist die Schwester in vielen Fällen den Patienten lediglich auf den Arzt, anstatt Auskunft zu erteilen, häufig auch dann, wenn sie es könnte. Akzeptiert der Patient die "Inkompetenz" der Pflegekraft und verlangt folglich den Arzt, ist die Pflegekraft gekränkt (Stein 1967; Raspe 1983).
Das Pflegepersonal hat im Krankenhaus die Funktion, den Betrieb rund um die Uhr "am Laufen zu halten"; Rhode (1974 a) beschreibt dies als "diffuses besorgen". Da im Verlauf der historischen Entwicklung das Wissens- und Entscheidungsmonopol bei den Ärzten blieb, bei gleichzeitiger Abgabe vieler Tätigkeiten an die Pflege, erhielt die Pflege ihren "ableitenden Charakter" (Sprondel 1972), wurde zum "medizinischen Hilfsberuf".
Ein Problem, das auch andere medizinische Berufe wie z.B. Krankengymnasten, klinische Psychologen usw. haben, wobei es am ausgeprägtesten in der Pflege vorzufinden ist, auch weil die Unterordnung ("Kooperation") Schwester/Arzt schon sehr lange existiert, lange bevor an Krankengymnasten und Psychologen auch nur zu denken war.
Historisch ist zu konstatieren, daß die berufliche Krankenpflege sich wesentlich mit der naturwissenschaftlichen Medizin entwickelt hat; hier haben sich Orientierungen entwickelt, die die Krankenpflege zwar zum Beruf machten, allerdings eben zum Hilfsberuf einer Medizin, die den Interessen und Bedürfnissen kranker Menschen nicht gerecht wird. Vom

heutigen Erkenntnisstand aus müßten sich ja durchaus keine Gräben auftun zwischen naturwissenschaftlicher und psychosozialer Medizin, das "Ulmer Modell" z.B. hat dies belegt (Köhle u.a. 1976, 1979, 1980). Daß sich diese Gräben auftun, hat gesellschaftliche, politische, wissenschaftsgeschichtliche und theoretische Gründe und liegt nicht an der Medizin per se. Stand der Dinge ist, daß wir eine Praxis der Medizin und Pflege haben, die dem Erkenntnisstand nicht entspricht, vor allem in psychosozialer Hinsicht. Die theoretische Einsicht ist ja schon relativ weit verbreitet, auch haben Ärzte wie Uexküll keine randständige Position mehr in der Medizin, wie das noch für Mitscherlich (1984) nach eigener Einschätzung weithin der Fall war. Die Praxis hinkt dem Fortgang der Dinge jedoch weit hinterher, die psychosoziale Betreuung als Ansatz der medizinischen Versorgung ist die absolute Ausnahme. In Zeiten ökonomischer Krisenhaftigkeit sind solchen Ansätzen schon auf gesellschaftlicher Ebene Grenzen gesetzt - keine Zeit für Humanität.

Die zukünftige Funktion des Pflegepersonals

Es geht meiner Meinung nach um eine andere Pflege und Medizin. Pflege und Medizin sind nicht zu trennen, bzw. eine Eigenständigkeit der Pflege im psychosomatischen Sinn ist bei den vorherrschenden Strukturen nicht herzustellen. Eine psychosomatische Medizin ohne die entsprechende patientenzentrierte Pflege ist nicht machbar.
Eine neuartige eigenständige Pflege muß die Bedeutung der Beziehung zwischen Pflegepersonal und Patienten für die gesamte medizinische Diagnostik und Therapie anerkennen und professionell fördern (hier setzte das "Ulmer Modell" an). Das heißt, daß diese Bedeutung nicht verschwiegen werden darf, um dann scheinheilig Humanität von den Pflegekräften zu fordern, die so formuliert nur zur Erhaltung des beschriebenen Mankos beiträgt (Rhode 1974 a).

Ein psychosoziales und psychosomatisches Konzept verlangt zuallererst strukturelle Veränderung: Das meint personalgerechte Arbeitsbedingungen ebenso wie Abbau von Hierarchie und Gleichberechtigung im Umgang mit den zu pflegenden und zu behandelnden Menschen.
Arbeitszusammenhänge wie die im sogenannten "Ulmer Modell" sind zu schaffen. Neben Veränderungen in der Arbeitsorganisation muß mit der traditionellen Schwestern- bzw. Pflegerrolle gebrochen werden. Einstellungen, die in helfenden Berufen sehr etabliert sind - wie z.B. der Glaube zu wissen, was für den Patienten gut oder schlecht sei - sind zu

erschüttern. Die Erfahrungen zeigen, daß da, wo die strukturellen Voraussetzungen gegeben sind, das Pflegepersonal und die anderen Berufsgruppen zu diesen Einstellungsveränderungen in der Lage sind - wobei ohne Frage ein Stück Arbeit zu leisten ist.

Beim psychosomatischen Betrachtungsansatz in Medizin und Pflege rückt der Patient als Subjekt von seiner zuvor randständigen Position im Behandlungsschema auf zum Mittelpunkt, vor allem in der Form, daß der Patient die Entscheidungen trifft, die in der jeweiligen Situation zu treffen sind. Die Helfer (Pflegepersonal, Ärzte u.a.) haben ihr Bestes zu geben, um dem Patienten Entscheidungen zu ermöglichen; ihre Aufgabe ist es, den Patienten im Prozeß der Auseinandersetzung mit Lebenssituationen, die häufig schwierigster Art sind, zu unterstützen. Die Autonomie des Menschen und die Akzeptanz seiner "individuellen Wirklichkeit" (Uexküll) ist Leitlinie. Um in der kurz angedeuteten Art arbeiten zu können, sind beim heutigen Stand von Medizin und Pflege spezifische Qualifikationen notwendig, die in der Grundausbildung nicht bzw. unzureichend vermittelt werden.
Im Rahmen des "Ulmer Modells" wurde eine spezifische Weiterbildung für Pflegepersonen entwickelt und unter wissenschaftlicher Begleitforschung erprobt (Köhle u.a. 1980).
Die Voraussetzungen und Erfahrungen des "Ulmer Modells" sind in der Literatur dargestellt.
Aktionen und Aktivitäten von Pflegepersonal, die zur beruflichen Emanzipation beitragen, sei es "Spritzenstreik" oder die "organisatorische Umgestaltung der Pflege" sind zu unterstützen, z.B. durch die Gewerkschaft. Ein Ansatz in dieser Richtung ist das Kooperationsprojekt der Universität/Gesamthochschule Siegen (Regus) und der Gewerkschaft ÖTV in Stuttgart und Duisburg zur medizinisch-psychosozialen Basisqualifikation im Gesundheitswesen als Modellversuch. Während meiner Berufstätigkeit in der Pflege im Krankenhaus konnte ich häufig die Erfahrung sammeln - nicht zuletzt an mir selbst - daß erste Voraussetzung für eine dem Patienten gerecht werdende Betreuung das Durchschauen und Erkennen der eigenen Lage im Brecht'schen Sinne ist, einschließlich der Funktionsweise der die Arbeit beeinflussenden Bereiche. In der Zeit, als ich auf der internistisch-psychosomatischen Station in Ulm arbeitete, lernte ich viele Dinge in Sachen Pflege und Medizin zu durchschauen und darüberhinaus aus diesen Erkenntnissen eine Pflegegestaltung zu realisieren, die sowohl die Arbeitsbedingungen als auch die Versorgung der Patienten in die gewünschte Richtung veränderte. Es gibt keine inhaltlichen Gründe, die gegen einen sol-

chen Arbeitsansatz in der gesamten Gesundheitsversorgung sprechen. Dem Ansatz im Wege stehen die Herrschaftsverhältnisse in Medizin, Ökonomie und Politik.

LITERATUR

ALBRECHT, HANS; BÜCHNER, EDITH; ENGELKE, DIRK: Arbeitsmarkt und Arbeitsbedingungen des Pflegepersonals in Berliner Krankenhäusern. Berlin 1982
BÄCKER, GERHARD: Arbeitsbedingungen in der Krankenpflege.
  WSI-Dokumentation, Düsseldorf 1987
BARTHOLOMEYCZIK, SABINE: Arbeitsbedingungen und Gesundheitsstörungen bei Krankenhäusern. Berlin 1982
  Deutsche Krankenpflegezeitschrift, Beilage zu Heft 1, Stuttgart 1987
BEGEMANN, HERBERT (Hrsg.): Patient und Krankenhaus.
  München, Wien, Baltimore 1976
BISCHOFF, CLAUDIA: Frauen in der Krankenpflege.
  Frankfurt am Main, New York 1984
BOTSCHAFTER-LEITNER, PETRA: Die berufliche Situation des Krankenpflegepersonals. In: Deppe, H.U. (Hrsg.): Vernachlässigte Gesundheit. Köln 1980
BREDDEMANN, JEANETTE: Das Krankenhaus zwischen humanitärem Anspruch und ökonomischer Realität. In: Deppe, H.U. (Hrsg.): Vernachlässigte Gesundheit. Köln 1980
BURISCH, MATTIAS: Das Burnout-Syndrom.
  Deutsche Krankenpflegezeitschrift, Beilage zu Heft 10, Stuttgart 1987
ELKELES, THOMAS: Arbeitsorganisation in der Krankenpflege. Dissertation, Berlin 1985
ENGELHARDT, KARLHEINZ U.A.: Kranke im Krankenhaus.
  Stuttgart 1973
GOFFMMAN, IRVING: Asyle.
  Frankfurt am Main 1977
HAMPEL, KLAUS: Professionalisierungstendenzen in den Krankenpflegeberufen. Münster 1983
JAHRBUCH FÜR KRITISCHE MEDIZIN 8: Pflege und Medizin im Streit.
  Argument Sonderband AS 86. Berlin 1982
JÜRGENS-BECKER, ANNE: Die Situation der Krankenschwester. Eine Betrachtung aus psychodynamischer Sicht. Deutsche Krankenpflegezeitschrift, Beilage zu Heft 11, Stuttgart 1987
KARMAUS, W.: Nacht- und Schichtarbeit im Pflegedienst.
  WSI-Mitteilungen, Düsseldorf 1980
KÖHLE, KARL u. Mitarbeiter: Klinische Psychosomatik. Ein Modellversuch zur Integration des psychosomatischen Arbeitsansatzes in die stationäre internistiische Krankenversorgung. In: Begemann, Herbert (Hrsg.): Patient und Krankenhaus, 1976
KÖHLE, KARL; JORASCHKY, PETER: Die Institutionalisierung der psychosomatischen Medizin im klinischen Bereich.
  In: Uexküll, Thure v. (Hrsg.): Lehrbuch der Psychosomatischen Medizin.
  München, Wien, Baltimore 1979

KÖHLE, KARL; SIMONS, CLAUDIA; BÖCK, DIETER; GRAUHAN, ANTJE: Angewandte Psychosomatik. Die internistisch-psychosomatische Krankenstation ein Werkstattbericht. Basel 1980
LOHMANN, HANS MARTIN: Alexander Mitscherlich.
Reinbek b. Hamburg 1987
MITSCHERLICH, ALEXANDER: Ein Leben für die Psychoanalyse. Anmerkungen zu meiner Zeit. Frankfurt am Main 1984
MÜLLER, ELKE: Die Entwicklung des Eigenständigkeitsbegriffes in der Krankenpflege. Kurzfassung einer Diplom-Arbeit im Modellstudiengang "Lehrkräfte in der Kranken- und Kinderkrankenpflege" an der FU Berlin. Deutsche Krankenpflegezeitschrift, Beilage zu Heft 3,Stuttgart 1983
OSTNER, ILONA; KRUTWA-SCHOTT, ALMUT: Krankenpflege - ein Frauenberuf?
Frankfurt, New York 1981
RASPE, HANS HEINRICH: Aufklärung und Information im Krankenhaus. Göttingen 1983
ROHDE, JOHANN JÜRGEN a): Soziologie des Krankenhauses.
Stuttgart 1974
ROHDE, JOHANN JÜRGEN b): Veranstaltete Depressivität.
Internist 15/1974
SIEGRIST, JOHANNES: Der Doppelaspekt der Patientenrolle im Krankenhaus:
Empirische Befunde und theoretische Überlegungen. In: Begemann, Herbert (Hrsg.): Patient und Krankenihaus. München 1976
SIEGRIST, JOHANNES: Arbeit und Interaktion im Krankenhaus. Stuttgart 1978
SPRONDEL, WALTER M.: "Emanzipation" und "Professionalisierung" des Pflegeberufs.
In: Pinding, M. (Hrsg.): Krankenpflege in unserer Gesellschaft. Stuttgart 1972
STEIN, LEONARD: Das Arzt-Schwestern-Spiel.
Zuerst veröffentlicht in: Archives of General Psychiatry, Vol. 16, Juni 1967. Unautorisierte Übersetzung von Antje Grauhan
STEPPE, HILDE: Die historische Entwicklung der Krankenpflege als Beruf. Deutsche Krankenpflegezeitschrift, Beilage zu Heft 5, Stuttgart 1985
STÖSSEL, JÜRGEN PETER: Wenn Pillen allein nicht helfen.
München 1984
STUCHLIK, GERDA: Goethe im Braunhemd. Universität Frankfurt 1933-1945. Frankfurt am Main 1984
UEXKÜLL, THURE V.: Lehrbuch der psychosomatischen Medizin.
München, Wien, Baltimore 1986
WATZLAWICK, PAUL U.A.: Menschliche Kommunikation.
Bern, Stuttgart, Wien 1969

DAS GESUNDHEITSZENTRUM BÖTTGERSTRASSE

Das Gesundheitszentrum besteht seit 1977. Ziel war und ist eine interdisziplinäre medizinische Basisversorgung mit psychosomatischem Schwerpunkt im Stadtteil durchzuführen. Auf diesem Hintergrund sind seit Beginn - mit kleineren personellen und inhaltlichen Änderungen - folgende Fachdisziplinen vertreten: Allgemeinmedizin, Pädiatrie, Psychotherapie und -analyse, Krankengymnastik, Logopädie, Bewegungstherapie, Sozial- und Rechtsberatung.

Im folgenden Interview wird der Versuch unternommen, die ambulante stadtteilbezogene, zugleich ganzheitliche medizinische Versorgung durch die allgemeinärztliche Praxis in ihrer Entwicklung seit Gründung des Zentrums herauszuarbeiten.

Der dann folgende Beitrag von Claus Metz skizziert seinen ganz persönlichen biographischen Standort in diesem Zentrum, während der Beitrag von Hans v. Lüpke die in langen Jahren entstandene familiendynamisch orientierte Teamarbeit der kinderärztlichen Praxis dokumentiert.

PSYCHOSOMATIK IM ALLTAG DER ALLGEMEINÄRZT-
LICHEN PRAXIS

Jochen Jordan im Gespräch mit
Erni Balluff, Ekkehard Basten und Claus Metz.

Das folgende Interview wurde am 22. 6. 1988 im Gesundheitszentrum Böttgerstraße in Frankfurt geführt. Wir saßen zu viert in einer sehr gemütlichen Küche und tranken Tee. Am Gespräch nahmen Erni Balluff, Ekkehard Basten und Claus Metz teil. Alle arbeiten als Allgemeinärzte im Gesundheitszentrum.

Jochen: Ihr habt 1977 die Böttgerstraße gegründet. Vorher habt ihr studiert, reichlich praktische Erfahrung gesammelt, habt als Studenten selbst die Einführung der psychosozialen Fächer ins Medizinstudium gefordert und auch erreicht. Was waren Eure Ideale, Eure Ziele und Wünsche damals? Wie kam es für jeden einzelnen dazu, daß er in der Böttgerstraße mitarbeitete?

Die Gründungsphase

Erni: Ich war 1977 bereits 6 oder 7 Jahre nach der Approbation, hatte 1 1/2 Jahre Medizinalassistentenzeit in der Uniklinik (Innere, Chirurgie und Frauenklinik) hinter mir, hatte in der Pathologie der Uniklinik Ffm gearbeitet und war danach über 3 Jahre Assistenzärztin im Stadtkrankenhaus Offenbach in der Inneren Medizin. Dort habe ich Kontakt zu Hans von Lüpke bekommen, der dort in der Kinderklinik arbeitete. Damals gab es einen Verein zur Förderung von Gesundheitszentren, in dem all die Leute mitarbeiteten, die noch heute in Riedstadt, bzw. in der Böttgerstraße sind, außerdem waren noch einige Leute aus dem Aschaffenburger Raum dabei. Entwickelt hatte der sich in der Zeit, als wir bereits klinische Erfahrungen hatten und unzufrieden waren mit den damaligen hierarchischen Strukturen. Wir hatten mitbekommen, daß wir so eigentlich nicht arbeiten wollten: Hier Oberarzt, da Chefarzt, alles getrennt, Pflegepersonal mit eigenen Einrichtungen ohne jede Integration untereinander. Die Idee war damals einmal, hierarchische Strukturen abzubauen, und zum anderen vor allem interdisziplinär miteinander zusammenzuarbeiten. Wir wollten die Patienten nicht aufteilen in Bauch, Herz, Kopf usw. sondern schauen, daß man einen Patienten, einen Menschen in seiner Gesamtheit sieht und dazu sind viele Berufsgruppen nötig, wie z.B. Arzthelferinnen, Krankengymnastinnen, Psychotherapeuten, usw. Es war ein Ansatz, anders mit den Patienten umzugehen und auch anders miteinander umzugehen. Später spielte dann auch eine Rolle, stadtteil-zentriert zu arbeiten. Der vorher erwähnte Verein zur Förderung von Gesundheitszentren hatte sich nämlich an der Standortfrage gespalten. Ein Teil des Vereins wollte in erster Linie eine Versorgung von unterprivilegierten Gebieten erreichen und hatte sich für das hessische Ried entschieden. Andere haben argumentiert, daß ihre sozialen Kontakte in Frankfurt seien und wollten daher nicht aufs Land. Sie sagten, daß auch hier in Frankfurt ein Arbeiten für eher Unterpriviligierte möglich und sinnvoll sei. Wir merkten damals, daß in Frankfurt die Patienten nicht besser versorgt waren nur weil es hier mehr Einrichtungen und Krankenhäuser gab. Wir dachten, daß es vom Ansatz her hier genauso sinnvoll sei wie auf dem Lande. Dann ergab sich der Standort Bornheim. Die Böttgerstraße war ein Kinderkrankenhaus und durfte 2 Jahre vorher nur unter der Bedingung geschlossen werden, daß wieder eine Einrichtung des Gesundheitswesens hier einziehen würde. Wir wollten eine stadtteilorientierte Arbeit machen, eine Basisversorgung für alle Leute. Da das Kinderkrankenhaus gegen einen erheblichen Widerstand der Bevölkerung geschlossen wurde, hat man uns damals relativ freundlich und aufgeschlossen hier empfangen. Viele waren vielleicht dankbar, daß nun wieder eine gute Einrichtung hier im Haus untergebracht wurde. Da sich auch ein Kinderarzt im Hause niederließ, war dies für die Bevölkerung sicher ein wichtiger Anknüpfungspunkt, mit so vielen fremden Ärzten Kontakt aufzunehmen.

Am Anfang waren wir zwei Allgemeinmediziner, ein Kinderarzt, zwei Psychologen, zwei Krankengymnastinnen, ein Sozialarbeiter, sechs Arzthelferinnen und MTAs. Alle hatten bereits weit im Vorfeld mitdiskutiert, waren an der Planung und Konzeption bis ins Letzte beteiligt. Vor allem die Arzthelferinnen diskutieren mit über ihre Arbeitsplatzgestaltung, darüber, wie man ihnen mehr Kompetenzen zusprechen konnte. Es gab lange Diskussionen über den Stellenwert ihrer Arbeit, über die Bedeutung ihres ja sehr intensiven Kontakts mit den Patienten. Es war deutlich, daß viele Patienten mit den Arzthelferinnen viel offener, so wie ihnen der Schnabel gewachsen war, sprachen, weil sie diese als nicht so überlegen empfanden.

Jochen: Erni, wie war denn damals die Landschaft? Gab es schon Gesundheitszentren, gab es Vorbilder, hatten andere schon praktisch versucht und nachgewiesen, daß solche Arbeitsmodelle funktionieren? Wo her hattet Ihr die Ideen, den Mut, es einfach einmal zu probieren?

Erni: Zunächst einmal gab es Vorbilder in historischen Dimensionen, wenn man an die Weimarer Zeit, an die Ambulatorien denkt. Darüber waren wir natürlich unterrichtet. Ganz konkrete Vorbilder hatten wir vor allem bei den Holländern. Einige von uns sind mal nach Holland gereist und wir wußten damals auch, daß die Berliner ähnliche Projekte planen und stellten Kontakt her. Heerstraße und Gropiusstraße liefen parallel damals. Außerdem gab es Riedstadt, die allerdings genauso weit waren wie wir, was aber interessante Diskussionen ermöglichte.

Eine wichtige Entwicklungslinie kam natürlich aus der Studentenbewegung heraus. Im Studium, d.h. im offiziellen Lehrbetrieb, haben wir überhaupt nichts gehört von solchen Möglichkeiten und hatten keine Informationsquellen.

Allerdings hat uns die Basisgruppenbewegung mit den vielen Diskussionen sehr geholfen, ein geschlossenes Konzept zu entwickeln und hat uns auch Mut gemacht, es einfach einmal zu probieren. Ganz allgemein kann man formulieren, daß wir damals durch unsere Diskussion ein anderes Menschenbild entwickelt haben, daß wir gelernt haben, den Patienten anders anzuschauen und uns selbst anders einzubringen.

Durch die Studentenbewegung gab es zu all dem eine wichtige politische Motivation, die den Hintergrund für diese Entwicklung bildete. Den Ekkehard habe ich z.B. in der Basisgruppe Medizin kennengelernt, wobei man sagen muß, daß die Basisgruppen innerhalb der Medizin sich relativ spät entwickelten und immer irgendwie der Studentenbewegung hinterhergehinkt sind.

Die Diskussion im Kollektiv war ein sehr wesentliches Element meiner Entwicklung. Ich wäre wohl alleine auf mich gestellt ohne Diskussionszusammenhang nie auf die Idee gekommen, etwas Neues auszuprobieren.

Erst in den allerletzten Jahren des Studiums gab es durch die ewigen Auseinandersetzungen in der Psychiatrie mit Prof. Bochnik doch auch für mich persönlich noch wichtige Impulse zur Weiterentwicklung.

Jochen: Claus, Du hast ein so schönes Papier geschrieben (siehe der folgende Beitrag des vorliegenden Bandes), aber daraus geht nicht hervor, wie Du eigentlich hier zur Böttgerstraße gekommen bist. Vielleicht kannst Du etwas dazu erzählen.

Claus: Ich habe den Ekkehard in Köppern kennengelernt, als wir beide Stationsärzte in der Psychiatrie waren. Ich war nach meinem Studium in verschiedenen Krankenhäusern, vor allem in kleinen Krankenhäusern mit einem weniger spezialisierten Arbeitsgebiet (Innere Medizin und Chirurgie), habe damals auch meinen Zusatztitel "Psychotherapie" gemacht und war dann nach Köppern gekommen. In die Psychiatrie hat es mich getrieben, weil ich für die Zusatzausbildung Psychotherapie ein Jahr Psychiatrie brauchte. Dort traf ich dann auf Ekkehard. Es gab zwischen uns Diskussionen über die Möglichkeiten einer patientennahen Medizin, wobei schon damals deutlich wurde, daß bei Ekkehard die ganz hohen Ziele einer umfassenden stadtteilbezogenen Arbeit realistisch eingeschätzt wurden. Es waren damals schon einige kleinere Projekte gestartet worden, wo alternative Mediziner sich alleine niedergelassen hatten (z.B. Mörschel). Es zeigte sich, daß diese sehr viel arbeiten mußten, einen hohen Andrang, wenig Zeit hatten, wo viele Hoffnungen bald enttäuscht wurden.

Ich war damals ab und zu bei Vereinstreffen hier im Haus dabei. Früher hatte der Verein offensichtlich eine sehr große Rolle gespielt, allerdings war das 1979, als ich dazustieß, nicht mehr so sehr der Fall. Es gab bereits große Probleme in der Böttgerstraße, vor allem mit dem psychosozialen Bereich, der bis dahin von der Bosch-Stiftung bezahlt worden war. Als diese Unterstützung nun ausfiel, mußte überlegt werden, ob das aus den Überschüssen der übrigen Praxen bezahlt werden konnte. Das war ursprünglich ein Teil des Böttgerstraßen-Konzepts gewesen. Im Zusammenhang mit meinem Dazukommen gab es Konflikte, weil im Haus befürchtet wurde, daß nun die Allgemeinmedizin mehr Gewicht oder mehr Macht bekommen würde. In der Folge und parallel dazu haben sich dann die verschiedenen Bereiche der Böttgerstraße unabhängiger voneinander gemacht, die Kinderarztpraxis wurde finanziell unabhängig von der Allgemeinarztpraxis, auch die Psychologen haben nur noch zum Teil über Scheine abgerechnet und zum Teil privat abgerechnet.

Jochen: Was waren Deine Ziele, Ideale, Bedürfnisse und Wünsche damals?

Claus: Gruppenpraxis war ganz sicher ein wichtiger Punkt. Austausch über Patienten war damit verbunden, auch über Fortbildung usw. Was mir gefallen hat war auch, daß es ein einigermaßen gut funktionierender Stadtteil war, in dem hier gearbeitet wurde. Dann habe ich auch Möglichkeiten gesehen, hier wirklich psychosomatisch zu arbeiten, denn ich wollte damals nach Abschluß meines Zusatztitels Psychotherapie niemals ausschließlich psychotherapeutisch arbeiten, sondern einen fließenden Übergang von Körperkranken mit ihrem psychosozialen Hintergrund bis zu körpergesunden Patienten, die psychisch leiden.

Ein wichtiger Konflikt 1979, als ich dazu kam, bestand mit dem psychologischen Bereich des Hauses. Die ursprüngliche Idee war, daß wenn psychologische Probleme bei Patienten auftraten, diese in den 3. Stock geschickt werden. Dieses Prinzip wurde in den ersten zwei Jahren bald in Frage gestellt. Aus verschiedenen Gründen war dies nicht gut gelaufen. Die Ärzte hatten bald gemerkt, daß es nur gut lief, wenn sie selbst die psychosomatischen und psychosozialen Aspekte des Krankseins mit ihren Patienten besprechen.

Jochen: Claus, ich würde gerne auf diesen Komplex später noch einmal zurückkommen und nun zuerst noch Ekkehard fragen wie er eigentlich zum Gesundheitszentrum und zu der ganzen Idee gekommen ist.

Ekkehard: *Die wichtigste Vorstellung war, in kooperativer Form im ambulanten Bereich arbeiten zu können, keine eigene Praxis eröffnen zu müssen mit den bekannten Schwierigkeiten der Isolation.* Meine Erfahrung mit vielen niedergelassenen Kollegen war, daß sie, wenn sie älter waren, alle ein bißchen merkwürdig wurden und mit Marotten behaftet waren. Also: Durchbrechung der Isolation, Arbeiten im kommunikativen Zusammenhang, was mir für die medizinische Versorgung nach wie vor erforderlich scheint. Gleichzeitig war die Zusammenarbeit mit vielen Nichtärzten im Zentrum reizvoll. Auch die Eingebundenheit in einen Stadtteil und die Zusammenarbeit mit anderen in diesem Stadtteil war für mich wichtig. Drittens war natürlich auch ganz zentral die Idee, die psychosomatische Arbeit mit in den Alltag zu integrieren. Die Erfahrung in den vorherigen Ausbildungsjahren war, daß sehr viele Krankheiten doch immer etwas mit der Person zu tun haben.

Jochen: Welche Erfahrungen lagen denn aus dem Studium in dieser Hinsicht vor?

Ekkehard: Na ja, durch die Basisgruppenarbeit waren sowohl die psychosomatischen als auch die ökonomischen Aspekte des Gesundheitssystems diskutiert und das spielte eine große Rolle damals. Themen wie die Pharmaindustrie, "der Arzt und das Geld" und dgl. In der Klinik habe ich später dann gemerkt, daß die Menschen eigentlich zu Objekten der Medizin gemacht wurden und nicht mehr als Person gesehen wurden. Das war damals ganz extrem: die Galle auf Zimmer 3, die Leber in Zimmer 4 usw. Da haben wir uns damals schon ganz schön auf die Organmedizin eingeschossen und das war eine wichtige Zeit.

Jochen: Was ist denn nach all den Jahren der Erfahrungen übriggeblieben von Eurem Modell? Unterscheidet Ihr Euch heute noch von anderen vergleichbaren Praxen?

11 Jahre Böttgerstraße-Erfahrungen

Erni: Ich denke, daß doch der wesentliche Punkt, der Umgang mit psychosomatischen Aspekten von Krankheit, nach wie vor vorhanden ist. Allerdings haben wir gerade hier besonders viel dazugelernt. Auch ich bin hierher gekommen mit der Vorstellung, daß für psychosomatische Dinge oben im 3. Stock Spezialisten sind, die das dann übernehmen. Ich selber fühlte mich noch nicht kompetent genug. Es war damals eine richtige Redewendung, man schickte die Patienten in den 3. Stock, das war unsere psychosoziale Abteilung sozusagen. Bald haben wir gemerkt, daß das aus verschiedenen Gründen nicht ging. Vor allem haben uns die Patienten darauf gebracht: Die wollten nicht da hoch oder es gab größte Schwierigkeiten für die Psychotherapeuten und Psychologen, weil die Patienten nur zu ihnen kamen, weil man sie unten darum gebeten hatte. Aber auch wir haben allmählich gemerkt, daß es für uns nicht so geht, daß es keine psychosomatische Arbeit ist, nur wenn man im 3. Stock einen Psychotherapeuten oder eine psychosoziale Beratung hat. Wir merkten, daß es auch an uns liegt, daß dieser Aspekt auch in die Alltagspraxis hineingehört. Es wurde deutlich, daß, wenn man das Vertrauen zum Patienten hatte, man auch selbst an diesem Aspekt weiterarbeiten mußte.

Ursprünglich stand also die Abspaltung bei uns im Mittelpunkt, obwohl wir eigentlich etwas ganz anderes im Kopf hatten. Zum Teil lag es auch daran, daß wir uns nicht kompetent gefühlt haben für diese Dinge und gedacht haben, wer sind wir schon, daß wir so etwas machen können.

Zwar hatten wir alle psychotherapeutische Weiterbildungen und Erfahrungen, aber das Zutrauen fehlte doch. Besonders wichtig war in dieser Phase für uns die Balintgruppe, die wir insgesamt 7 Jahre hatten, in der alle, auch die Arzthelferinnen, mitgearbeitet haben. Dort fühlten wir uns unterstützt und ermutigt. Wir haben dort bemerkt, daß wir psychosomatische Aspekte in unsere Arbeit einbinden müssen und auch wollen, und daß wir es auch können.

Jochen: Euer Entwicklungsweg ist insofern interessant, weil viele Modelle genau den umgekehrten Weg gegangen sind: Man begann mit dem hohen Anspruch einer integriert internistisch-psychosomatischen Arbeit und orientierte sich allmählich immer mehr auf die ausschließlich psychosomatisch psychotherapeutische Seite.
Wie sieht der Alltag aus?

Ekkehard: Ich denke, das ist allgemein überhaupt nicht zu beantworten. Da muß man sich jeden einzelnen Fall vorstellen. Die Patienten kommen einfach sehr unterschiedlich. Manche kommen mit einem Symptom, das sie organmedizinisch abgeklärt haben wollen, das dann auch organmedizinisch abgeklärt wird von uns. Bei manchen dieser Patienten entsteht dann durch die vielen Kontakte, die man hat, allmählich ein Zusammenhang zwischen der Person, der Situation, in der sie steht und der Krankheit. Dieser Zusammenhang entsteht manchmal sowohl für den Arzt als auch im Verlauf der Gespräche allmählich für den Patienten. Andere Patienten kommen natürlich auch gleich mit der Vorstellung, daß ihre Krankheit psychosomatisch ist. Und wieder andere kommen eigentlich mit einem Lebensproblem und der somatische Aspekt steht kaum noch im Vordergrund.
Wie sitzt man nun als Arzt da? Man versucht zunächst einmal zu verstehen, den Konflikt, die Fragestellung zu erfassen, man fragt, was ist für mich als Arzt die Fragestellung, was ist die Fragestellung für den Patienten.

Dann kann es in der Folge sein, daß man zu dem Ergebnis kommt, dem Patienten eine psychosomatisch-psychotherapeutische Behandlung vorzuschlagen. Diese ist dann natürlich woanders, nicht hier bei uns in der Allgemeinmedizin. Bei einer ganzen Reihe von Patienten steht, daß diese, man kann sagen "neurotische Fehlentwicklung" so sehr im Vordergrund, daß sie nicht hier bei uns behandelt werden, sondern zu Spezialisten geschickt werden. Dabei helfen wir z.B. durch Überweisung in stationäre psychosomatische Einrichtungen oder durch Nennung hier in Frankfurt niedergelassenen Psychotherapeuten. Das kann von Fall zu Fall bei Herzneurosen, Anorexien und ähnlichen Krankheiten immer wieder sein. Das läuft aber nur, wenn es gut vorbereitet ist. Das war auch unsere Erfahrung vom Anfang. Es läuft nur, wenn man sich dafür Zeit genommen hat, wenn der Patient für sich vorher schon klargekriegt hat, was er eigentlich in so einer Behandlung haben will und kann. Er muß wissen, ob er sie will und daß er sie will. Dann merkt er auch, daß es in der Sprechstunde des Allgemeinarztes nicht leistbar ist. Aber erst wenn man sich diese Zeit nimmt, fühlt der Patient sich nicht weggeschoben, erst dann sieht er es als einen produktiven neuen Weg an.

Am Anfang war es bei mir vielleicht so, daß ich in dem Moment, wo ein psychosozialer Hintergrund aufgetaucht ist, sofort gesagt habe, na ja, dann muß er eben mal in den 3. Stock. Zu diesem Zeitpunkt waren aber die Patienten überhaupt nicht in der Lage, einen Zusammenhang zwischen ihren Beschwerden und ihrer Lebenssituation oder ihren inneren Strukturen überhaupt zu sehen. Insofern fühlten sie sich immer wieder schockiert und abgeschoben.

Erni: *Ich denke auch, daß mit das Wichtigste ist, daß wir hier nicht alles selbst behandeln, daß aber die Zeit bleibt, damit der Patient erste Zusammenhänge hier bei uns schon bespricht und allmählich erleben lernt. Solche Gespräche sind bei uns jederzeit möglich und man kann dadurch den richtigen Zeitpunkt dafür gut abpassen. Wir wollen also den Patienten helfen, überhaupt erst mal einen Zugang zu ihrer Krankheit zu finden, das gilt für alle Krankheiten. Wir haben vor allem gelernt, daß dieser Erkenntnis- und Motivationsprozeß über Jahre gehen kann, daß man nicht ungeduldig sein darf.*

Genau das haben wir am Anfang anders gemacht. Da haben wir gedacht, es geht in ein bis zwei Gesprächen und kann dem Patienten sofort vermittelt werden. Am Anfang haben wir die Patienten sicher überfrachtet auch durch unsere Unerfahrenheit. Da kam bei jedem Schnupfen die Assoziation zu ungeweinten Tränen und sofort kam die Überlegung: ab in den 3. Stock. Die Patienten waren dann oft in "hab' Acht-Stellung", waren erschrocken und haben gedacht, was kommt nun schon wieder auf mich zu. Viele sind dann trotzdem in den 3. Stock gegangen, weil sie es uns zuliebe getan haben, waren aber doch schockiert. Heute wissen wir nach 10 Jahren, daß viele Patienten am Anfang abgeblockt haben und das Gespräch dann besonders schwierig war. Wir sehen jetzt, daß bei manchen erst nach vielen Jahren eine Gesprächsbereitschaft entsteht und daß man dann plötzlich ganz gut weiterkommt. Das gilt sogar entgegen der landläufigen Auffassung auch bei älteren Patienten immer noch ganz gut. Beispiele dafür sind Bluthochdruck, eine unglückliche Ehe, unbefriedigende Sexualität oder weiß der Kuckuck was. All das kommt relativ bald zum Vorschein, aber wir sind heute viel vorsichtiger mit dem Ansprechen, lassen den Patienten mehr Zeit. D.h. aber auch, wir lassen uns mehr Zeit, wir sind auch für uns sensibler geworden. Am Anfang gab es da eine Euphorie und ein Überschwang, etwas Missionarisches könnte man sagen. Wir sind so oft auf diese Dinge draufgesprungen und dadurch sicher oft viel zu weit vorgeprescht. Natürlich konnten die Patienten nichts damit anfangen.

Ekkehard: *Damals war z.B. auch der Glaube, daß wir alle Leute gesund machen müssen. Und jetzt sehen wir natürlich, daß Krankheit auch eine wichtige Bedeutung für den Kranken haben kann, daß Krankheit aus der Notwendigkeit seines persönlichen Lebens seiner speziellen Situation resultieren kann. Und wenn das so ist, kann man sie nicht einfach mit einem Strich wegmachen.*

Erni: Wir haben natürlich auch gesehen, daß ganz viele Dinge an Bedingungen hängen, die wir überhaupt nicht ändern können: Arbeitsplatzsituation, auch Arbeitslosigkeit, Ausländerproblematik, oder viele andere Dinge, bei denen wir als Ärzte hoffnungslos überfordert sind. Ohnehin kommen unsere Patienten schon mit unheimlich vielen Problemen, die letztlich außerhalb des engumgrenzten medizinisch ärztlichen Bereiches liegen und wir sind auch so schon oft überfordert.

Ekkehard: Das läuft sehr verschieden. Jetzt habe ich zweimal Patienten gehabt mit Angstanfällen, mit anfallsweisem Herzrasen. Bei der einen Frau stellte sich heraus, daß eine psychosomatische Klinik die beste Empfehlung war. Dort hat sie dann gelernt, daß sie eigentlich ein Problem mit ihrer Ehe hat, mit ihrem Mann, sich dort zu artikulieren. Sie hat gemerkt, daß sie sich in dieser Ehe offensichtlich nicht anders wehren konnte als durch die Ausbildung dieser Symptomatik. Vor wenigen Wochen war eine andere Patientin mit der gleichen Symptomatik da, die sagte zuerst einmal, bei ihr stimmt alles im Leben. Sie hat dann durch die Gespräche hier bei uns allmählich gelernt, daß Auseinandersetzungen nicht nur mit der Schwiegermutter, sondern irgendwann auch mit dem Mann notwendig sind. Sie hat schließlich aus Angst vor einer psychosomatischen Klinik etwas bei sich entdecken und ändern können. An diesen beiden Beispielen sieht man, daß es keine Regelmäßigkeit geben kann nach dem Muster, bei der und der Diagnose wird das und das gemacht.

Claus: Ein Gesichtspunkt, der auch schon erwähnt wurde, ist folgender: Zuerst muß man schauen, inwieweit sind die Patienten mit ihrer Krankheit fest liiert oder in wieweit wollen sie wirklich etwas ändern. Das ist immer die erste Arbeit, die wir mit ihnen machen müssen. Heute machen wir das so, daß wir ab und zu anbieten, darüber zu sprechen, uns einmal zusammen zu fragen, in wieweit auch die aktuelle Lebenssituation eine Rolle bei der Krankheit spielt. Je nachdem, wie die Patienten dazu stehen, ob sie es ablehnen oder nicht, verhalten wir uns dann auch.

Wichtig ist vor allem, daß wir heute gelernt haben, daß es keinen Sinn hat, wenn wir als Ärzte mit Ehrgeiz an solche Fragen herangehen. Eine sprechende Medizin ist immer eine gemeinsame Ursachenforschung von Patient und Arzt. Das setzt also voraus, daß beide in gewisser Weise gewillt und in der Lage sind, sich in verschiedenen Situationen mit der Frage auseinanderzusetzen, was die Krankheit im Moment bedeutet.

Mir fällt da ein Beispiel ein, das sehr gut deutlich macht, wie schwierig es ist: Wenn jemand z.B. massive Schulter- u. Nackenmuskelverspannungen hat, so mit typisch zusammengezogener Schulter, wo der Kopf schon in Vorhaltestellung ist, also Patienten, die immer wieder über Jahre hinweg zu uns kommen und sich ab und zu krankschreiben lassen und bei Frauen, die z.B. Ausländerinnen sind, entdeckt man dann einen Arbeitsplatz mit einer extremen Fehlhaltung, wo sie ständig dasselbe, 10.000 mal am Tag die gleiche Bewegung machen müssen, daß sie zugleich angestrengt mit den Augen sehen müssen, ob Ausschuß dabei ist oder nicht.

Oder bei Männern findet man dann oft schwere Arbeiten mit viel Hebeleistung u.ä. In all den Fällen denkt man zunächst einmal: ist ja alles völlig klar. Man läßt sich die Arbeitsplatzsituation schildern und glaubt sofort zu verstehen. Dann merkt man aber nach 3 Wochen Krankschreiben mit Krankengymnastik und Massage, daß die Patienten eben nicht putzmunter und gutgelaunt in die Praxis kommen, sondern daß die Beschwerden gleichbleiben oder sich sogar verstärken. Man merkt dann, daß die Muskelverspannung und die Fehlhaltung so tief verwurzelt ist, daß sie nicht nur Ausdruck einer Belastung, sondern Ausdruck einer schwierigen Situation sein kann, z.B. fern der Heimat zu leben, oder nicht geliebt zu sein, usw.

Man merkt daran, daß es eben eine sehr komplexe, langwierige Geschichte ist, wo man immer wieder mit organisch-medizinischen Maßnahmen wie Krankengymnastik u.ä. drangehen muß wie auch mit Gespräch. Daß man immer wieder einmal ein Angebot macht, über die derzeitige Situation zu sprechen. Wichtig ist, daß man über die Jahre hinweg zur Verfügung steht und Geduld hat. Nur wenn man diese Zeit hat, kann man hoffen, allmählich aus dieser resignativen Haltung in bezug auf Lebensbewältigung einen gemeinsamen Ausweg zu finden, aber man muß auch akzeptieren, wenn es nicht gelingt.

Jochen: Ist das Gesprächsangebot bei Euch in den Alltag integriert, ist also Euer Arztzimmer noch ein Sprechzimmer, wo man jederzeit sprechen kann oder gibt es spezielle Termine, wo Ihr dann dem Patienten sagt, also wir müssen länger miteinander sprechen und sollten uns vielleicht dann zu einer bestimmten Zeit nocheinmal zusammensetzen?

Claus: Na ja, das geht schon, daß man 1/4 Std. mit jemanden spricht und solche Patienten kann man dann z.B. jede Woche einmal oder 14-tägig zu solch einem 1/4-stündigen Gespräch einladen. Manchmal läuft es natürlich auch viel kürzer und ist trotzdem sehr konzentriert und effektiv. In den meisten Fällen vereinbaren wir keinen Extratermin, sondern machen es dann sofort.

Erni: Das ist oft sehr unterschiedlich, muß man sagen. Das kann sein, daß jemand nur wegen Kopfweh kommt, gar nichts weiter erwartet wird und dann führt schon eine ganz kleine Frage, z.B. ob er sich vorstellen könne, welche Gründe es für das Kopfweh geben könnte, da bekommt man oft ganz schnell ein Signal, das zeigt ob derjenige bereit ist, über sich zu sprechen oder nicht. Und es ist verwunderlich, wie oft man dann sofort wichtige Dinge hört. Oft ist es dann in der Situation nicht möglich, ausführlich darüber weiter zu sprechen, weil das Wartezimmer gerade voll ist. Dann kann man aber ein Angebot machen und sich erneut zu einem Gespräch verabreden. Dabei kann man sehr schnell merken, ob jemand gesprächsbereit ist oder nicht, und es ist überraschend, wie viele Menschen dann über sich zu erzählen anfangen.

Claus: *Das alles setzt natürlich voraus, daß man auch als Arzt ganz gelassen an die Dinge herangeht. Man muß selbst ohne Ehrgeiz und* ohne Druck sein, um sich darauf einstellen zu können. Auch detektivisches Hinterherhaken führt nicht zu einer konstruktiven Gesprächssituation.

Man muß selbst sehr gelassen ein Gesprächsangebot formulieren können, um den anderen alle Möglichkeiten offen zu halten. Man muß einfach vermeiden, daß der andere denkt, man sei davon überzeugt, daß er einen psychischen Knacks habe. Das löst sofort massive Abwehr aus. Manchmal formulieren wir dann ganz allgemein, daß eigentlich jeder Mensch Lebenssituationen hat, die mit Krankheit zusammenhängen, daß es Belastungen gibt usw.

Erni: *Ich habe die Erfahrung gemacht, daß es oft schon ausreicht, wenn man als Arzt feststellt: ich habe den Eindruck, es geht Ihnen insgesamt nicht so besonders gut, wenn man also einfach nur ein bißchen weg von der körperlichen Symptomatik geht, daß viele Menschen geradezu darauf hüpfen und man merkt ganz schnell, daß mehr dahinter steht, als nur für 3 Tage krankgeschrieben werden wollen. Bei manchen merkt man natürlich sofort, daß sie nicht über sich sprechen wollen.*

Jochen: Sind das Patienten, die Ihr schon länger kennt, zu denen eine vertrauensvolle Beziehung besteht, oder kommt es auch vor, daß relativ am Anfang der Beziehung schon solche wichtigen Dinge angesprochen werden können, so wie es etwa Balint als "flash" bezeichnete.

Erni: Ich glaube schon, daß es am Anfang einer Beziehung stehen kann. Wenn es jemand wirklich schlecht geht, dann kann man es manchmal mit einem Satz ansprechen. Bei den anderen Patienten, die man schon lange kennt, da weiß man es ja eh, da habe ich sowieso schon im Hinterkopf: Irgendwann läßt er vielleicht doch mal die Katze aus dem Sack und sagt, was eigentlich los ist oder so, da kenne ich ja auch die Familienverhältnisse und das ganze drumherum.

Claus: Es kommt darauf an, ob die Situation, die bedrängt, spruchreif ist. Ein Beispiel: Wenn jemand wirklich deprimiert wirkt und man dann z.B. sagt, Sie wirken sehr bedrückt auf mich, dann kann es sein, daß es alles durch Gestik, Körperausdruck usw. so ansprechbar ist, daß man darüber ins Gespräch kommt. Wenn jemand aber durch seine ganze Art, seine Kleidung, seine Art zu sprechen signalisiert, daß er nur diplomatische Antworten gibt und im Moment auf dieser Ebene kein Kontakt herstellbar ist, dann hat es auch keinen Sinn, dies trotzdem zu versuchen. Da kann es dann sein, daß es in einem halben Jahr eben von alleine kommt.

Jochen: Wie habt Ihr denn das alles gelernt und verarbeitet, was Ihr heute so wisst?

Erni: Wir haben 7 Jahre Balintgruppe gemacht. Ganz am Anfang hatten wir probiert, mit der Kinderarztpraxis gemeinsame Sitzungen zu haben, wo z.B. die Kinder dort und die Eltern bei uns behandelt wurden. Es war aber dann schließlich alles zu aufwendig, es war persönlich nicht mehr verkraftbar. In den Anfangsjahren war ich mehr hier in der Praxis als zuhause und das hält man auf Dauer nicht aus. Die Überforderung war am Anfang sehr im Mittelpunkt gestanden: Mitgliederversammlung, hier eine Sitzung, da eine Sitzung, da noch was regeln, dann viel Zeit für die Patienten aufwenden, Hausbesuche machen usw., da blieb wenig Kraft übrig, und obendrein mußte man noch ans Geldverdienen denken, was überhaupt nicht funktionierte. Da war bald klar, daß man was ändern mußte. Aber es hat doch einige Jahre gedauert, ehe ich mit meinen Kräften ökonomischer umgehen lernte. Die Vorstellung, hier im Gesamthaus alles mit allen zu besprechen, war eine klare Überforderung, es wurde zu einem Molloch, das haben wir bald entdecken müssen.

Jochen: Wie oft seht Ihr Euch denn in der Allgemeinpraxis?

Claus: Seit einigen Monaten haben wir regelmäßige Supervisionssitzungen, wo es in erster Linie um die Konflikte geht, die wir untereinander haben. Wenn es gut läuft, haben wir in der Frühstücks- und in der Mittagspause ein wenig Zeit über uns zu sprechen, über Patienten, mit denen wir nicht zurechtkommen oder um medizinisch knifflige Fragen zu diskutieren. Ansonsten arbeitet jeder wohl sehr für sich alleine im Moment. Eine Gefahr bei uns ist immer, daß man Frustrationen und Schwierigkeiten, Reibereien zwischen den Berufsgruppen, daß man die aufstaut, daß sie unbesprechbar werden und dann zu einem immer stärkeren Rückzug führen. Daran arbeiten wir eigentlich immer. Es ist halt schwierig, wenn man den ganzen Tag andere Leute sieht, für sie da ist und ihnen zuhört, dann ist man auch ausgelaugt, und es entstehen schon mal Spannungen.

Erni: Naja, da ist natürlich immer als Konflikt die ökonomische Kiste zwischen uns. Das ist für viele Auseinandersetzungen zwischen uns und hier im Hause immer der Ausgangspunkt gewesen und ist es zwischen uns dreien noch heute. Die Enttäuschung liegt darin, daß die Arbeit, die man eigentlich machen wollte, kaum zu realisieren ist, weil man ständig schauen muß, ob die Ökonomie stimmt. Das war von Anfang an die Auseinandersetzung zwischen dem psychosozialen Bereich und uns. Von den hochgespannten Erwartungen des Anfangs war es ein schwerer Weg herunterzukommen auf die heutige Realität. Wir waren relativ blauäugig was Einkommensverhältnisse von niedergelassenen Ärzten angeht. Nach allem, was wir damals bei Praxisgründung mitbekommen haben, gab es überhaupt keine armen niedergelassenen Kollegen. Damals haben wir gedacht, na gut, wir machen das locker: Wir wollen ja keine riesigen Villen im Taunus, dann muß es ja irgendwie gehen. Das war und ist natürlich die schwierigste Sache, daß das von Anfang an nicht gestimmt und nicht geklappt hat. Wir haben ganz schnell gemerkt, daß der psychosoziale Bereich nicht weiter so existieren konnte, nachdem die Finanzierung durch die Boschstiftung ausgelaufen war. Am Anfang gab es natürlich auch Aggressionen: Da sitzen die Psychotherapeuten oben, ganz gemütlich in einem Zimmer, sehen jede Stunde einen Patienten und hier unten mußte man sehen, wie man irgendwie über die Runden kam. Das, was wir im Kopf hatten, was wir hier unten eigentlich machen wollten, war dann ganz schwer in den Alltag zu integrieren.

Jochen: Wie kommt Ihr denn mit der Ökonomie zurecht? Welche Rolle spielt sie im Alltag?

Claus: Na ja, früher war der sprechende Anteil der Medizin deutlich unterbezahlt, da mußte man das, was man an Zeit verwendet hat, um mit jemand zu sprechen, durch Labor und andere Tätigkeiten wieder reinholen. Seit Oktober 87 gibt es ja die neuen Ziffern und da sieht es ein bißchen anders aus. Da bekommt man für 20 Min. 30,-- DM, die Laborleistungen sind etwas weniger bewertet. Jetzt hat man nicht mehr ganz so das Gefühl, daß die Zeit verschenkt ist, in der man mit jemanden spricht. Ich glaube, wenn man sich ein bißchen zusammennimmt und auf die Dinge achtet, kommt man jetzt mit der Ökonomie ein bißchen besser hin als früher. Jetzt habe ich das erste Mal die Phantasie, daß man im Laufe von 20 Jahren die Schulden abtragen kann, aber es ist noch lange nicht so, daß man frei atmen kann.

Jochen: Ekkehard, Du atmest dabei ganz schwer durch, was macht Dir Kummer?

Ekkehard: Na ja, das ist schwer, jetzt darüber zu sprechen, weil das die Probleme sind, die wir jetzt versuchen, in der Supervision mal anzugehen und endgültig zu klären. Wir haben diese Dinge einfach noch nicht gelöst. Es ist irgendwie schwer, ein Verhältnis herzustellen zwischen geldbringender Arbeitszeit und nicht geldbringender Arbeitszeit. Ich habe immer gedacht, daß man bei der derzeitigen Gebührenordnung in einer furchtbaren Zwickmühle steht: Entweder man wird zum Betrüger, was ja bei vielen Ärzten heute schon der Fall ist und schreibt Dinge auf, die man nicht macht, oder man ist der Betrogene, weil man eine gute Medizin macht und viele Leistungen, die man für unnötig hält, auch wirklich nicht macht, aber dann kommt man mit dem Geld nicht zurecht. Diese Geldfrage macht die Kommunikation zwischen uns in der Allgemeinpraxis, aber auch mit dem Patienten so schwer. Man muß immer irgendwie ein Verhältnis finden, das der Tätigkeit eigentlich fremd ist.

Erni: Ich muß da nochmal was dazu sagen. Was der Claus vorhin gesagt hat, das stimmt einfach so nicht. Wir sind ja Ärzte, die früher genauso viel mit den Menschen gesprochen habe. Wir sind nicht die Ärzte, die jetzt, wo es den neuen EBM gibt, plötzlich mehr mit den Patienten sprechen oder dies mehr abrechnen. Wir haben es ja schon immer gemacht. Insgesamt ist durch den EBM in den Gleichgewichten gar nichts verschoben worden. Die Röntgen- und Technik-Ärzte haben nach wie vor genauso gute Einkommen und wir Allgemeinärzte müssen froh sein, wenn es +/- 0 ausgeht.

Claus: Natürlich hast Du Recht. Aber früher hatte man das Gefühl, es ist ein Geschenk, wenn man länger mit jemanden spricht und heute wird es wenigstens ein wenig honoriert. Ich glaube, daß z.B. die 50-Min.-Termine im Moment so bezahlt werden, daß man einigermaßen rumkommen kann.

Ekkehard: Das ist doch genau das Problem bei dieser Scheiße, Claus. Guck mal, wenn Du 100,-- DM pro Stunde einnimmst, dann mag das für einen niedergelassenen Psychotherapeuten, der in seinem Zimmer ein paar Sessel und einen Tisch hat und sonst keine Kosten und keine Arzthelferinnen oder sonst was zu bezahlen hat, mag das ein gutes Gehalt sein. Ein niedergelassener Psychotherapeut kann sich damit gesund verdienen. Bei uns ist das aber doch ganz anders. Bei uns sind 2/3 des Umsatzes Kosten, die wir für den Apparat, für alle Mitarbeiterinnen und Mitarbeiter, für Geräte und sonstige Sachen ausgeben müssen. Da sind

100,-- DM pro Stunde natürlich viel zu wenig. Das ist unser Problem.

Jochen: Was ist denn nun genau der Punkt mit der Gebührenordnung?

Erni: Ich denke, der Claus hat es vorhin schon angedeutet. Wenn man für ein Gespräch heute mehr Geld bekommt, dann ist das ok. Das heißt aber noch lange nicht, daß man als Allgemeinarzt damit eine integriert psychosomatische Betreuung der Patienten machen kann, weil dafür reicht das Geld überhaupt nicht. Weißt Du, ich will ja gar nicht eine Gebührenordnung, die es mir als Allgemeinarzt erlaubt, mit allen Patienten 50 Minuten zu sprechen. Dann wäre ich ja Psychotherapeut geworden. Ich will nur eine vernünftige allgemeinmedizinische und zugleich psychosomatische Basisversorgung für die Bevölkerung anbieten. Das geht derzeit ökonomisch nicht.

Jochen: Was müßtet ihr eigentlich unter den gegenwärtigen Bedingungen machen, um nicht ständig finanzielle Probleme zu haben?

Claus: Da wir kaum Geräte haben, können wir über diese Richtung nichts dazuverdienen, dh wir müßten mehr arbeiten. Wenn jeder von uns anstatt 40 Stunden 54 Stunden arbeiten würde, dann kämen wir vielleicht besser hin. Der andere Weg ist nur der, daß du Deine Art von Medizin änderst, dh du machst Durchschleusungsmedizin. Du mußt also in einer gegebenen Zeiteinheit mehr Patienten sehen und damit pro Stunde mehr Leistungen abrechnen. Das hat aber dann mit unserer Art von Arbeit nichts mehr zu tun. Eine weitere Alternative kennt natürlich heute jeder aus der Presse: das ist Bescheißen. Das haben wir noch nicht gemacht. Wir haben auch erst im Laufe der Jahre gemerkt, warum die herkömmlichen Ärzte so viel verdienen und haben gemerkt, daß wir nicht Versager sind, sondern daß wir eben andere Medizin machen. Wir dürfen uns doch nichts vormachen: was jetzt in anderen Bundesländern rausgekommen ist, geschieht doch auch in Hessen. Das wissen wir auch von anderen, das kann ich hier öffentlich nicht sagen, aber es wird sehr viel gemauschelt. Es gab ja auch Versuche wie in Mainz Kastell, wirklich eine Medizin zu betreiben, bei der man sich sehr viel Zeit nahm. Das hatte aber das Resultat, daß alle Angestellten 1500,- DM pro Monat verdienten. Fertig. Bei uns ist es so, daß die Arzthelferinnen natürlich viel mehr als 1500,- netto im Monat haben, das brauchen sie auch; wir haben natürlich das Doppelte. Hier in Frankfurt gibt es auch noch andere Ärzte, die nehmen sich pro Patient eine halbe Stunde. Aber das Resultat ist, sie haben keine Freizeit mehr.

Jochen: Bevor wir zum Schluß kommen noch eine offene Frage: was hat Euch noch beschäftigt in den letzten Jahren, wovon bisher noch nicht die Rede war?

Erni: Naja da ist eine Sache, die wir von Anfang an eigentlich gewollt haben, von der wir aber auch gleich gespürt haben, daß sie wahrscheinlich nicht geht: einerseits wollten wir gleichberechtigt mit anderen Berufsgruppen arbeiten, andererseits gab es für uns Ärzte eine Arbeitgeberposition. Wir mußten immer unterschreiben, wir mußten für die Kredite sorgen usw. Wir haben zwar ein Stück Gleichberechtigung und Mitspracherecht für alle Berufsgruppen erreichen können, aber unter unserem derzeitigen Gesellschaftssystem oder Gesundheitssystem läßt sich das nicht verwirklichen. Die Kluft ist letztendlich geblieben, es wurde uns eben oft gesagt "naja die Praxis gehört ja Euch Ärzten und wir sind doch Angestellte." Es ist andererseits ein Faktum, daß viele Arzthelferinnen nicht mehr hier sind. Offensichtlich hat unser Klima etwas produktives, denn fast alle, die hier weggegangen sind, haben in dieser Zeit oder unmittelbar danach irgendetwas für sich noch erreicht, haben Abitur nachgemacht, haben ein Studium angefangen und solche Dinge. Für mich ist es so, daß diese Autoritätssituation bei allem was wir bisher besprochen haben, auch zu den schwierigsten Dingen gehört, die ich hier tagtäglich zu bewältigen habe.

Ekkehard: Ich habe eigentlich als Wichtigstes gelernt, daß die derzeitige Form der Medizin, die Gebührenordnung und all das, daß das diese Form von Kooperation, von Freiheit, von gemeinsamer Arbeit und von vernünftiger Medizin eigentlich kaputtmacht.

Profit machen und Medizin machen sollten eigentlich nicht miteinander verquickt sein. Eigentlich sollte sich an einen Patienten kein Profitinteresse knüpfen lassen. In unserem System muß das von vornherein so sein, weil man sein Gehalt verdienen muß.

Unser derzeitiges System führt zur Zersplitterung innerhalb der Berufsgruppen und unterhalb der Ärzte zur Isolation. Das macht Kooperation so außerordentlich schwierig. Eigentlich wären aber Kooperationsformen besonders wichtig, weil man bei der schnellen Entwicklung des medizinischen Wissens nicht alles im Kopf haben kann. Gleichzeitig ist in der Gebührenordnung natürlich keine Forschung enthalten, nicht die Möglichkeit, irgendwelche Dinge einmal weiter zu untersuchen oder die eigene Arbeit auch zu evaluieren.

Erni: Naja, Du siehst dann auch selbst bei unseren fortschrittlichen Ärzten, daß alle Niedergelassenen furchtbar Angst haben vor einer Veränderung unseres Systems, daß man letztlich auch nicht weiß, wie man es sich vorstellen könnte. Wer könnte Träger von solchen Praxen sein usw. Dann die Angst vor der Fremdbestimmtheit und einem Chef.

Überlegungen für die Ausbildung von MedizinstudentINNen

Jochen: Laßt mich als letztes noch nach Euren Überlegungen hinsichtlich der Ausbildung heutiger Medizinstudenten fragen. Was habt ihr für Ideen? Was könnte man schon im Studium lernen?

Claus: Wir wissen ganz gut, wie das heutige Studium ist, weil wir immer wieder Famulanten haben. Daran merken wir, daß das Studium nach wie vor so aufgebaut ist, daß die Studenten den Menschen als eine chemisch physikalische Maschine kennenlernen. Das bedeutet aber, daß der Alltag, der hier bei uns stattfindet, überhaupt nicht im Studium vorkommt. Das, was wir hier erleben, läuft eben kaum regelhaft, ist in keine Schubladen einzuordnen, sondern ist bei jedem Patienten wieder eine ganz neue eigene Mischung von Faktoren. Die Symptome oder die Leiden, die die Menschen hier in der Praxis vortragen, kommen in der Schubladenmedizin überhaupt nicht vor. Es sind so viele Dinge, die hier gleichzeitig und miteinander und in Verknüpfung miteinander auftreten, daß sie mit den jetzigen Kategorien des Studiums und vor allem der Prüfungen in der Medizin überhaupt nicht zu erfassen sind. Ich glaube auch, daß die psychosomatische Ausbildung derzeit nicht sehr gut läuft. Es nutzt den Studenten überhaupt nichts, wenn sie etwas über die Freudsche Neurosenlehre und einige klassische psychosomatische Erkrankungen kennengelernt haben, damit können sie hier im Alltag nichts anfangen, weil diese klassischen Psychosomatosen eben auch nicht die Regel sind.

Erni: Wir haben auch die Erfahrung mit Studenten gemacht, daß v.a. der erste Kurs, die "Psychosozialen Grundlagen" im ersten Semester, eigentlich für die Katz ist, weil da die Studenten überhaupt noch keine Identität als Mediziner haben und somit wenig hängenbleibt. Die haben natürlich noch nie einen Patienten gesehen und haben auch noch nie erlebt, wie man in so einer Situation miteinander umgeht. Anders ist es für die Studenten, die schon im klinischen Teil des Studiums sind. Für die ist auch der Aufenthalt hier bei uns sehr wichtig, weil sie dann mal den Alltag kennenlernen und weil sie dann das was sie bisher gelernt haben, überprüfen und integrieren können.

Das eigentliche Problem ist das: Wie tritt man mit jemandem in Kontakt, wie spricht man über die Krankheit? Das ist natürlich etwas, was man nicht in einem Kurs im Studium lernen kann, das müßte eigentlich parallel zu allen Veranstaltungen des Studiums aufgegriffen und beigebracht werden. Oft merkt man, daß auch Studenten, die gerne mit Patienten Kontakt haben wollen, dies überhaupt nicht können, daß sie gar nicht wissen, wie sie es anfangen sollen, viel zu unsicher dazu sind.

Ekkehard: Du Erni, du mußt aber auch daran denken, daß wir auch diese Schwiergkeiten haben. Das ist nicht so einfach, wenn man am Anfang steht - und es ist auch heute noch manchmal so - wenn man in die Intimsphäre eines anderen Menschen eindringt. Fragen stellen, den andern reden lassen und dabei was verstehen ist nicht normal, das ist eine harte Geschichte, bis man einmal in diese Rolle kommt. Am Anfang war auch bei mir sehr viel Unsicherheit und Angst, so nahe an jemanden dranzugehen. Wo solltest Du denn das auch lernen? Da siehst Du in Deiner Klinikszeit irgedwelche Chefs und Oberärzte und versuchst, deren schräges Verhalten zu imitieren. Bis Du da Deinen eigenen Stil findest, das hat doch auch bei uns sehr lange gedauert.

Erni: Ekkehard das stimmt völlig, aber das war ja auch nur deshalb so, weil wir es unter idiotischen Bedingungen gelernt haben. Weißt Du nicht, entblößte Leiber und 10 Leute bei der Visite außenrum, da muß man doch auch unsicher werden. Das ließe sich doch auch anders beibringen.

Jochen: Ihr Lieben, ich muß jetzt leider wieder in meinen Elfenbeinturm in die Uniklinik. Ich danke Euch sehr für das Gespräch und den Tee.

VERINNERLICHTE STRUKTUREN IN GRUPPENPRAXIS UND GESUNDHEITSZENTRUM

Claus Metz

Ich sitze im Erkerzimmer des Elternhauses zwischen Schulschluß und Mittagessen und gebe meiner kleinen Schwester das Fläschchen. Von draußen dringen die Geräusche der anderen, Küchengeklapper, Schimpfen und Schreien. Das Kind trinkt gemächlich, draußen ist weiter Hektik.
Ich sitze im Sprechzimmer mit einer/m Patientin/en, widme mich ihr/ihm in Ruhe, vor der Tür Hektik, Telefonklingeln, ungeduldige Wartende, Herein- und Herauskommende, früher "Arena" genannt. In meiner Ursprungsfamilie bin ich das 3. von 8 Kindern, in der Praxis bin ich der 3. von 8.
Als ich 1979, 3 Jahre nach Praxisgründung, als 3. dazukam, bestand eine verfahrene Familiensituation: Ekkehard (Basten) als Fels in der Brandung, von kindlichen Wünschen der Arzthelferinnen belagert, Erni (Balluff) als tüchtige Mutter, die mit Strenge und Güte versucht, Ordnung in das Chaos zu bringen. Von den Arzthelferinnen sind 2 gleichzeitig schwanger geworden, die auch heute noch nicht wieder arbeiten, eine ist wieder heroinsüchtig geworden, 2 wollten lieber studieren und kündigten etwas später. Die "Eltern" hielten sich gegenseitig aufrecht.
>Die Hoffnung war enttäuscht, daß von den Mitarbeitern Anerkennung und Förderung ausgeht.
>Die Hoffnung war enttäuscht, daß der Verein über den Geldpool, in den das von den Praxen erwirtschaftete Geld fließt, alle mühelos wie eine Mutter ernährt.
>Die Hoffnung war enttäuscht, daß neue Ansätze von Therapie, Gruppenarbeit, Sozialarbeit, psychotherapeutischen Verfahren, psychosomatischer Sprechstunde usw. sich während der Arbeit entwickeln und von den Patienten begeistert aufgenommen werden.

Bevor ich mit der Arbeit in der Praxis anfing, war ich eine Art kinderloser Onkel, der sich mit den Eltern berät. Wir mußten uns darüber klarwerden, daß eine Eltern - Kind - Rollenaufteilung zwar die Eltern aufwertet, aber gegenüber einem Team Gleichstarker uneffektiver und unerfreulicher ist. Wir entschieden, nur noch erfahrene, stabile Arzthelferinnen einzustellen. Bereits vorher hatten wir mit 3 Psychologen, 1 Krankengymnastin und 2 Arzthelferinnen eine Balintgruppe gegründet.

Kaum hatte ich angefangen zu arbeiten, wurde ich zum Kind: eigensinnig lehnte ich jede nicht streng nötige, geldbringende Untersuchung ab und verdächtigte Erni und Ekkehard der Gemüsemedizin, was genau in ihre Kerbe, wenig erreicht zu haben, paßte. Als Gegenreaktion erhielt ich ständig sinkende Umsatzzahlen unter die Nase gerieben mit dem Hinweis, ich koste mehr als ich einbringe und den Vorschlag, auf meine 1. Entnahme nach der offiziellen Niederlassung zu verzichten. Der Balintgruppenleiter sah nur Konflikte zwischen jeweils einzelnen und sich selbst, eine 8fach simultane Einzeltherapie, die Arzthelferinnen schwiegen in der Gruppe und zogen ansonsten den Kopf ein, wenn dicke Luft war. Die Psychologen hatten alle Hände voll zu tun, ihre Stellung zu finden und zu behaupten, Ekkehard und ich wechselten uns mit der Sündenbockrolle ab. Also blieb uns nichts anderes übrig, als uns ohne Hilfe zusammenzuraufen und innerhalb der einzelnen Zentrumsbereiche die Teams zu stabilisieren. Wir anerkannten, daß wir uns in unserer Verschiedenheit ergänzten, verteilten die Rangfolge eher sportlich fair und erleichterten dadurch den Arzthelferinnen, ihre Tätigkeit eigenverantwortlicher zu übernehmen und ein eigenes Selbstverständnis gegenüber der/n Ärztin/en und den PatientINNen zu entwickeln.

Im folgenden will ich versuchen, unsere Arbeit verständlich zu machen. Dabei werde ich die Familie als Modell heranziehen.

Unsere Anfangsidee war die/der mündige PatientIN: Er/sie bespricht mit uns das körperliche Leiden und ist daran interessiert, auch die seelischen und sozialen Hintergründe mit einzubringen. Wenn sich dann eine psychosoziale Ursache herausstellt, wird er/sie dem psychosozialen Zentrumsbereich übergeben.

Doch selbst die Wortgewandten, die Studenten und Lehrer, waren nicht 'mündig': zum Teil wollten sie mit alternativen Mitteln wie Akkupunktur oder Homöopathie, zum Teil wollten sie mit freundlicher Schulmedizin flugs gesund werden.

Abholz hat sich in seinem Aufsatz "Das Besondere der Allgemeinmedizin" (Argument Sonderband As 131) anhand von 10 Fallbeispielen $1^1/_2$ Jahre nach seiner Niederlassung seine Verwunderung von der Seele geschrieben, wie wenig von den Patienten eine rationale Diagnostik und Behandlung gefragt und anerkannt wird. Als schönstes Beispiel schildert er eine 40-jährige Wissenschaftlerin mit einer seltenen rheumatischen Erkrankung, für die es keine empirisch belegte schulmedizinische Behandlung gebe. Nachdem er ihr dies ausführlich, appellierend an ihren wissenschaftlichen Anspruch, erklärt hatte, begab sie sich zu einem Heilpraktiker, der eine "Umstimmungsbehandlung" mit vielerlei Medikamenten veranlaßte. Abholz kommt zu dem vorläufigen Schluß:

"Wesentlicher Inhalt allgemeinmedizinischer Tätigkeit ist es, die unterschiedlichen Aspekte des Krankseins in ihrer Bedeutung zu erkennen und adäquat bei der Behandlung zu berücksichtigen." Auch medizinisch unsinnige Verfahren könnten dabei adäquat sein. In seinem Beispiel wie in unserem Alltag steht die Krankheit bzw. das Leiden anfangs als Anlaß zum Praxiskontakt im Vordergrund und verflüchtigt sich oft hinter erstaunlichen Erwartungen und schließlich Wünschen, die nur in Andeutungen zu erkennen sind.

Balint hat in: 'Der Arzt, sein Patient und die Krankheit' beschrieben, wie man in einem solchen Krankheitsanlaß ein "Angebot" erkennen und benennen kann: In verdichteter Form weise die Krankheit auf eine aktuelle und/oder frühere Konfliktsituation hin, die auf eine Lösung drängt. Voraussetzung sei oft eine monatelange Anwärmphase, in der sich die PatientINNen vergewissern, daß sie angenommen und mit ihren körperlichen Leiden behandelt werden, nicht selten sogar mit einem - medizinisch sinnlosen - "Aufbaumittel".

In der Praxis häufiger sind banale Erkältungen, die in der Saison etwa 1/3 der Gesamtfälle ausmachen dürften. In den meisten Fällen sind wir erstaunt, daß auch erfahrene selbstsicher wirkende Menschen ihre Erkältung zum Anlaß nehmen, ausführliche Untersuchungen und Behandlungen anzufordern, als gelte es ihr Leben. Ekkehard hat einmal nach einer burschikosen Erkältungsberatung einen entrüsteten Leserbrief in 3 Tageszeitungen erhalten. Häufig steht also auch hinter einfachen Erkrankungen ein drängendes Anliegen, das den Anlaß bei weitem übertrifft und nicht verbalisiert wird. Die meisten suchen intensive Zuwendung und Schutz, ohne die sie sich unterschwellig verloren fühlen. Diese suchen sie eher beim Arzt als bei Partnern oder Angehörigen. In Extremfällen sind schon ansonsten ganz normale Menschen bei uns schreiend durchs Treppenhaus gelaufen, wenn sie im Empfang von einer "bösen Arzthelferin" verschoben oder abgewiesen worden sind.

Ein ebenfalls häufiges Leiden sind Schmerzen und Erkrankungen des Bewegungssystems. Hier ist es für uns naheliegender, zu be-hand-eln im Sinne von mit-den-Händen-anfassen. Die Krankheit ist leicht zu erfassen und zu begreifen und läßt sich behandeln mit Bewegungsübungen, Krankengymnastik, Massage, günstiger Lagerung und Haltung, aber auch durch medizinische Therapie wie Kurzwelle, Einreibungen, Packungen, Tabletten und Spritzen. Hier ist also die Möglichkeit unmittelbaren Handelns in weiter Bandbreite vom intensiven Angefaßtwerden bis zum Körperkontakt von 1 Millimeter gegeben.

Dazu ein kurzer Abstecher zur Minimalisierung des Kontakts: "O Herr, ich bin nicht würdig, daß Du eingehst unter mein Dach, aber sprich »nur ein Wort«, so wird mein Leib gesund". Diese Krankenheilung Christi, wie auch die heiligen Sakramente, wie auch Baghwans Energie-Darshan, wie auch das Wasser von Lourdes arbeiten mit einem Minimum an Körperkontakt. Heilung entsteht nicht durch nachvollziehbare Behandlung, sondern durch gläubiges Vertrauen: "Wenn du blind an mich glaubst, wirst du gesund". Und in der Tat, der Glaube hilft öfter, als uns lieb ist, aber nur, wenn wir selbst dran glauben. Gläubigkeit ist keine Gabe der Dummen, sondern auch der hochgestochen Kopflastigen, Gläubigkeit ersetzt Gefühle und Begreifen, sie gedeiht bei einem Vakuum an Empfindung und Orientierung.

Für die meisten PatientINNen ist ihr Körper ein Buch mit sieben Siegeln, für uns Mediziner sind die Vorgänge und Organe des Körpers bekannt (Anatomie, Physiologie und Pathologie), aber nicht ihr Zusammenwirken mit dem sie einschließenden Menschen und mit der diesen einschließenden Umgebung.

Die PatientINNen können nicht sagen, ob ihre Luftröhren verschleimt sind, ob sie ihre Muskeln verspannen, wann und wie welche Beschwerden auftreten. Z.B. sagen manche, sie haben Schmerzen, aber sie meinen, daß sie leiden; sagen manche kann es am Wetter liegen?, meinen aber ihre Stimmung; sagen manche Unterleibsbeschwerden, meinen aber sexuelles Unglück; sagen manche: Schwindel und meinen Verlassenheit.

Es ist wie in der Ursituation: Der Säugling kann noch nicht sprechen und die Eltern haben wenig Gespür, was ihm fehlt. Das wütende Kind ist nur müde, das unruhige Kind hat nur Blähungen, das ängstliche Kind hat nur kalt. So steht neben der Unfähigkeit, Gefühle zu erkennen und auszudrücken, die Unfähigkeit, Körpervorgänge zu erkennen und zu beschreiben, neben der Alexithymie die "Alexisomie".

Auf seiten des Arztes und der Ärztin, die/der ohne es zu merken zum Nachfolger der Eltern geworden ist, ist es dann dreifach schwer, zu spüren, was mit der/m PatientIN los ist: Die Schluckbeschwerden einer 25jährigen geheimnisvoll schönen Frau, die in mir den Impuls zur Zuwendung weckt, stellen sich zu spät als Speiseröhrenkrebs heraus. Die beunruhigte Mutter eines Bauchschmerzkindes weckt im Kinderarzt den Drang, die Mutter zu beruhigen. Nach 4 Wochen ist die gedeckte Blinddarmperforation in die Bauchhöhle ausgestreut. - Der Kopfschmerz und die Schwäche des jungen Mannes stellt sich nur durch die auffallende Blässe als erhebliche Magenblutung heraus, der weinende und zitternde alte Mann hat ebenfalls eine Magenblutung. Dagegen

ist der kaltschweißige 60jährige mit Brustenge herzgesund.
Statt PatientINNen mit Fähigkeiten zu kooperierender Eigeninitiative begegnen wir Menschen, hinter deren geringer oder schwerer Krankheit ein ungeordneter Ausbruch an vermischten Gefühlen drängt, der uns verwirrt. Wozu brauchen viele Menschen eine Erkrankung? Um ihre Gefühle herauszulassen? Um mir das klarzumachen, muß ich etwas ausholen: Daß Krankheit erlaubt und geregelt ist, wissen wir. Aber warum sind bei vielen Menschen die Gefühle verboten, nicht ausdrückbar, es sei denn über den schwer verständlichen Umweg über eine Krankheit?

Exkurs

Die psychische Struktur des Alltagslebens und der Normalfamilie wird kaum in der medizinischen oder psychologischen Fachliteratur beschrieben. Sie findet sich meines Wissens nur in der Beschreibung des soldatischen Mannes: aus der Freikorpszeit in "Männerphantasien" von Theweleit, aus dem Vietnamkrieg, in "Familie und Aggression" von Mantell, ferner in Alice Millers Beschreibung von Adolf Hitler und seiner Familie in "Am Anfang war Erziehung". Daß die soldatischen Männer keine Ausnahme sind - schließlich sind es ja unsere Väter und Großväter - geht aus Mantells Vergleich zwischen den interviewten green berets und einer unausgelesenen Normalbevölkerungsgruppe hervor. Bei dem in den USA und in München durchgeführten "Milgram"-Experiment zeigt sich ein ähnliches Ergebnis: Obwohl Frieden war, waren in dem Versuch 85% der Testpersonen bereit, auf Anleitung eines Wissenschaftlers Mitmenschen mit fingierten Stromstößen bis zu angeblichen 400 Volt mit Lebensgefahr zu foltern. Die Elternhäuser sind leicht zu beschreiben: Der Vater ist bedrohlich autoritär, sein Wille ist willkürliches und cholerisches Gesetz, die Mutter unterwirft sich ihm, hat nichts zu sagen und ist in Not und/oder paßt sich ihm schlagend an. Die mit Gewalt und Unterdrückung von Gefühlen aufwachsenden Kinder entwickeln einen Körperpanzer, in dem alle Gefühlsregungen undifferenziert und archaisch eingeschlossen bleiben müssen. Nach Untersuchungen von Horst Petri werden auch heute noch 80% der Kinder geschlagen, bekanntlich werden bei einem Drittel der Kinder Gefühle mit Psychopharmaka beherrscht. Bei jeder erlaubten Möglichkeit, wie im Krieg oder unter wissenschaftlicher Fahne, kommt es zu einem Ausbruch undifferenzierter Gefühle wie bei einem Vulkan oder Dampfdrucktopf, oft einer Mischung aus Liebe und Zerstörungswut: im Krieg kommt es zu Verge-

waltigungen, im Frieden unter wissenschaftlicher Fahne, z.B. in der Sexualchirurgie, Gynäkologie und Urologie zu häufigen unnötigen Operationen. Da also in unserer zivilisierten Gesellschaft Gewalt häufig abgelehnt und bestraft wird, rumort es in uns unter Druck, führt das Schreienwollen zur Einengung der Bronchien beim Asthmatiker, das Zuschlagenwollen zum An-sich-Halten und Sich-Zusammennehmen beim Normalverspannten und Polyrheumatiker, das Auflehnenwollen zur Selbstbeherrschung mit Bluthochdruck usw.
Das sind die Gründe für die Entstehung eines Teils der Körperkrankheiten. Die Krankheit ist nötig, um sich zu arrangieren. Unerlaubte Gefühle werden in erlaubter Form zum Ausdruck gebracht, nur kann sie dann keiner mehr verstehen.
Übrig bleibt eine zweite Frage: warum brauchen die PatientINNen eine Krankheit, um Zuwendung anfordern zu können?
de Maus hat in seiner "Geschichte der Kindheit" beschrieben, daß nach Jahrtausenden der üblichen Tötung und dem Aussetzen von Säuglingen als nachgeburtliche Geburtenplanung, nach Jahrhunderten der Weggabe der Säuglinge an Ammen und Verschnürung zur Mumie durch Wickelbänder, sich seit etwa 100 Jahren, also der Geburt unserer Großeltern, ein wirtschaftlicher und familiärer Standard entwickelt hat, daß man nicht mehr 50% der Säuglinge sterben ließ. (Keineswegs ist das dem Fortschritt der Medizin zu danken, deren Tuberkulostatika und Antibiotika erst Jahrzehnte später entwickelt wurden.) Seit 100 Jahren erst sind die Wohn-, Arbeits- und Ernährungsbedingungen parallel zu den Elternnormen so verändert, daß die Voraussetzungen zum drastischen Rückgang der Kindersterblichkeit gegeben waren. Es wurde zur Norm, daß gerade kranke Kinder besonders aufmerksam gepflegt werden mußten, das körperliche Gedeihen der Kinder wurde zur Prestigeangelegenheit. Wenn die Kinder nicht krank waren, durften sie natürlich ausschließlich zu den Mahlzeiten aus ihrer Isolierkammer geholt werden. Das war in unserer Familie bis 1946 der Fall. Erst nach Wegzug der normüberwachenden Großmutter durften meine Eltern mit den Kinder spielen. Die Krankheitspflege blieb dennoch weiter ein Zentrum besonderer Zuwendung. Wenn also ein Kind Zuwendung mehr als ihm zugeteilt brauchte, mußte es krank werden.
Eine spätere Möglichkeit, wenn nicht Zuwendung, so doch Anerkennung zu kriegen, war das Nützlichsein gegenüber Geschwistern und Eltern. Das ist in Kürze die Entstehung des Helfersyndroms: Von den Eltern geeicht auf Anerkennung statt Zuwendung, werden die eigenen Bedürfnisse zugunsten anderer zurückgestellt. Wenn dann aber in der Praxis die Anerkennung durch Mitarbeiter und PatientINNen spärlich

fließt, und auch das Geld nicht sehr reichlich, ist natürlich die Enttäuschung groß. Doch diese gemeinsame Enttäuschung könnte heilsam sein, wenn sie uns dazu bringt, wieder mehr auf Zuwendung zu setzen, die wir nicht nur in unseren privaten Beziehungen, sondern schließlich sogar in der Arbeit unter den Mitarbeitern/innen und als schwierigstes zwischen den PatientINNen und uns finden können.,wenn wir es wagen, uns als Person mit Bedürfnissen einzubringen statt als Arztrollenausübende mit unserem Altruismus und Vertröstungsangeboten.

DAS AUFFÄLLIGE KIND IM SOZIALEN KONTEXT
Arbeitsansätze eines interdisziplinären Teams

Hans von Lüpke

1. Einleitung

Interdisziplinäre Teamarbeit gehört zu den grundlegenden Konzepten aller Gesundheitszentren. In Frankfurt entwickelte sich u.a. ein Team all derer, die mit Kindern und ihren Familien arbeiten. Dieses Team arbeitet inzwischen seit knapp 11 Jahren zusammen, zuletzt unter dem Namen "Verein für interdisziplinäre Familienarbeit". Es besteht aus den Mitarbeiter/innen der Kinderarztpraxis, einer Psychologin, zwei Krankengymnastinnen, einer Beschäftigungstherapeutin und zwei Logopädinnen. Außer der Psychologin, die als Angestellte der Kinderarztpraxis die in diesem Rahmen gegebenen Abrechnungsmöglichkeiten nutzt, sind alle Fachbereiche selbständige, direkt mit den Krankenkassen abrechnende Praxen. Das bedeutet: In diese Praxen werden von Ärzten Kinder und auch Erwachsene geschickt.

Neben den wöchentlichen 1 1/2 stündigen Teambesprechungen - in den ersten Jahren unter Supervision - sind die informellen Kontakte, wie sie sich durch die gemeinsame Arbeit in einem Haus ergeben, von großer Bedeutung. Nur ein dichtes Netz ständiger gegenseitiger Informationen und Absprachen kann es verhindern, daß manche Familien ihre Konflikte in das Team verlagern und ihre Hilflosigkeit dort eine Fortsetzung anstelle einer Hilfe findet.

Besonders wichtig wurde der Lernprozeß, nicht allein von den eigenen Deutungen der Probleme auszugehen, sondern die Einstiegsmöglichkeiten der Familien zu respektieren und zur Basis der Zusammenarbeit zu machen. Ein Beispiel dafür soll im ersten Teil, der Fallstudie, dargestellt werden.

Im zweiten Teil tritt das Team nicht selbst in Erscheinung. Trotzdem ist es auch hier anwesend, denn ohne Teamarbeit wären die hier beschriebenen Erfahrungen und Überlegungen nicht möglich geworden. Die Entwicklung eines gemeinsamen Denkens, das nicht mehr auf den ständigen Austausch aller Einzelheiten angewiesen ist, bei dem man sich aber im Verlauf der Weiterentwicklung immer wieder trifft, ist vielleicht eine der wichtigsten Erfahrungen aus der Teamarbeit. GIDONE spricht, auf dem Hintergrund ihrer Erfahrungen in der Teamarbeit mit MILANI COMPARETTI in Florenz, von einem "kollektiven Denken" (s. die am Schluß genannte Dokumentation). Dies ist auch die Basis für eine Zusammenarbeit mit auswärtigen Stellen und damit für die Chance, der ständigen Zerstückelung entgegenzuwirken, der Familien durch die unkoordinierten oder widersprüchlichen Empfehlungen der Professionellen ausgesetzt sind.

2. Fallstudie

Das Dilemma der Unversorgten. Entnommen aus: Fallstudien zur Frühförderung, finanziert vom Hessischen Sozialministerium und dem Landes Wohlfahrtsverband Hessen, unter Mitarbeit von Ute Guckes-Elzer, Krankengymnastin und Heidi Gerberding, Diplom-Psychologin.

Einstieg

"Der reinste Teufel": so charakterisiert Frau P. ihren Sohn Karsten beim ersten Termin in der Kinderarztpraxis. Der zwei Jahre und zwei Monate alte Karsten erscheint in ihrer weiteren Schilderung als ein Kind von ungebremster Aggressivität. Sogar auf Größere schlägt er los. Zusammenhängendes Spielen gelingt höchstens mit Autos. Häufige Stürze sind nicht Folge von Ungeschicklichkeit: er paßt einfach nicht auf. Auch beim Schlafen und Essen gibt es Probleme und auf dem Topf sitzt Karsten nur solange die Mutter dabeisteht. Das Schlimmste für sie ist, daß Karsten "einfach nicht hört". Auf Schimpfen reagiert er nicht, lacht sogar gelegentlich darüber. Auf der anderen Seite hört er das Geräusch des Schlüssels im Schloß, wenn der Vater nachts heim kommt. Klötze benutzt er nicht zum Bauen, sondern als Wurfgeschosse.

Die ersten Kontakte in der Praxis zeigen, daß Frau P. keineswegs übertreibt. Karsten - ein zierlicher, sehr blasser Knabe - ist pausenlos in Aktion: Türen knallen, Kisten und das Fisher-Price-Auto werden lautstark umgekippt, begleitet von seinen schrillen Schreien und den ebenso lautstarken, mit Drohungen durchsetzten Verboten der Mutter. An diesem Kampf beteiligt sich zeitweilig eine ältere Nachbarin, die Frau P. anscheinend zur Verstärkung mitgebracht hat. Oft beginnt diese Szene bereits im Wartezimmer, ergänzt durch das Weinen anderer Kinder, die Karsten attackiert hat.

Karsten reagiert nicht auf Ansprechen. Seine Umgebung scheint er niemals zu beobachten. Die sprachlichen Äußerungen sind unverständlich, sie bestehen überwiegend aus schrillen Tönen. Der Gang ist staksig, ohne die Füße abzurollen, beim Aufstehen erscheint die Körperkoordination jedoch ungestört.

Nicht weniger auffallend ist Frau P. selbst. Ebenfalls von extremer Blässe, mit dunkelrot geschminkten Lippen, eingezwängt in die Garderobe einer vergangenen Zeit knallt sie am Empfang wortlos das Untersuchungsheft auf den Tisch und bleibt schließlich starr vor sich hinblickend stehen. Informationen erhalte ich nur durch wiederholte Fragen, die Antworten fallen denkbar knapp aus. Mit Karsten besteht solange kein Kontakt, bis er wieder einmal "etwas angestellt" hat. Dann folgt das bereits erwähnte Anschreien und Drohen, das stufenlos wieder in die vorherige Abwesenheit umschlägt.

Zur Vorgeschichte ist zu erfahren, daß Karsten nach komplikationsloser Schwangerschaft am errechneten Termin als Zangengeburt zur Welt kam. Bei der U3 hat der Kinderarzt, bei dem Karsten während der ersten zwei Jahre in Behandlung war, eine "Muskelhypertonie" vermerkt. Die Mutter schildert Karsten während der Säuglingszeit als "Musterkind": Er meldete sich nicht, sondern wartete, bis die Mutter wach war. Manchmal mußte er sogar zum Essen geweckt werden. Im zweiten Lebensjahr entwickelte sich dann rasch die heutige Unruhe, noch einmal verstärkt nach der Geburt eines Bruders, als Karsten gerade zwei Jahre alt war.

Überlegungen zum Förderplan - 1.Phase

Schon die erste Untersuchung zeigt, daß bei Karsten schwere Defizite in der emotionalen Entwicklung, im Sozialverhalten und in den Bereichen Körperschema, Perception und Sprache bestehen. Gleichzeitig ist offensichtlich, daß diese Defizite exakt mit der gestörten Kommunikation zwischen Mutter und Kind korrespondieren. Von seinen Ausfällen her könnte eine Beschäftigungstherapie diskutiert werden. Doch welche Chance hätte die isolierte Arbeit mit dem Kind bei einem weiterhin schwer gestörten familiären Umfeld? Wäre die Mutter überhaupt zu einer solchen Therapie bereit - sieht sie doch das Problem einzig und allein darin, daß Karsten "nicht hört"? Nach ausführlichen Gesprächen im Team wird daher beschlossen, zunächst auf Einzeltherapie zu verzichten und den Versuch zu machen, im bisher vertrauten Rahmen, der Kinderarztpraxis, erst einmal mit der Familie zu arbeiten. Dabei lastet auf uns allen das Gefühl, daß Karsten von Mißhandlung bedroht ist.

Die Arbeit mit der Familie

In der Zeit von März bis Oktober finden insgesamt vier Familientermine statt. Der Vater kommt gelegentlich später, einmal gar nicht. Im Gegensatz zu seiner Frau ist Herr P.

sehr gesprächig. Er beginnt mit der Feststellung: "Ich habe ja nicht gewußt, daß meine Frau solche Schwierigkeiten hat." - "Du bist ja auch nie da." erwidert Frau P. mit Tränen in den Augen. Während sie regungslos auf ihrem Stuhl sitzen bleibt, kümmert er sich während der Sitzung um die Kinder. Er trägt den Säugling und versucht relativ erfolgreich, Karsten mit Androhung von Schlägen in Schach zu halten. Dabei ergibt sich - unter Verwendung einiger Informationen, die Frau P. mir schon früher gegeben hatte - vom familiären Hintergrund das folgende Bild:

Frau P. ist die mittlere von drei Schwestern. Erst sehr viel später wird beiläufig noch ein Bruder erwähnt, ein "schwarzes Schaf", der bei den Großeltern aufgewachsen ist und heute nur "herumlungert". Schuld daran ist, nach Frau P.s Meinung, die Großmutter. Frau P. hat keinen Kontakt zu ihm. Die Eltern haben sich getrennt, als Frau P. vier Jahre alt war, die Kinder wurden dem Vater zugesprochen und von dessen Schwester versorgt. Gegen den Vater wagte sie keine Opposition. Sie "kriegte sie", als sie einmal einen Tag über weggeblieben war. Die jüngere Schwester hat einen Mann geheiratet, der häufig abwesend ist. Das Problem im Kontakt zwischen den Schwestern ist Karsten: Er stößt erst einmal das einjährige Kind der Tante um.

Frau P. hat sich als Kind stark an der anderthalb Jahre älteren Schwester orientiert. Heute ist diese Schwester das eigentliche "schwarze Schaf" in der Familie: Sie wurde vor kurzem verurteilt, nachdem eines ihrer vernachlässigten und in der Entwicklung zurückgebliebenen Kinder - "mit vier Jahren hat er noch nichts gesprochen" - durch einen umstürzenden Schrank zu Tode gekommen war. Herr P. hat seiner Frau den weiteren Kontakt mit dieser Schwester verboten.

Herr P. erzählt weniger von der Herkunftsfamilie als von seinen "Streichen". Einmal hat er einen Wald angezündet, weil er sich ungerecht behandelt fühlte. Ein anderes Mal sorgte er dafür, daß das Kind seiner älteren Schwester im Kinderwagen auf eine verkehrsreiche Straße rollte. Natürlich hat er sie danach "gekriegt", was für ihn auch in Ordnung war. Er arbeitet heute in einem Lokal, das auch Räume für Hochzeiten, Vereinsfeste etc. vermietet. Zusammen mit dem Chef - "wir sind befreundet" - und Aushilfskräften "schmeißt" er den Laden und hat entsprechend viel zu tun. In der Nähe des Lokals hat er einen Garten gemietet. Dort sollen die Kinder Auslauf haben.

Auch in seiner Vorgeschichte spielt die bereits erwähnte ältere Schwester seiner Frau eine Rolle. Sie wohnte über dem Lokal, in dem er arbeitete. Auch damals war er mit dem Chef befreundet und hatte Schlüssel für alle Wohnungen. Er versorgte die Kinder der späteren Schwägerin, die oft "bis zum Hals in Scheiße steckten" und holte Milch, wenn die Mutter ihnen nur Wasser hingestellt hatte. "Ich war immer schon vernarrt in Kinder", sagt er. Fast beiläufig wird erwähnt, daß Herr P. über diesen Kontakt seine spätere Frau kennengelernt hat ("sie war ja dabei"). Undurchdringbar verflochten sind die Beziehungen der Eheleute mit der Affäre dieser Schwester.

Während des Termins, der ohne Herrn P. stattfindet - wieder einmal hat er eine große Veranstaltung mit seinem Chef zusammen zu betreuen - stellt sich die verzweifelte Situation seiner Frau noch deutlicher dar. "Ohne die Kinder hätte er sich schon von mir getrennt", sagt sie. "Oft kommt er nicht heim, obwohl er frei hat." Eigentlich wollte sie, gewarnt durch das Beispiel ihrer Eltern, niemals selbst heiraten, "aber dann war das Kind unterwegs".

Im Verlaufe dieses halben Jahres wird Karsten insgesamt ruhiger. Es gibt jetzt Phasen, in denen er konzentriert spielt. Die Sprache wird deutlicher. Er nimmt Kontakt auf, allerdings in einer undifferenziert-distanzlosen Art. Mich begrüßt er mit Handschlag, verabschiedet sich mit einem Kuß und nennt mich "Doktor Franz". Auch den Eltern ist unklar, wie er auf diesen Namen kommt. Schließlich fällt ihnen ein, daß es der Name eines Gastwirts ist, zu dem Karsten gelegentlich vom Vater mitgenommen wird.

Die Erziehung läuft weiterhin über Androhung und Vollzug von Schlägen, sei es beim Thema Sauberkeit oder beim Essen. Für den Vater erscheint es nicht als Widerspruch, gleichzeitig festzustellen, daß er Schläge als Mittel zur Sauberkeitserziehung ablehnt. Karsten, inzwischen im Kindergarten, schlägt und beißt seinerseits die anderen Kinder.

Fast gleichzeitig mit Karstens Eintritt in der Kindergarten verläßt Herr P. die Familie. Die Nachbarin klärt Karsten auf: "Ich hab ihm gesagt, daß der Herr P. weg ist." Karsten wird zu der Zeit, in der sein Vater nachts heimzukommen pflegte, wach und fragt die Mutter nach ihm. Sie gibt keine Antwort. Noch hofft sie, daß ihr Mann zurückkommt. Ihr Zorn gilt nicht ihm, sondern "der Frau": Zum einen hat sie ein uneheliches Kind und außerdem weiß sie doch, daß er Vater von zwei kleinen Kindern ist.

Zum letzten gemeinsamen Termin kommt Herr P. mit großer Verspätung. Er wirkt abgemagert und müde. Zur Begrüßung küßt er den Säugling im Arm der Mutter auf die Stirn und nimmt ihn dann selbst. Ihm ist völlig unklar, wie es weitergehen soll. Frau P. schweigt.

Drei Monate später ist die Scheidung vollzogen, alle vierzehn Tage sollen die Kinder am Wochenende beim Vater sein. Er holt allerdings nur Karsten ab.

Im Kindergarten stellt Karstens Verhalten die Erzieherinnen vor Probleme. Nicht nur die schon erwähnte Aggressivität, sondern mehr noch die Tendenz, wegzulaufen - er wurde schon auf der Straße vorgefunden - stellt den weiteren Verbleib in Frage. Nach wiederholten Telefonaten und einem Gespräch mit der Erzieherin in der Praxis macht der Kindergarten folgenden Vorschlag: Karsten kann bleiben, wenn er eine Therapie (am besten Beschäftigungstherapie) bekommt. Erneute Gespräche im Team führen zu der Entscheidung, mit Karsten bei der Krankengymnastin, Frau Guckes-Elzer, eine Therapie zu beginnen.

Förderplan - 2. Phase

Ist es der Druck des Kindergartens, der zu dieser Entscheidung geführt hat? Auch in unserem Konzept hatte die Einzeltherapie von Anfang an ihren Platz. Aus den eingangs genannten Gründen hielten wir es allerdings für wichtig, der Familie zunächst eine Art "Anwärmphase" zu ermöglichen. Gerade bei den sogenannten Unterschichtsfamilien führen Schwellenangst und Mißtrauen nicht selten zum Scheitern von Therapien, vor allem, wenn sie auf Druck und Überredung hin begonnen werden.

Uns kommt jetzt der Umstand zugute, daß Karstens kleiner Bruder Martin bereits seit einem halben Jahr von Frau Guckes-Elzer behandelt wird und sich dabei ein Vertrauensverhältnis zwischen ihr und Frau P. entwickelt hat. Frau P. ist es selbst, die eines Tages anfragt, ob nicht auch Karsten in die Krankengymnastik kommen könne.

Sinnvoll kann diese Therapie allerdings nur unter der Voraussetzung sein, daß hier keine Krankengymnastik im Sinne eines Übungsprogramms abläuft, sondern ein Versuch, Erfahrungen mit eigenen Möglichkeiten und Grenzen im Rahmen einer verläßlichen Beziehung möglich zu machen. Gerade auf dem Hintergrund der inzwischen gewonnenen Informationen über die Kommunikationsstrukturen in der Familie scheint uns dieser Weg aussichtsreich. Schließlich hat Karsten von Anfang an die Erfahrung gemacht, daß nur lautstarke, für ihn selbst und die Eltern an die Schmerzgrenze reichende Initiativen überhaupt wahrgenommen werden, die dann in plötzlichen, nie vorhersehbaren Abbrüchen enden.

Darüber hinaus gilt es, der nun besonders belasteten Mutter erhöhte Aufmerksamkeit zu schenken, sie zu stützen. "Ich bin immer froh, wenn es Abend ist", sagt sie. Auf Empfehlung des Kindergartens und unter Vermittlung von Frau Guckes-Elzer, verabredet Frau P. insgesamt zwölf Termine mit der Psychologin, Frau Gerberding, die sie - ausgenommen den Abschlußtermin - alle wahrnimmt.

Bevor ich über den weitern Verlauf berichte, scheint es angebracht, die Geschichte des jüngeren Bruders, des stillen Teils der Familie, darzustellen.

Martin, der jüngere Bruder von Karsten

Martin ist von den beiden Brüdern der erste, der in der Kinderarztpraxis auftaucht: Bereits an seinem vierten Lebenstag kommt Frau P. mit ihm zur U2. Sie hat sich in der Schwangerschaft gut gefühlt. Die Geburt wurde 14 Tage nach dem errechneten Termin mit einem Wehentropf eingeleitet. Die ambulante Geburt hatte hier keinen "alternativen" Hintergrund, sondern den sehr praktischen, daß es niemand gab, dem Frau P. den "Teufel", Karsten, länger überlassen konnte. Seine Unruhe und Aggressivität verhindern dann auch bald das Stillen.

Martin ist ein zierlicher, neurologisch unauffälliger Säugling, der seiner Mutter keine Schwierigkeiten macht. Bei der Beobachtung fällt auf, daß er selbst mit der Hand im Mund nie ganz entspannt ist. Auch bei den späteren Vorsorgeuntersuchungen finden sich ein allgemeiner Hypertonus, begleitet von gefausteten Händen, eine rechtskonvexe Vorzugshaltung (die durch die Stellreaktionen ausgleichbar ist), eine allgemeine Zittrigkeit und eine marmorierte Haut. Im zweiten Halbjahr entwickelt sich vor allem die Handmotorik. Martin beginnt zu robben, dreht sich gelegentlich auf den Bauch, bleibt aber meist auf dem Rücken liegen. Er beobachtet intensiv, sucht vor allem den Blickkontakt mit der Mutter und schrickt zusammen, wenn der Bruder eine seiner Detonationen inszeniert. Manchmal beginnt er, ohne Mimik plötzlich zu weinen, meist ist er stumm. Die Hände sind feucht, die Bewegungen eckig. Die Mutter beschwert sich darüber, daß er zu wenig trinkt und das Gemüse ausspuckt.

Mit einem Jahr hat sich die Vorzugshaltung zurückgebildet. Die Mutter kommentiert Martins Entwicklung mit den Worten: "Er sitzt nicht, er steht nicht und ißt keine Kekse." Bei der Untersuchung fallen übergangslose Wechsel zwischen ausdruckslosem Vor-Sich-Hinstarren, ängstlichem Schreien und heiterem Plappern auf. Martin nimmt aktiv auch mit mir Kontakt auf und imitiert Kopfschütteln. Die Mutter ist oft zärtlich zu ihm, spricht beim Anziehen und spielt mit ihm, etwa mit gegenseitigem Anblasen. Es ist dies der Zeitpunkt, zu dem der Vater auszieht. Hier beginnt die bereits erwähnte Krankengymnastik bei Frau Guckes-Elzer.

Förderplan - Martin

Eine statomotorische Entwicklungsverzögerung ist nicht in jedem Fall behandlungsbedürftig. Wenn die Entwicklung lediglich langsamer, in sich aber harmonisch und mit gleichmäßigen Fortschritten verläuft, das Kind zufrieden ist und die Eltern diese Entwicklung gelassen und adäquat begleiten, dann ist eine Behandlung nicht nur überflüssig, sondern sogar schädlich. Sie kann den Rhythmus und die Entwicklung von Kompetenz und Autonomie beeinträchtigen (vgl. 3). Anders ist eine Entwicklungsverzögerung zu beurteilen, bei der einer der genannten Bereiche zum Problem wird. Das ist bei Martin der Fall: Frau P. beschwert sich darüber, daß er nicht sitzt, nicht steht und noch keine Ansätze zum Laufen macht. Sie "übt" mit ihm durch Hinsetzen und Hinstellen. Allen Beteiligten ist klar, daß dieses Problem nicht durch Krankengymnastik allein (und auch durch keine andere Einzeltherapie) gelöst werden kann. Frau P. sagt selbst: "Er hat Angst vor dem Laufen" - nachdem Karsten ihn bereits einmal umgestoßen hat. "Ein fürchterliches Kind", ergänzt sie, "so ängstlich" - und dabei küßt sie ihn. Für uns spiegelt Martins Verhalten genau das wider, was um ihn herum geschieht: Ausbrüche, Abbrüche, kurze Phasen von Zuwendung, Schweigen. Er zieht sich in seine Unbeweglichkeit wie in eine schützende Höhle zurück, nur mit den Augen die bedrohliche Umwelt verfolgend.

Als Einstieg erscheint es uns wichtig, das Problem zu dem Zeitpunkt und in der Form aufzugreifen, wie die Mutter es uns anbietet. Diese "Rechzeitigkeit" (im Gegensatz zu einer größtmöglichen "Frühzeitigkeit") führt bereits mit diesem ersten Schritt über die Einzeltherapie des Kindes hinaus. Sie stellt eine bestätigende Geste auf die Mutter hin dar, etwa im Sinne von "Sie haben recht: Da ist ein Problem. Wir bestätigen Ihre Beobachtung und teilen Ihre Meinung, daß da etwas getan werden muß." Der entgegengesetzte, von der Sache her ebenfalls vollkommen zutreffende Kommentar, hätte gelautet: "Martin ist das kleinste Problem, der wird auf die Dauer auch ohne Behandlung laufen lernen. Wir müssen Karsten behandeln, der hat es viel nötiger." Indem wir uns auf die Version der Mutter einlassen, wird das Problem nicht zum Resultat ihres "Versagens" und sie selbst nicht zum Spielball von Maßnahmen anderer - ihre Geschichte zeigt, daß dies für sie Grunderfahrungen sind - sondern zunehmend zur kompetenten Partnerin in der Therapie.

Verlauf der Krankengymnastik bei Martin

Der Beginn der Therapie wird zur Geduldsprobe. Volle sechs Wochen bleibt Martin bei jeder Therapiestunde auf dem Schoß der Mutter. Frau P. macht immer wieder Versuche, ihn von sich zu trennen. Sie stellt ihn an die Wand - mit dem Erfolg, daß er schreiend zu ihr zurück robbt. Unbehelligt bei der Mutter gelassen, beginnt er zu greifen und mit der Therapeutin Kontakt aufzunehmen.

Während dieser Stunden erzählt Frau P. von sich, von ihrer Kindheit und immer wieder von jener älteren Schwester, dem "schwarzen Schaf". Im Laufe der Zeit ist bei diesen Gesprächen zu beobachten, wie Martin lockerer und aktiver wird. Während er anfangs eine rollende Kugel nur ein kurzes Stück mit den Augen verfolgt, bleibt er jetzt länger dabei, erobert langsam mehr Raum für sich, trennt sich schließlich für immer längere Zeiten von der Mutter, läuft mit Halt, schiebt schließlich Stühlchen vor sich her und läuft zuletzt mit 23 Monaten zwar noch auffallend "eckig", aber doch verläßlich, ohne sich noch festhalten zu müssen.

Damit ist für Frau P. das Ziel der Behandlung erreicht. Jetzt macht sie, wie schon erwähnt, den Vorschlag, daß auch Karsten hier etwas bekommen soll.

Verlauf der Krankengymnastik bei Karsten

Ohne die geschilderte Episode wäre Karstens Therapie nicht möglich geworden. Frau P. hat durch den Erfolg der Behandlung und die begleitenden Gespräche eine Aufwertung erfahren, die sie dazu befähigt, nach dem weniger problematischen, eher etwas verwöhnten, emotional ihr näher stehenden Sohn nun auch dem "schwarzen Schaf" unter ihren Kindern etwas Gutes zukommen zu lassen. Aus dem "er hört nicht" ist ein "er braucht etwas" geworden. Nur auf dieser Basis ist es vorstellbar, daß Frau P. nun eine Therapie mitträgt, die von Anlaß und Ablauf her noch um ein Vielfaches weiter von jedem landläufigen Begriff von Krankengymnastik entfernt ist als bei Martin.

Karsten kann zunächst mit der Einrichtung im großen Gymnastikraum nichts anfangen, nicht einmal mit den Bällen. Er schaukelt nicht und er klettert nicht. Es scheint, daß er gleichzeitig Halt sucht, Grenzen aber nicht ertragen kann, dabei ständig in der Gefahr, sich zu verletzen. Oft rennt er einfach weg. Die Therapeutin läuft bewußt nicht hinterher. Sie sagt ihm, daß sie auf ihn wartet. Selbst wenn sie sich gezwungen sieht, nach ihm zu sehen - gelegentlich rennt er aus dem Haus - kommt sie nur bis auf Sichtweite an ihn heran. So lernt er allmählich, daß Grenzen nicht nur feindlich einengend und bedrohlich sein müssen, sondern daß er selbst aktiv daran mitgestalten kann.

Ihren Höhepunkt erreicht diese Angst vor dem Eingesperrtsein im Aufzug: Hier gerät Karsten in Panik. Ausgerechnet er muß in einer Therapiestunde miterleben, wie seine Mutter zusammen mit dem kleinen Bruder im Aufzug steckenbleibt.
Langsam werden einzelne Gegenstände wichtig, beispielsweise eine Plastikpistole. Ist sie gefunden, dann kann Karsten sich allmählich auch auf anderes konzentrieren. Er beginnt zu klettern, um dann von der Höhe des Klettergerüsts aus die Therapeutin zu beschimpfen. Später vergehen ganze Stunden mit Fahrten im Aufzug. Stolz demonstriert er seiner Mutter diese neue Fähigkeit - und sie geht darauf ein, was früher unvorstellbar gewesen wäre.

Diese langsame Stabilisierung bricht immer wieder in sich zusammen. Es gibt Tage, an denen Karsten nur noch schrill schreit und wegrennt. Es ist, als ob dann auch das Sprechen ins Schrille abbiegt. Diesen Zuständen geht meist ein plötzliches Auftauchen und Wieder-Verschwinden des Vaters voraus, verbunden mit Versprechungen, die spä ter nicht eingehalten werden.

Verlauf der Gespräche von Frau P. mit der Psychologin, Frau Gerberding

Ziel der Gespräche ist es nicht, Frau P. "Tips" zu geben, wie sie den Kindern besser gerecht werden könnte. Ein solches Vorgehen entspricht ihrer bisherigen Erfahrung und würde sie erneut als die Inkompetente hinstellen, als eine, die erst alles gesagt kriegen muß. Im Gegensatz dazu soll die im Verlauf der bisherigen Therapie verfolgte Linie einer Bestätigung und Erweiterung ihrers Gefühls von Kompetenz fortgesetzt und intensiviert werden.

Es ist weiterhin nicht das Ziel dieser Gespräche, eine Ergänzung zur bisherigen Diagnostik zu liefern. Auch wenn sich im Laufe der Zeit zusätzliche biographische Informationen ergeben - wie in der Kinderarztpraxis nach einer sehr schwierigen Anfangsphase mit Stocken, Schweigen und Bedarf an Rückfragen - so sind diese Fakten nicht Selbstzweck. Sie sind das Eingehen auf ein Beziehungsangebot: Die Erfahrungen und Probleme von Frau P. sind wichtig, werden ernst genommen. Sie selbst kann die Akzente setzen. Dazu kommt die neue Erfahrung, daß eine zunehmende Kenntnis ihrer Vorgeschichte nicht zur Ablehnung führt, obwohl jede neue Einzelheit schrecklicher als die vorangegangene ist. Frau P. hat bei den alten Geschichten nie nachgefragt, wollte eigentlich nichts davon hören, "wo doch jeder über jeden nur Schlechtes redet". So bleibt auch jetzt manches nicht endgültig zu klären.

Über die bereits erwähnte Trennung der Eltern ist jetzt zu erfahren, daß zunächst die Mutter mit den Kindern ausgezogen ist. Als diese später dem Vater zugesprochen wurden - es war von "schlechtem Lebenswandel" der Mutter die Rede - holte die Polizei sie gewaltsam aus der Wohnung der Mutter. Wiederholt muß es Szenen gegeben haben, in denen Vertreter von Behörden mit Gewalt eingegriffen haben. Die Mutter taucht dann über viele Jahre hin überhaupt nicht mehr auf. Damals war Frau P. vier Jahre alt, genauso alt wie Karsten beim Auszug des Vaters. Die jüngere Schwester ist eigentlich eine Halbschwester, sie wurde erst später geboren und hat einen anderen Vater.

Ihren Vater hat Frau P. sehr verehrt. Später stellt sich heraus, daß er nicht ihr leiblicher Vater ist. Sie wird dazu gezwungen, eine Vaterschaftsklage anzustrengen, um ihn von Zahlungsverpflichtungen seitens des Sozialamtes zu befreien.

Die eigene Mutter bleibt in der Kritik ausgespart. Andere Frauen sind es, von denen das Böse kommt: Die Großmutter, die am Scheitern ihres Bruders schuld ist, und "die Frau mit dem unehelichen Kind", die ihr den Mann weggenommen hat.

Da ihr jede positive Erfahrung mit einer Mutter fehlt, hat Frau P. auch zu sich selbst in dieser Hinsicht wenig Vertrauen. Gern weicht sie immer wieder auf ein für sie verläßlicheres Terrain aus: Die Arbeit. Sie hilft an der Arbeitsstelle ihres Mannes mit aus und läßt die Kinder allein. Karsten ist im ersten Lebensjahr oft allein gewesen.

Die eigenen Gefühle kann Frau P. zunächst nur über die Kinder äußern. So kommentiert sie Karstens aggressives Verhalten nach der Scheidung mit den Worten: "Es hat ihm doch was ausgemacht." Sie selbst verbalisiert das Thema Trennung nicht. Während der Scheidung wird kein einziges Wort gesprochen.
Allmählich tauchen immer häufiger Überlegungen zu Karsten auf. Nicht zufällig kommen sie erst jetzt zur Sprache, nachdem die Therapeutin sich intensiv mit ihr selbst beschäftigt hat. Das war für sie etwas neues. Sie fragt: "Was geht wohl in seinem Kopf vor, wenn er aufwacht und schreit?" So kommt sie zum Thema "Ängste" - zunächst bei den Kindern und schließlich auch bei sich selbst. Erst jetzt spricht sie darüber, daß sie bis zu ihrer Heirat ein Jahr lang von der Angst, es könne jemand im Zimmer sein, beherrscht wurde, daß sie sich nicht ins Bett getraute und im Sessel schlief.

Weiterer Verlauf: Karsten

Trotz langsamer Stabilisierung setzt sich im Team die Vorstellung durch, daß Karsten besser in einem heilpädagogischen Kindergarten mit kleinen Gruppen und intensiver Einzelbetreuung aufgehoben wäre. Zu groß sind seine Defizite aus der Vergangenheit und die ständig neuen Belastungen im Zusammenhang mit den Blitzbesuchen des Vaters, der inzwischen ein weiteres Kind hat. Eines Tages treffen Frau P. und die beiden Kinder auf der Straße Herrn P. mit dem Säugling im Kinderwagen. Als die Kinder versuchen, das Baby zu sehen, stellt sich der Vater vor den Wagen und jagt sie weg, als ob er eine Gefahr abwehren müsse.

Bei den Gesprächen legt Frau Gerberding großen Wert darauf, daß Frau P. die Entscheidung über den Kindergarten selbst trifft. Zu oft ist über ihren Kopf hinweg entschieden worden. In diesem Sinn werden Gespräche mit den Erzieherinnen des bisherigen Kindergartens geführt. Als die Entscheidung schließlich zugunsten des heilpädagogischen Kindergartens gefallen ist, folgen Gespräche mit einer Erziehungsberatungsstelle, um das notwendige Gutachten ohne erneute Untersuchung möglich zu machen, mit mehreren heilpädagogischen Kindergärten und schließlich mit dem Sozialamt wegen des Taxidienstes und eines Babysitters, der Frau P. mehr Spielraum ermöglichen soll.

Obwohl der heilpädagogische Kindergarten weit entfernt ist, läßt Frau P. sich auch auf die dort vorgesehene Elternarbeit ein. Diese Gespräche sollen die Termine bei Frau

Gerberding fortsetzen. Karsten wird langsam auf das Ende der Krankengymnastik vorbereitet, um einem erneut abrupten Abbruch vorzubeugen. Zum Abschlußgespräch erscheint Frau P. nicht - zu brisant ist das Thema Trennung offenbar noch immer.

Entwicklungsstand zu Beginn und Ende der Behandlung

Nachdem eine Entwicklungsdiagnostik anfangs nur über die Beobachtung möglich war (welche Testbatterie hätte man wohl auf den schreienden und mit Klötzen um sich werfenden Karsten anwenden können?), gelingt es nach und nach, Karstens Entwicklungsstand auch über Tests zu bestimmen. Natürlich ist hier größte Vorsicht in der Bewertung dieser - überwiegend an Mittel- und Oberschichtskindern standardisierten Tests - geboten. Mit knapp vier Jahren kann Karsten von den Items der Denver-Skalen Kreise und Kreuze nachzeichnen, die längere von zwei Linien nennen, Farben erkennen und Gegensätze wie "heiß" und "kalt" angeben. Auf die Frage nach "hungrig" antwortet er "trinken", anstelle eines Menschen zeichnet er eine Serie von parallel verlaufenden Linien, die er als "Schlangen" bezeichnet. Er zieht sich noch nicht ohne Hilfe an. Bei der Untersuchung gelingt es ihm nicht, einem vorgehaltenen Finger mit den Augen zu verfolgen, er fuchtelt stattdessen mit dem eigenen Zeigefinger herum. Nur ansatzweise gelingt es ihm, bei geschlossenen Augen mit dem Zeigefinger die Nasenspitze zu finden (Finger-Nasen-Versuch). Das Hüpfen auf einem Bein ist ausreichend. Karsten spricht jetzt deutlich und klar.

Ein Jahr später kann Karsten den vorgehaltenen Finger sicher mit den Augen verfolgen, beim Finger-Nasen-Versuch meint er zunächst: "Kann ich nicht", dann: "Hab ich schon gemacht?" um schließlich den Test fehlerlos auszuführen. Auch das Hüpfen auf einem Bein gelingt jetzt ganz sicher.

Weiterer Verlauf Martin

Mit kanpp zwei Jahren spricht Martin so deutlich, daß "die Oma am Telefon gedacht hat, es sei Karsten". Er ist weiterhin sehr ängstlich. Das Essen nennt seine Mutter "eine Katastrophe": Immer noch kaut er nicht, trinkt aber dafür reichlich. Er fällt oft hin, "ständig auf dieselbe Stelle". Mit drei Jahren wagt Martin sich trotz seiner Ängstlichkeit auf die Rutschbahn. Nach Einschätzung der Mutter ist er zu dünn, objektiv bewegt er sich an der 3er-Perzentile entlang. Jede Woche hat er Durchfall, außerdem "ißt er nichts". Die Unfälle verfolgen ihn weiter: Innerhalb von drei Monaten bricht er sich das Schlüsselbein (woran sein Bruder nicht ganz unbeteiligt war), klemmt sich den Penis auf dem Klo und verbrennt sich den rechten Zeigefinger am Bügeleisen. Auch wenn die weitere statomotorische Entwicklung nicht gefährdet erscheint, ist das Eßproblem noch ungelöst. Auch die ungewöhnliche Kombination von ängstlicher Vorsicht und auffallender Unfallhäufung muß noch thematisiert werden.

Auswertung

Der enge Zusammenhang zwischen Familienproblematik insgesamt und den Problemen der Kinder ist offensichtlich. Die Besonderheit dieses Fallbeispiels liegt in der kontinuierlichen Arbeit mit einer sogenannten "randständigen" Familie. Nach dem Einstieg über die niedrigste Schwelle, die Kinderarztpraxis, war eine Therapie in der Krankengymnastik und schließlich bei der Psychologin möglich. Bevor ich Bilanz ziehe, möchte ich eine Interpretation versuchen, und dafür zunächst auf die "Familienthemen" eingehen.

Auf den ersten Blick scheinen Gewalt und Trennung vs. Rückzug und Erdulden die zentralen Themen zu sein. Bei genauerer Betrachtung ergibt sich, daß dies möglicherweise bereits Reaktionen auf tieferliegende Probleme sind. Mir scheint, daß das eigentliche Thema dieser Familie in der Schwierigkeit mit einer kontinuierlichen Kommunikation über die wechselseitige Versorgung zu suchen ist. Dieses Thema zieht sich oft durch die Generationen: Versorgungsdefizite in der Kindheit führen dazu, daß auch die späteren Eltern unfähig zur Versorgung sind, suchen sie doch in ihren Partnern und selbst in ihren Kindern immer jemand, der auf ihre eigenen unerfüllten Versorgungswünsche eingeht. So bleiben auch diese Kinder unversorgt und der Kreislauf geht weiter.

Diese Themen erfahren ihre Zuspitzung bei jener berüchtigten älteren Schwester der Frau P. Sie ist eine Frau "mit ungeheurem Männerkonsum, die durch Kinder die Männer an sich binden will", sagt Frau P. Während die Kinder zuhause unversorgt zurück bleiben, fährt sie nach Wiesbaden, um sich für 900 Mark einen Schäferhund zu kaufen. Anschließend bettelt sie Herrn P. um Geld an, um für die Kinder etwas zu essen kaufen zu können. Das unversorgt zurückgelassene Kind wird schließlich vom umstürzenden Schrank erschlagen.

Nicht zufällig ist die Geschichte dieser Schwester unentwirrbar mit der der Familie P. verflochten. Hier werden die Familienthemen zur letzten Konsequenz geführt. Die Eheleute nehmen daran teil, ohne selbst schuldig zu werden, im Gegenteil: Sie können sich gegen diese Frau abgrenzen, sie als "schwarzes Schaf" verstoßen und für sich selbst die Prinzipien von Ehe und Familie aufrecht erhalten. Es ist bemerkenswert, welche Rolle gutbürgerlich-konventionelle Normen in dieser insgesamt chaotischen Familienszenerie spielen: Man heiratet, weil ein Kind unterwegs ist; dem Mann soll die Untreue verziehen werden, wenn er nur zurückkommt und die Familie erhalten bleibt;

der schwerste Vorwurf gegen die "andere" Frau besteht darin, daß sie ein uneheliches Kind hat. Offenbar geht es hier nicht primär um moralische Kategorien, sondern um die eigene Stabilität, um Bastionen gegen das Chaos, das so nahe herankommt, daß diese Stabilität oft nur mit Hilfe von "Splitting"-Mechanismen, d. h. durch Abspalten eigener Anteile und Verlagerung auf den "Bösen" aufrecht zu erhalten ist. Zu bedrohlich würden sonst die Parallelitäten: Während Frau P. von der Entwicklungsverzögerung der vernachlässigten Kinder ihrer Schwester spricht, ist auch ihr oft allein gelassenes Kind noch nicht zu sprachlichen Äußerungen fähig. Gespenstisch schließlich die Parallelität der Unfälle: Einmal fällt Karsten beim Vater vom Schrank, ein anderes Mal zertrümmert ihm im Kindergarten ein umstürzender Schrank das Nasenbein.

Es würde zu weit führen, hier die Hintergründe dieser Unfallträchtigkeit weiter zu diskutieren. Ergänzt sei nur noch, daß es dabei nicht allein um die Folgen von objektivem Unversorgtsein geht, sondern auch darum, daß die fehlende Erfahrung von Versorgtwerden auch Defizite in der Fähigkeit, für eigene Versorgung selbst allmählich mehr Verantwortung übernehmen zu können, nach sich zieht.

Mit dem "Splitting" sind wir bei den Abwehrmechanismen, den Versuchen, einen Ausweg aus der Versorgungsproblematik und der daraus resultierenden Existenzangst zu finden. Bei diesen Versuchen ist jeder auf sich allein gestellt, liegt doch das Problem gerade in der gestörten Kommunikation, dem fehlenden Dialog durch ein ausbalanciertes und kontinuierliches Geben und Nehmen. Auf dieser Basis entwickeln sich die beiden in der Familie beobachteten Strategien: Einmal das pausenlose, hektische Handeln, wenn nötig mit Gewalt und bis zur Konsequenz von Abbrüchen und Trennung; auf der anderen Seite das Bemühen, im schützenden Rückzug zu überleben, schweigend durchzuhalten.

Abschließende Bewertung von Therapie und Verlauf

Der beschriebene Verlauf kann keineswegs allein als Ergebnis unserer Therapie angesehen werden. Hier ist insbesondere noch der Einfluß des Kindergartens und später des heilpädagogischen Kindergartens zu berücksichtigen.

Ich möchte trotzdem einige Punkte zusammenfassen, an denen eine Kongruenz zwischen Ausgangsproblem, Therapie und Verlauf erkennbar zu sein scheint. Ausgehend von der geschilderten Versorgungsproblematik war es von besonderer Bedeutung, daß in allen Phasen der Therapie auf "Tips", Belehrungen und Ermahnungen weitgehend verzichtet wurde. Dabei wäre es nicht schwer gewesen, den Eltern "Fehler" vorzuhalten und hinterher über ihre "Uneinsichtigkeit" den Kopf zu schütteln. Dagegen waren Zuwendung, Interesse an Biographie und Einstellung der Eltern und das Angebot für eigenen Handlungsspielraum schon ein Stück "Versorgung". Dies begann mit dem Angebot an die ganze Familie und fand für Mutter und Martin seine Fortsetzung im "schützenden Raum", der es den beiden ermöglichte, sich ein Stück weit aus ihren

Höhlen hervor zu wagen. Es folgte die Einzeltherapie für Mutter und Karsten. Frau P. war jetzt soweit "versorgt", daß sie sich auch über Karstens Bedürfnisse Gedanken machen konnte, während Karsten durch die Versorgung allmählich fähig wurde, Konzepte zu entwickeln, wie er auf konstruktivere Weise selbst ein Stück Versorgung für sich übernehmen konnte (Umgang mit dem Weglaufen). Schließlich wurden die Therapien durch heilpädagogische Förderung fortgesetzt.

Wesentlich erscheint uns dabei der Aspekt von Kontinuität. Wir haben gesehen, daß die Erfahrung von Diskontinuität eine der grundlegenden Traumatisierungen dieser Familie war. Jetzt wurde Kontinuität einmal dadurch möglich, daß aus den beziehungslosen, meist demütigenden oder verletzenden Bruchstücken der eigenen Geschichte eine Biographie entstand, die in der gemeinsamen Arbeit Konturen, Verbindungslinien, Themen und Gesetzmäßigkeiten erkennen ließ. Sie erhielt so einen Wert. Zum anderen erlebte die Familie auch in den Resultaten der Teamarbeit ein Stück Kontinuität. Selbst wenn die Therapeuten wechselten, blieb das Konzept gleich; es gab keine Abbrüche, die Übergänge wurden gemeinsam unter Einbeziehung der Familie vollzogen. Auch die Weiterleitung an eine auswärtige Einrichtung verlief ohne Bruch. Frau P. kommt mit den Kindern weiterhin in die Kinderarztpraxis und nutzt jede Gelegenheit, auch mit den Therapeutinnen ins Gespräch zu kommen.

Abschluß

Für uns war es eine wichtige Erfahrung, daß die anfängliche Sprachlosigkeit der Familie P. nicht auf Dauer jede Therapie verhindert hat. Allerdings mußte das Vorgehen angepaßt und die Erwartung reduziert werden: An ein vollständiges "Durchtherapieren" mit Lösungsstrategien für alle Probleme war von vorn herein nicht zu denken. Wir haben aber auch gelernt, daß nicht alles pathologisch ist, was diese Familie von durchschnittlichen Mittel- und Oberschichtsfamilien unterscheidet. Unsere Kriterien sind hier noch unzulänglich, zu sehr an den eigenen Erfahrungen ausgerichtet.

Noch eine Erfahrung haben wir unabhängig voneinander gemacht: Bei allem Erschreckenden war diese Familie uns doch sympathisch. Vielleicht hing dies mit der zwar rauhen, aber in sich immer klaren Emotionalität zusammen, die ihren eigenen Charme hatte. Dies kam auch den Kindern zugute, für die harte aber eindeutige Verhältnisse letzten Endes immer noch weniger schädlich sind als unklare.

Schließlich kam, je mehr uns die Hintergründe und Zusammenhänge klar wurden, noch ein anderes Gefühl hinzu: Das des Respekts vor dem, was hier in all diesen Schwierigkeiten doch auch geleistet wurde.

3. Kinder, die nicht tun, was sie könnten[1]

"Sie ist eben faul", sagte der Kinderarzt über Petra. Ihre Eltern ließen sie untersuchen, obwohl sie eigentlich nicht das Gefühl hatten, daß mit Petra etwas nicht in Ordnung sei. Aber der Vergleich mit den anderen Säuglingen und der Blick auf den Entwicklungskalender machten sie zunehmend unruhiger. Vor allem war da Ines - die Eltern kannten sich noch vom Geburtsvorbereitungskurs her. Mit ihren ebenfalls acht Monaten rollte sie behende durch das ganze Zimmer, krabbelte und machte erste Ansätze, sich hochzuziehen. Petra dagegen blieb dort, wo man sie hinlegte oder hinsetzte. Sie schien vollkommen zufrieden zu sein, wenn sie andere beobachten konnte. Oft ließ sie mit ihrem Blick nicht eher locker, bis ein Erwachsener sie ansprach. Dann reagierte sie mit einem verschmitzten, geradezu verführerischen Lächeln, gefolgt von unerschöpflichen Silbentiraden in allen nur möglichen Tonlagen. Lag ein interessanter Gegenstand außerhalb ihrer Reichweite, so begnügte sie sich lieber mit dem nahegelegen Fussel, als ihren Standort aufzugeben. Wenn durch Zufall oder Initiative der Erwachsenen ihre Lage plötzlich verändert wurde, konnte das sonst so ausgeglichene und zufriedene Kind buchstäblich in Panik geraten.

Als Petra auch mit zehn Monaten noch keine Anstalten machte, mit Drehen, Krabbeln oder Sich-Hochziehen zu beginnen, statt dessen aber im Sitzen, auf die Hände gestützt, sich vorwärtsschob, da wurde auch der Kinderarzt unruhig und schickte sie zu einer Krankengymnastin. Er wollte eben nichts versäumen, damit man sich später keine Vorwürfe machen müsse. Und schließlich habe ein bißchen Turnen ja wohl noch niemand geschadet.

Was nun folgte, machte alle Beteiligten gleichermaßen unglücklich: Bei den Therapiestunden war Petra zunächst freundlich, interessiert und ließ wie gewohnt mit sich reden. Sobald die Krankengymnastin sie aber anfaßte und auf den Boden legte - oder ihr den großen Ball schmackhaft zu machen versuchte - lief sie am ganzen Körper rot an und machte sich steif. Es dauerte lange und bedurfte großer Geduld, bis sie sich bei einem der Eltern schließlich beruhigen konnte. Noch lange danach blieb sie dort, ein immer wieder aufschluchzendes, schweißtriefendes Bündel, ängstlich nach der Krankengymnastin Ausschau haltend

---

[1] Ausschnitte der Arbeit erschienen bereits in:
Hölter, G. (Hrsg.): Bewegung und Therapie, Verlag Modernes Lernen Borgmann KG, Dortmund 1988.
Wir danken für die Abdruckgenehmigung.

und jeden Annäherungsversuch von ihrer Seite mit erneutem Weinen quittierend. Die Krankengymnastin hätte das Kind so gern in Ruhe gelassen - aber Petra sollte doch das Krabbeln lernen! In diesem anscheinend unlösbaren Dilemma kam ihr der bevorstehende Familienurlaub eigentlich ganz gelegen.
Petras Eltern waren so erschöpft, daß sie sich in den Sand legten und an nichts mehr dachten, nicht einmal mehr an Drehen, Krabbeln oder Hochziehen. So kam es, daß sie sich - zu ihrem nachträglichen größten Erstaunen - heute gar nicht mehr genau daran erinnern können, wie es weiterging. Fest steht lediglich, daß Petra nach zwei Wochen Urlaub krabbelte und an Wänden und Möbeln entlanglief, als habe sie es noch nie anders gemacht.

Es hat Petra nie gegeben: Sie ist ein Puzzle aus vielfältigen Beobachtungen und Berichten. Retrospektiv gesehen dürfte kein Zweifel daran bestehen, daß Petra niemals eine zerebrale Bewegungsstörung, nicht einmal eine motorische Entwicklungsverzögerung, gehabt hat. Lediglich die "Meilensteine" bescheinigten Petra Defizite.
Betrachtet man Petras Entwicklung genauer, so gewinnt man den Eindruck, daß ihr Problem nicht das Fehlen der altersgemäßen Fähigkeiten, sondern ein Zögern, sich diesen Fähigkeiten anzuvertrauen, zu sein schien. Das Wort "Entwicklungsverzögerung" benennt diesen Zusammenhang eigentlich mit großer Genauigkeit: Offensichtlich zögert hier jemand, seine durch die Reifung verfügbaren Möglichkeiten auch tatsächlich einzusetzen.
Was könnte der Grund für dieses Zögern sein?
Jeder Organismus reagiert mit Wachstumsverzögerung, wenn entsprechende Nährstoffe fehlen. Diese Wachstumsverzögerung trifft aber nicht alle Organe gleichermaßen, sondern ist in einem ökonomischen Sinn selektiv. Der Bedarf an Nährstoffen wird vor allem dort reduziert, wo dies mit dem geringsten Risiko möglich ist. Die verfügbaren Energien bleiben für vitale Funktionen reserviert. Durch die verminderten Gewebsmassen wird der Bedarf an Energien reduziert, darüber hinaus vermindert sich das Risiko einer Organschädigung bei plötzlichen Mangelzuständen.
WARSHAW (1985) hat dies am Beispiel der intrauterinen Wachstumsverzögerung dargestellt. Bei verminderter Nährstoffversorgung durch die Plazenta bleibt vor allem das Längenwachstum zurück. Durch den verminderten Substratbedarf werden Mangelzustände mit möglicher Gewebsschädigung am Gehirn verhindert, vor allem durch die Folgen von Sauerstoffmangel. Auf diesem Hintergrund sieht WARSHAW man-

che der heute praktizierten Therapien (wie forcierte Nährstoffsupplementierung) als problematisch an: Vergrößern sie doch möglicherweise durch gesteigertes Wachstum das Risiko von Schäden durch Sauerstoffmangel. Die intrauterine Wachstumsverzögerung wäre demnach keine Störung, sondern eine sinnvolle protektive Reaktion auf ein Problem, das nicht durch das Individuum selbst, sondern durch das Zusammenspiel mit der Umwelt bedingt ist. Kurzsichtige therapeutische Interventionen, die lediglich auf eine Korrektur der augenfälligen Abweichungen hinzielen, laufen Gefahr, ein sinnvolles Gleichgewicht zu stören und damit letzten Endes die geringfügigere Störung um den Preis eines schweren Schadens zu korrigieren.

Sollten analoge Zusammenhänge auch für das Problem der motorischen Entwicklungsverzögerung gelten, so wäre zu klären, welchen Stellenwert hier das "Zusammenspiel mit der Umwelt" hat und worin ein "schwerwiegender Schaden" bestehen könnte.

Ich komme zurück auf Petra. Für sie ist es offensichtlich von entscheidender Bedeutung, selbst über den Zeitpunkt und das Ausmaß ihrer motorischen Aktivitäten zu entscheiden. Es scheint ihr wichtig zu sein, erst dann etwas zu tun, wenn sie sich ihrer Sache ganz sicher ist. Ihr Zögern, sich den eigenen Fähigkeiten anzuvertrauen, könnte als mangelndes Vertrauen zu sich selbst verstanden werden. Dabei wurde auch nicht beachtet, daß Selbstvertrauen keine in der Person begründete Eigenschaft ist, sondern der Ausdruck von Erfahrungen im Zusammenspiel mit der Umwelt. Petra hat dabei offensichtlich die Erfahrung gemacht, daß sie sich den vielfältigen Eindrücken, Wünschen und Forderungen der Umwelt oft hilflos ausgeliefert fühlt. Dabei muß offen bleiben, ob die Umwelt tatsächlich übermäßig eindringend ist, oder ob sie selbst einen zu geringen "Reizschutz" im Sinne von FREUD (1920) hat: Die Bilanz, das Zusammenspiel, nicht die Eigenschaften der einzelnen Beteiligten sind entscheidend.

Damit wird auch deutlich, worin der "schwerwiegende Schaden" besteht, vor dem sie sich durch ihr Verhalten schützt: Im Bombardement der Eindrücke nur noch reagieren, jedoch nicht mehr selbst handeln zu können. Ihr Dicht-machen schützt ihre Identität. Sich-zeigen, Offen-sein könnte für sie Schutzlosigkeit, Ausgeliefert-sein bedeuten.[2]

Die familiendynamische Analyse dieses Phänomens steht noch aus. Auffallend ist, daß nach einem Kind mit den geschilderten Eigenschaften oft das nächste sich genau entgegengesetzt verhält. Hier wird in je-

---

[2] Ich danke Herrn Dr. Wolfram Lüders für wesentliche Anregungen zu diesen Überlegungen.

dem Einzelfall sehr sorgfältig zu klären sein, welche Familienthemen über die Generationen hinweg auf diese Weise abgehandelt werden. Wir kennen solche protektiven Rückzugsreaktionen auch jenseits der Motorik in unzähligen Varianten, vor allem als akute Kreislaufreaktion. Ohnmacht bei tiefem Schreck, plötzliche Müdigkeit und Schlaf bei Kindern nach Unfällen oder bei schmerzhaften Prozeduren (ENGEL & SCHMALE 1972) gehören dazu. TODOROW (1978) hat das "Dornröschenschlafphänomen" beschrieben: Kinder nach Schädel-Hirnverletzungen scheinen noch tief im Koma zu sein, zeigen aber unter günstigen Bedingungen ganz unerwartete Reaktionen und sind in anderen Situationen wieder überhaupt nicht erreichbar. Ihr vermeintliches Koma ist oft nur der Rückzug vor den verwirrenden Eindrücken der Intensivstation.

Wenn eine verlangsamte motorische Entwicklung protektive Funktionen haben soll, dann müßten bei zu rascher Entwicklung Schäden erkennbar werden. MAHLER (1972) hat Beispiele dafür beschrieben: Etwa Kinder, die durch sehr frühes Laufen auffallen und dann im Kleinkindalter einen psychotischen Zusammenbruch mit Sprachverlust, Stereotypien und Kontaktstörungen erleiden. Die vorzeitige motorische Entwicklung als Ausdruck einer vorzeitigen Ich-Entwicklung mag ein scheiternder Versuch sein, eine unzureichende Versorgung durch die Mutter auszugleichen (wie MAHLER es deutet). Im familiendynamischen Kontext kann darin auch die übermäßige Anpassung an die Bedürfnisse der Erwachsenen (die sich ein selbständiges, am besten noch sie selbst mitversorgendes Kind wünschen) gesehen werden.

In jedem Fall ist die Ursache für eine verzögerte oder beschleunigte motorische Entwicklung durch die Analyse der Motorik allein nicht zu klären.

Die motorische Entwicklung besteht offensichtlich nicht im Abspulen eines genetischen Codes, sondern sie ist "Psychomotorik" im Sinne von MILANI COMPARETTI (1982 a), das heißt, sie wird bestimmt durch ihre Funktionen für die Kommunikation als Bestandteil des Dialogs. Im Dialog entsteht aus Vorschlag und Gegenvorschlag ein neues, vorher nicht kalkulierbares Resultat, das dann seinerseits weiter modifiziert wird. Der Prozeß ist wichtiger als das Resultat. MILANI COMPARETTI spricht von der "Spirale der Kreativität" und stellt diese dem reflexhaften Reiz-Antwort-Schema mit vorgegebenen Resultaten gegenüber.

Der Dialog steckt voller dialektischer Paradoxien: Indem ich den anderen wahrnehme, spüre ich mich selbst. Mein Vorschlag gewinnt an Bedeutung erst durch die Antwort (und damit auch die Modifikation) durch den anderen. Fremdes und eigenes stehen in einer gegenseitig sich nährenden Beziehung. Sollte auch hier der Mangel an Nährstoffen - also der gestörte Dialog - zur Wachstumshemmung mit mehr oder weniger erfolgreichen protektiven Resultaten führen?

Bevor ich darauf eingehe, möchte ich die Erfahrungen mit der Motorik und der untrennbar mit ihr gekoppelten Wahrnehmung als Bestandteil des Dialogs weiterverfolgen. Das alltägliche Leben liefert unzählige Beispiele dafür - etwa die Tänzer, die Musiker, bei genauerer Betrachtung jede Berührung, jedes gemeinsame Handeln oder das bloße Zusammensein. VELDMAN (1986) hat für diese Phänomene ein Konzept entwickelt, das er "Haptonomie" nennt. Er geht davon aus, daß jeder Mensch die Fähigkeit hat, sich über die Körpergrenzen hinaus zu "verlängern" und damit sowohl seine Wahrnehmung wie auch seine Handlungsfähigkeit so zu erweitern, daß mit anderen ein Zusammenspiel möglich wird, das die Individualität jedes einzelnen respektiert, gleichzeitig aber auch in einer übergeordneten Gemeinsamkeit kein Gegeneinander oder auch nur unkoordiniertes Nebeneinander mehr enthält.

Die "Verlängerung" ist auch bei Gegenständen möglich: VELDMAN verdeutlicht dies am Beispiel des Blinden, der sich in die Spitze seines Stocks "verlängert"; des Artisten, dessen "Verlängerung" bis in den obersten Teller der Pyramide auf seinem Kopf reicht. Ich möchte ergänzen: Der Katatone kann seine bizarre Haltung nur dadurch über Monate oder Jahre hinweg aufrechterhalten, weil er sich selbst als Teil eines größeren Systems empfindet. Jeder kann das bei sich selbst überprüfen, wenn er zunächst einmal versucht, einen Arm möglichst lange in die Höhe zu halten und dann bei einem zweiten Versuch sich vorstellt, der Arm sei die Verbindung zu einem Punkt an der Decke.

Diese Erfahrungen öffnen eine weitere Perspektive: War bisher davon die Rede, daß eine nach den "Meilensteinen" verzögerte oder beschleunigte motorische Entwicklung kein endogen vorprogrammierter Prozeß ist, sondern das Resultat eines Zusammenspiels, eines "Dialogs", so können jetzt auch die Entwicklungsstörungen mit einbezogen werden, die vor allem durch die Qualität der Bewegungen bedingt sind: Die Koordinationsstörungen.

Die Suche nach neuen Konzepten erscheint gerade hier besonders dringlich, nachdem die landläufigen Vorstellungen vom hypothetischen Hirnschaden nicht nur bis heute unbewiesen geblieben sind, sondern durch große prospektive Studien weiter an Wahrscheinlichkeit verloren haben. Es kann heute als gesichert gelten, daß nur schwerer, lang anhaltender Sauerstoffmangel, mit späteren Störungen korreliert ist. Offensichtlich stehen bei "minimalen" Schäden ausreichende Kompensationsmöglichkeiten zur Verfügung. Ob diese Möglichkeiten genutzt werden können, hängt vor allem von sozialen Faktoren ab (National Institutes of Health Report 1985).

Koordinationsstörungen als Ausdruck eines gestörten Dialogs, einer fehlenden "Verlängerung"? Neben dem Artisten mit der Tellerpyramide bietet der Zirkus auch hierfür ein Beispiel: den Clown, dem alles mißlingt. Als Artist der Ungeschicklichkeit demonstriert er den erfolglosen Kampf gegen die "Tücke des Objekts", von der wir jetzt wissen, daß sie keine Eigenschaft dieses Objekts, sondern der Ausdruck seiner Beziehung zu ihm ist.
Wir können annehmen, daß diese Beziehung zu den Objekten -. die "Geschicklichkeit" - mit dem Körperschema zusammenhängt, das wiederum auf der Basis früher Kommunikationserfahrungen sich entwickelt. Hier gibt es - analog zum Bereich "Lernen" und seinen Störungen - noch viel zu klären.
Den engen Zusammenhang zwischen Koordination und Kommunikation hat Jaques Tati in seinen Filmen dargestellt. Ich erinnere an die "Ferien des Monsieur Hulot". Auf den ersten Blick sieht es so aus, als ob Hulot so ungeschickt ist, daß er ständig Katastrophen auslöst. Sieht man aber genauer hin, so erscheint Hulots bizarre, sich überschlagende, ins Leere greifende oder an empfindlicher Stelle Chaos auslösende Motorik nicht allein von seiner Person her festgelegt: Sie tritt vor allem dann hervor, wenn er beispielsweise im voll besetzten Speisesaal auf eine Mauer des Schweigens stößt oder wenn bei der großen Verabschiedung am Schluß die Badegäste sich die Hände schütteln, ohne seinen Versuch, sich daran zu beteiligen, überhaupt zu registrieren. Ganz anders: Hulot beim Tanz. Zwar sieht er immer noch komisch aus, aber seine Bewegungen sind jetzt glatter, harmonischer, mit denen der Partnerin "koordiniert", jenem grazilen Mädchen, dem seine stille Liebe gilt - mit so viel Diskretion, daß er scheu seine Hand auf Abstand hält, nachdem er zufällig ihre Haut im Rückenausschnitt berührt hat. Hulots Koordination ist offensichtlich Ausdruck der jeweiligen Kommunikation. Meist ist sie gestört, aber nicht nur als Ausdruck der Kommunikationsstörung zwischen Hulot und seiner Umwelt. Die Umwelt ist auch in sich gestört, was allerdings so lange nicht zum Ausdruck kommt, wie nach den vereinbarten gesellschaftlichen Spielregeln gehandelt wird. Hulot bringt diese Regeln durcheinander: Auf der Suche nach einem Ball dreht er den Schaukelstuhl eines Kartenspielers herum, der legt seine Karten daraufhin am falschen Tisch ab und schon verwandelt sich die vorher friedliche Szene in einen Kampfplatz. Hulots Ungeschicklichkeit offenbart den Zustand der Kommunikation in seiner Umwelt - wie das

"gestörte Kind" zum Symptomträger einer Familientragödie werden kann. "Er hat keine Ahnung von den Dingen, sie kommen auf ihn zu. Er ist ein Fliegenfänger, er sucht nicht" sagt TATI (1957) über Hulot. So verlockend es wäre, den Film unter dem Aspekt der gestörten Kommunikation noch weiter zu analysieren - ich möchte hierbei doch auf den Zusammenhang mit der Koordination zurückkommen. Gleich zu Beginn des Films, noch bevor Hulot überhaupt auftritt, wird das Thema angegeben: Die Reisenden rennen immer wieder auf den falschen Bahnsteig, durch eine unverständliche Ansage ihren eigenen Mutmaßungen über die Züge hilflos ausgeliefert. Denkt man sich den - im Film nur akustisch wahrnehmbaren - Grund für diese Konfusion weg, so kann man die wirren Bewegungen der Menschengruppe als eine Art "kollektive Koordinationsstörung" ansehen. Für sich allein sind diese Bewegungen unverständlich, erst die Kenntniss der gestörten Kommunikation liefert den Schlüssel für das Verständnis der gestörten Koordination.

Ich komme auf das Beispiel der intrauterinen Wachstumsverzögerung zurück. Sie war als proaktive Reaktion bei Mangel an Nährstoffen gedeutet worden. Könnte es sein, daß auch der gestörte Dialog zu einer Art "Mangel" an Nährstoffen" führt? Und wäre es vorstellbar, daß in diesem Zustand der Austrocknung nicht nur die allgemeine Entwicklungsverzögerung mit Auswirkungen auf die Motorik, sondern auch auf die besondere Variante der Koordinationsstörungen eine sinnvolle Anpassung, ein Versuch der Selbsthilfe zur Abwehr der größeren Gefahr ist? So gesehen wären die assoziierten Bewegungen ein Versuch, sich Stabilität zu verschaffen, hätten die ausfahrenden, ungezielten Bewegungen den Sinn, sich selbst intensiver wahrnehmen zu können, fehlt es doch an Halt und bestätigender Wahrnehmung durch die anderen. Wieder ist der abgewehrte "schwerwiegende Schaden" ein Verlust des Identitätsgefühls, diesmal nicht durch das "Bombardement der Eindrücke", sondern durch das Fehlen von Selbstwahrnehmung. Gemeinsam ist beiden Erfahrungen die Angst vor der Vernichtung: In einem Fall durch das Eindringen, Überwältigen, Auslöschen, im anderen Fall durch das Sich-nicht-mehr-wahrnehmen, Nicht-mehr existieren.

Bevor ich nun zu den diagnostischen und therapeutischen Konsequenzen aus diesen Überlegungen komme, möchte ich noch kurz auf die Formen von motorischer Entwicklungsverzögerung eingehen, deren Beeinflussung durch organisch fixierte Schäden Grenzen gesetzt sind. Ist es jetzt nicht der Organfaktor, der über die weiteren Entwicklungsmöglichkeiten entscheidet? Die Arbeit mit Behinderten zum Beispiel zeigt, daß auch hier offensichtlich andere Einflüsse von Bedeutung sind. Mancher Schwerbehinderte kann später selbständig leben, während - rein

organisch gesehen - wesentlich weniger Behinderte immer von einer Versorgung abhängig bleiben. Hier kommen subtile familiendynamische Zusammenhänge zum Tragen, beispielsweise das Zusammenspiel zwischen dem Wunsch, versorgt zu werden und dem, zu versorgen. Immer wieder ist zu beobachten, wie sich entweder die Eltern gemeinsam oder einer der Eltern unter Ausgrenzung des anderen über die Betreuung eines "Sorgenkindes" stabilisieren. Jede Veränderung - und vor allem eine Entwicklung zur Selbständigkeit - ist in diesem Zusammenhang bedrohlich und wird, oft versteckt unter einem großen Aufwand an Fördermaßnahmen, verhindert. COROMINAS (1983) hat als analytische Kindertherapeutin zahlreiche Beispiele dafür beschrieben, daß ein Stillstand der Entwicklung trotz intensiver krankengymnastischer Behandlung durch Beziehungsformen wie die "projektive Identifikation" fixiert wurde: Die gegenseitige Verschmelzung war schließlich so stark, daß beispielsweise die Aktivitäten der Gesunden (etwa der Geschwister) von dem Behinderten empfunden wurden, als seien es seine eigenen. Daraus ergab sich dann konsequent, daß für die Entwicklung der eigenen Fähigkeiten gar kein Bedarf bestand.
GIDONI et al. (1983) erläutern am Beispiel des Peter Pan, wie der Wunsch der Eltern, einen Zustand beizubehalten, zur "Wachstumshemmung" führen kann. Daraus ergibt sich, daß gerade bei organischen Behinderungen dem Dialog eine besondere Bedeutung zukommt: Ist doch das Identitätsgefühl hier in besonderer Weise fragil und von überwältigenden Eingriffen bedroht, gegen die es sich dann durch Rückzug zu schützen versucht. Wir können heute noch nicht abschätzen, wieviele "Behinderungen" weniger durch einen Defekt als vielmehr durch solche Rückzugsreaktionen bestimmt werden.
Welche Konsequenzen ergeben sich daraus? Sicher nicht die, bewährte Verfahren wie neurologische Diagnostik, Motoskopie, Krankengymnastik, Psychomotorik und so weiter von vornherein abzuwerten. Auch den "Meilensteinen" der Entwicklung (die ja schon vom Begriff her die Vorstellung suggerieren, daß Geschwindigkeit hier einen besonderen Stellenwert hat!) kommen zur ersten Orientierung eine gewisse Bedeutung zu. Mir geht es hierbei nicht um die Abschaffung, sondern um die Erweiterung des Vorhandenen.
Ich komme noch einmal auf das Beispiel "Petra" zurück. Allen Beteiligten - Eltern, Kinderarzt, Krankengymnastin - war im Grunde klar, daß sie keine behandlungsbedürftige Störung hatte. Aber keiner der Beteiligten hatte genügend Zutrauen zu seiner Wahrnehmung, um ihr den eigenen Entwicklungsweg zu gestatten. Es fehlte einfach an Kriterien, um sich abzusichern.

MILANI COMPARETTI (1982a) hat hier grundlegende Beiträge geleistet. Ist die Kommunikation mit einem Kind über das Sehen, Hören und über die Bewegungen ungestört, das heißt, kann ein Kind in variabler Weise die Initiative ergreifen und seine Antwort den wechselnden Situationen entsprechend modifizieren, so muß man annehmen, daß die einzelnen "Bausteine" zu diesen Fähigkeiten, die neurophysiologischen Funktionen, intakt sind. Nach diesen Kriterien wäre schnell klar geworden, daß Petra keiner Therapie bedurfte. Anders ausgedrückt: Jede Form von Stereotypie, jede Einschränkung der Bandbreite an Möglichkeiten, jedes Fehlen neuer kreativer Antworten ist suspekt und muß weiter abgeklärt werden. Dazu gehört dann aber nicht nur die neurologische Untersuchung, sondern auch die Analyse anderer Auffälligkeiten. So mußte beispielsweise eine stereotype Antwort mit immer gleichem Lächeln den Verdacht auf eine starke Orientierung an den Wünschen anderer und damit auf eine Identitätsproblematik lenken. In dieser Hinsicht sind die freundlichen, fügsamen Kinder stärker gefährdet als die widerspenstig aggressiven.

Eine Behandlung kann aber erst dann beginnen, wenn die Ursache und der mögliche Sinn einer Auffälligkeit klar geworden sind. Sonst läuft sie Gefahr, mehr zu stören als zu fördern (ALY 1983, 1985). Ich erinnere hier noch einmal an Petra. Auch andere Auffälligkeiten, wie beispielsweise ein stark erhöhter Muskeltonus, als Versuch, sich in einer kritischen Situation Stabilität zu verschaffen (vergleichbar den assoziierten Bewegungen bei Koordinationsstörungen) gehören hierher. In einem Mütter- und Kleinkinderheim habe ich wiederholt beobachten können, wie "völlig steife" Säuglinge nach einem Wechsel in der Betreuung ohne jede Krankengymnastik sich völlig normal bewegt haben (VON LÜPKE 1984).

Einen solchen Hypertonus isoliert behandeln zu wollen, wäre wie die Sorge um Muskelverspannungen bei einem Menschen, der gerade in die Tiefe stürzt. In beiden Fällen ist Hilfe notwendig, aber nicht allein durch Krankengymnastik.

Neue Gesichtspunkte ergeben sich auch für die Bewertung von Tests und Therapieresultaten. Verstehen wir Motorik auch als Ausdruck von Kommunikation, so geht die Kommunikation mit dem Tester beziehungsweise Therapeuten in die Ergebnisse ein. Auffällige Diskrepanzen zwischen den Testbefunden und dem Verhalten in vertrauten Situationen werden so verständlich. Schließlich hat jeder "Gesunde" schon einmal die Erfahrung gemacht, daß kritisches Beäugt-werden zu anderen Bewegungen führt als ermutigende Unterstützung. Wieviel störanfälliger mag da erst der seiner eigenen Fähigkeiten von vornherein Unsichere solchen Einflüssen gegenüber sein. Und bei Therapeuten könnte die Kommunikation für die Resultate ihrer Arbeit von größerer Bedeutung sein als ihre noch so ausgefeilte Technik. Daraus folgt, daß in die Aus- und Weiterbildung von Krankengymnasten, Beschäftigungstherapeuten, Motopäden und Motologen diese Aspekte - etwa in Form von Balint-Gruppen - einbezogen werden müßten. Auch die "Haptonomie" nach dem Konzept von VELDMAN (1986), das in Frankreich bei Krankengymnasten zunehmend praktiziert wird, könnte eine wesentliche Bereicherung darstellen.

Viele Fragen sind noch offen. Mir ging es nicht um abgesicherte Resultate, sondern um eine Erweiterung der Perspektive, ausgehend von dem bei uns Praktizierten.

Motorische Entwicklungsverzögerungen drängen uns zum Handeln, vielleicht gerade deshalb, weil das Kind nicht wie die anderen "handelt". Durch unsere Initiative laufen wir Gefahr, die des Kindes zu blockieren. Unter dem Druck, sich durch sichtbare Resultate "abzusichern", wird die Tatsache übersehen, daß es viel "gesünder" ist, jede Entwicklungsstufe bis zur Neige auszukosten, um sich dann ohne Trauer von ihr verabschieden und eine neue ansteuern zu können.

Ist die Entwicklung aber nicht nur verlangsamt, sondern auch noch blockiert, das heißt, ist die Verhinderung des "schwerwiegenden Schadens" nur durch destruktive Selbsthilfemechanismen (wie beispielsweise Koordinationsstörungen) möglich, dann kommt es darauf an, nicht nur die neurophysiologischen "Bausteine" im Blick zu haben, sondern auch das Ziel der mit ihnen aufgebauten Motorik: den Dialog. Dazu darf unsere Phantasie nicht ihrerseits in starre Schemata eingemauert und blockiert sein. Sie muß - kontrolliert durch den Dialog - zum Vorreiter für den Einsatz von Techniken werden.

LITERATUR

Aly, M: Schnelle Griffe oder umsichtige Beobachtung - Erfahrungen aus einem Ambulatorium der Berliner Spastikerhilfe. Z. Krankengymnastik 35, 206 - 210 (1983)

Aly, M.: Manipulative Frühtherapie als Störung bei gesunden und kranken Kindern. Z. Krankengymnastik 37, 5 - 10 (1985)

Aly, M.: Frühtherapie als Streß- und Störfaktor in der Entwicklung geschädigter Kinder (im Druck)

Corominas, J.: Utilizzazione di conoscenze psicoanalitiche in un centro per bambini affetti di paralisi cerebrale. Quaderni di psicoterapia infantile, Edizione Borla (Mai 1983)

Engel, G. L., Schmale, A. M.: Conservation - Withdrawl: A Primary Process for Organismic Homeostadis. In: Physiology, Emotion and Psychosomatic Illness. Ciba Foundation Symposium 8, 57 - 85, Amsterdam 1972

Freud, S.: Jenseits des Lustprinzips (1920). Studienausgabe, Band 3, 217 - 272, Frankfurt/Main 1975

Gidoni, E. A., Fantini, M. L., Noferi, S.: La crisi puberale nella ricapitolazione dei vissuti dei genitori di figli handicappati. Convegno Nazionale di Auxologia Sociale, Montecatini Terme, 5. - 6. novembre 1983

von Lüpke, M: Prophylaxe und Therapie bei frühen Formen auffälligen Verhaltens. Risiko und Regulation in Entwicklungsprozessen. In: Voss, R. (Herausgeber): Helfen - aber nicht auf Rezept. Reinhardt, München und Hoheneck, Hamm 1984

Mahler, M. S.: Symbiose und Individuation. Band I: Psychosen im frühen Kindesalter. Stuttgart, Klett 1972

Milani Comparetti, A.: Semiotica neuroevolutiva. Prospettive in pediatria 48, 305 - 314 (1982 a)

Milani Comparetti, A.: Roser, L. O.: Förderung der Gesundheit und der Normalität in der Rehabilitation. In: Wunder, M., Sierck, U. (Herausgeber): Behinderte zwischen Vernichtung und Widerstand. Verlagsgesellschaft Gesundheit mbH. (1982 b)

National Institutes of Health Report on Causes of Mental Retardation and Cerebral Palsy. Pediatrics 76, 457 - 458 (1985)

Tati, J.: Interview in: Films and Filming, 15 (1957)

Todorow, S.: Hirntrauma und Erlebnis. Huber (Bern, Stuttgart, Wien) 1978

Veldman, F.: La science de l` haptonomie. In: Clerget, J. (Ed.): Fantasmes et masques de grossesse. 213 - 223, Presses Universitaires de Lyon 1986

Warshaw, J. B.: Intrauterine Growth Retardation. Pediatrics 76, 998 - 999 (1985)

Anmerkung: Die erste zusammenfassende Darstellung des Konzepts von Milano Comparetti mit ausführlichen Literaturangaben ist jetzt erschienen unter dem Titel: Von der Behandlung der Krankheit zur Sorge um die Gesundheit. Dokumentation einer Fachtagung des Paritätischen Bildungswerkes Bundesverband (zu beziehen über: Paritätisches Bildungswerk Bundesverband e.V., Heinrich-Hoffmann-Straße 3, 6000 Frankfurt/Main 71).

DIE AUTOR INN EN

Erni **Balluff**, geb. 1944, Studium der Medizin in Frankfurt, Assistenzärztin in der Pathologie der Universitätsklinik und in der Inneren Medizin im Stadtkrankenhaus Offenbach, seit 1977 im Gesundheitszentrum Böttgerstraße als praktische Ärztin
Delegierte der Liste Demokratischer Ärztinnen und Ärzte in der LÄK-Hessen
Anschrift: Böttgerstr. 20, Ffm

Ekkehard **Basten**, geb. 1944, Studium der Medizin in Bonn und Frankfurt; Assistenzarzttätigkeit in der Chirurgie, Anästhesie und Psychiatrie, seit 1977 im Gesundheitszentrum Böttgerstraße
Anschrift: Böttgerstr. 20, Ffm

Renate **Brenner**, geb 1952, arbeitete als Krankenschwester in der Psychosomatik der Universitätsklinik Ulm die damals unter der Leitung Thure von Uexkülls stand, später in der Sozialpsychiatrie Frankfurt und im Berufsfortbildungswerk des DGB Frankfurt. Derzeit Böckler-Stipendiatin, Studium der Pädagogik und Soziologie in Frankfurt

Elke **Brude**, geb. 1944, promovierte Diplom Biologin, 8 Jahre tätig als humangenetische Beraterin in einem Projekt des Sozialministeriums
Anschrift: Institut für Humangenetik der Universitätsklinik Ffm, Theodor Stern Kai 7, 6 Frankfurt am Main

Jochen **Jordan**, geb. 1951, studierte Pädagogik und Psychologie in Gießen und Heidelberg, Weiterbildung in Einzel-, Paar- und Gruppenpsychotherapie, arbeitet derzeit am Funktionsbereich Psychosomatik der Universitätsklinik; Arbeitsschwerpunkte: Rheuma, koronare Herzkrankheiten, Anorexie und psychische Bewältigung chronischer Krankheiten und medizinischer Eingriffe
Anschrift: Funktionsbereich Psychosomatik, Universitätsklinik Frankfurt

Cornelia **Krause-Girth**, geb. 1951, studierte Psychologie und Medizin in Münster, arbeitete in der Psychiatrie und in der ambulanten Sozialpsychiatrie in Bremen und ist derzeit Leiterin der Psychosozialen Ambulanz des Universitätsklinikums Ffm Weiterbildung in Verhaltens-, Gesprächs-, Gruppenpsychotherapie und Psychoanalyse
Anschrift: Psychosoziale Ambulanz der Universitätsklinik Ffm

Hans **von Lüpke,** geb. 1937, niedergelassener Kinderarzt und Psychotherapeut
Arbeitsschwerpunkte: Psychodynamische Aspekte in der Entwicklungsneurologie
Anschrift: Böttgerstr. 20, Ffm

Claus **Metz**, geb. 1949, Studium der Medizin in Frankfurt, Weiterbildung im Heilig Geist Krankenhaus, Kreiskrankenhaus Bad Vilbel und Psychiatrie Köppern, Zusatztitel Psychotherapie in Frankfurt
Anschrift: Böttgerstraße 20, Ffm

Gerd **Overbeck**, geb. 1940, studierte Medizin in Gießen, Wien und Berlin. Weiterbildung zum Psychoanalytiker, seit 1976 Hochschullehrer in Frankfurt, Leiter des Funktionsbereichs Psychosomatik der Universitätsklinik.
Arbeitsschwerpunkte: Ulcus, Theorie der Psychosomatik, Familienpsychosomatik
Anschrift: Funktionsbereich Psychosomatik der Universitätsklinik Ffm

Klaus **Priester**, geb 1952, Studium der Soziologie
Arbeitsschwerpunkte: Strukturfragen des Gesundheitswesens, Medizinische Soziologie, Analyse der aktuellen Gesundheitspolitik
Anschrift: Abteilung Medizinische Soziologie der Universitätsklinik Ffm

Volkmar **Sigusch**, geb. 1940, Studium der Medizin, Psychologie und Philosophie, Weiterbildung in Psychiatrie und Psychotherapie, leitet die Abteilung für Sexualwissenschaft der Universitätsklinik Frankfurt, edierte zuletzt 'AIDS als Risiko' (1987)

Anschrift: Abteilung Sexualwissenschaft, Universitätsklinik Frankfurt

Klaus Dieter **Thomann,** Dr. med., niedergelassener Arzt für Orthopädie und Rheumatologie. Veröffentlichungen zur Sozialmedizin, Geschichte der Orthopädie, Rehabilitation
Anschrift: Steinweg 9, 6 Frankfurt/m 1

René **Vogelsinger,** geb. 1937, Studium an der Hochschule für Gestaltung in Offenbach, arbeitet als freischaffender Künstler und Grafik-Designer, von ihm stammt der Grafikausschnitt auf dem Buchumschlag.
Anschrift: Mörfelder Landstraße 65, Ffm